1. Auflage **Muster zuordnen** Dezember 2016

2. Auflage **Muster zuordnen** Februar 2017

3. Aktualisierte Auflage **Muster zuordnen** Mai 2017

4. Aktualisierte Auflage **Muster zuordnen** September 2019

5. Aktualisierte Auflage **Muster zuordnen** September 2021

Kontaktadresse

Medfreak

Hubrainweg
8124 Maur
Schweiz

Email: info@med-freak.com
Webseite: www.med-freak.com

Allgemeine Infos zum Untertest «Muster zuordnen»

Beim Untertest «Muster zuordnen» werden beim EMS 20 Aufgaben in 18 Minuten gestellt, dies entspricht 24 Aufgaben in 22 Minuten beim TMS. Somit liegt der Mittelwert in der Schweiz bei ungefähr 14 Punkten abhängig vom Schweregrad der Aufgaben. Dieser Untertest ist gut trainierbar, folglich kann mit viel Übung eine entsprechend hohe Punktzahl erreicht werden.

Dieser Untertest prüft deine Fähigkeiten, Strukturen und Muster zu erkennen und zu unterscheiden.

Aufgabenbeschreibung

Pro Aufgabe sind ein Muster und fünf Musterausschnitte (A-E) gegeben.
Du sollst herausfinden, welcher der fünf Musterausschnitte mit dem originalen Muster deckungsgleich ist. Die Ausschnitte sind nicht vergrößert, verkleinert, gedreht oder gekippt.

Tipps:

1. Suche nicht nach dem richtigen Musterausschnitt, sondern suche nach den Falschen. Es ist deutlich einfacher einen Fehler in einem Bild zu finden, als ein richtiges Bild auf jedes kleinste Detail zu kontrollieren. Falls du das Gefühl hast, den richtigen Ausschnitt gefunden zu haben, markiere ihn und halte dich nicht weiter damit auf.

2. Rate die übrigen Aufgaben gezielt. Falls dir die Zeit für die Bearbeitung der finalen Aufgaben fehlt, versuche diese gezielt zu raten, indem du einen Teil der Musterausschnitte kontrollierst und zwischen den noch möglichen Musterabschnitten rätst. Somit erhöhst du deine Trefferwahrscheinlichkeit von 20 auf bis zu 50 Prozent.

3. Vergleiche ähnliche Musterabschnitte miteinander. Oft ähneln sich innerhalb der fünf Musterausschnitte einige Abschnitte. Wenn du diese direkt miteinander vergleichst, fallen die Unterschiede deutlicher auf.

4. Überprüfe zuerst die einfacheren Ausschnitte. Halte dich an möglichst leere Musterabschnitte, denn hier findet sich der Fehler einfacher. Wenn sich diese als korrekt erweisen, ersparst du dir das Kontrollieren der schwierigeren Musterausschnitte.

5. Streiche falsche Musterausschnitte vollständig weg. Oft wird bei bereits kontrollierten Musterausschnitten nur der Buchstabe gestrichen. Wir empfehlen dir den ganzen Musterausschnitt durchzustreichen, um vom Vorherigen nicht abgelenkt zu werden.

6. Nimm dir ein Hilfsmittel zur Hand. Wenn du je einen gespitzten Bleistift in die Hand
nimmst, kannst du die Distanzen innerhalb der Musterausschnitte exakter mit dem
Originalbild vergleichen.

Nun unser Geheimtipp, hier verstecken sich die meisten Fehler:

Es werden ähnliche Strukturen in die Musterausschnitte hinzugefügt oder weggelassen.

Sehr oft befinden sich die Fehler **im Randbereich**. Gerne werden die Muster auch im Randbereich erweitert, obwohl das Originalmuster diesen Bereich nicht mehr abdeckt.
Falls das Muster eine **markante Struktur** aufweist sind die Fehler oft dort versteckt. Bei vielen Aufgaben werden gerne Punkte oder Striche hinzugefügt, wegradiert oder **verbunden**.

Falls das Muster nicht viel Struktur aufweist, wird gerne **die Distanz** zwischen einzelnen Elementen verändert. Möglich ist auch, dass die Länge oder Größe eines Bildelements ändert.

Übungsaufgaben

Wie bereits erwähnt, gehört dieser Untertest zu den fünf gut trainierbaren Untertests. Wir empfehlen dir, eine Serie unter Zeitdruck und am Stück zu lösen. **Bearbeite nach Ablauf der Zeit die restlichen Aufgaben der Serie in Ruhe fertig.** Wenn du fertig bist, ist es wichtig die Aufgaben zu kontrollieren und die falsch gelösten Aufgaben nochmals anzuschauen. Nur so kannst du aus deinen Fehlern lernen und entwickelst ein Gefühl dafür, wo die Fehler versteckt sind.

Serie 1 **Bearbeitungszeit: 22 Minuten**

1) A) B) C) D) E)

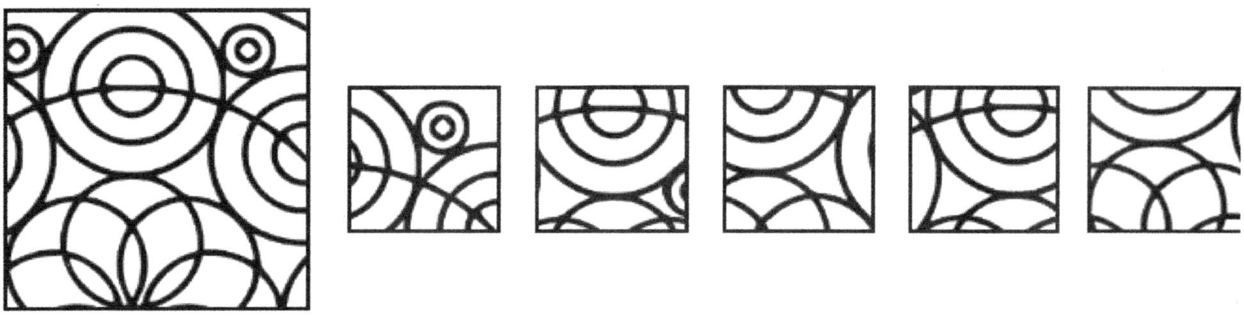

2) A) B) C) D) E)

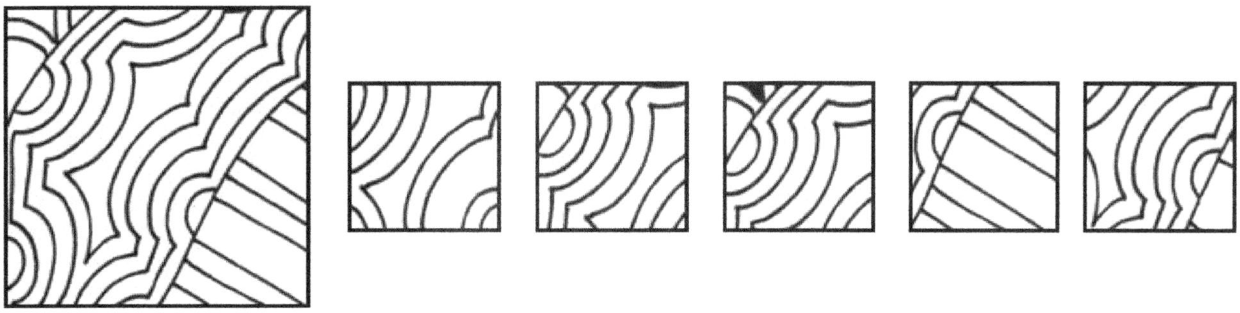

3) A) B) C) D) E)

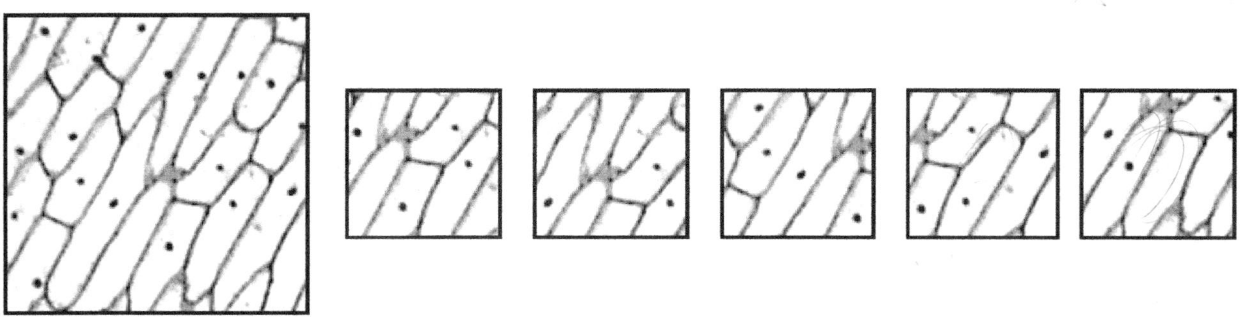

4) A) B) C) D) E)

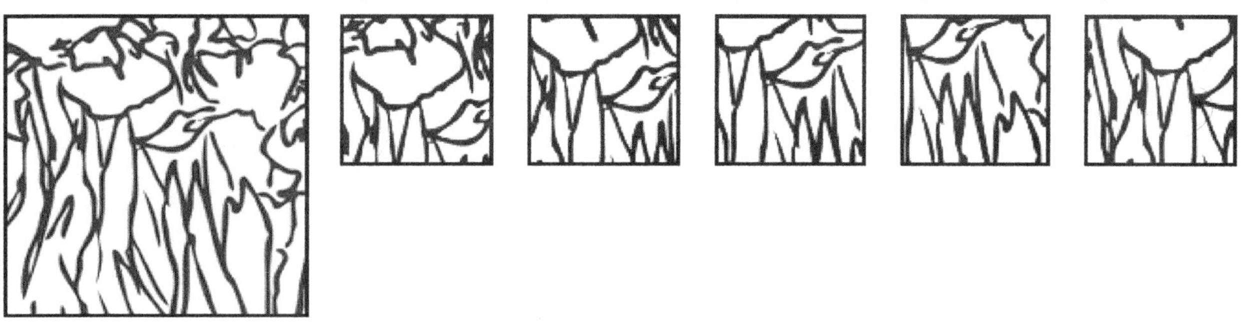

5)

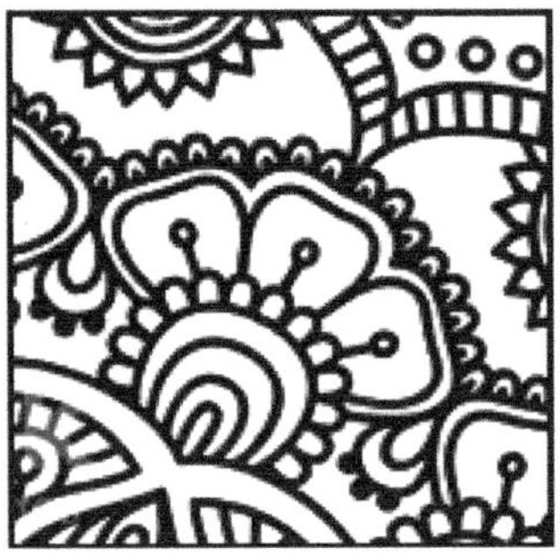

A)

B)

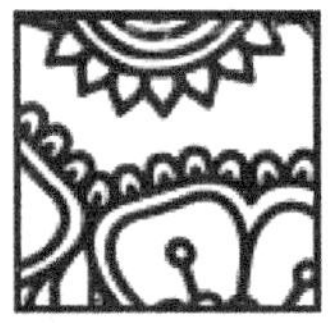

C)

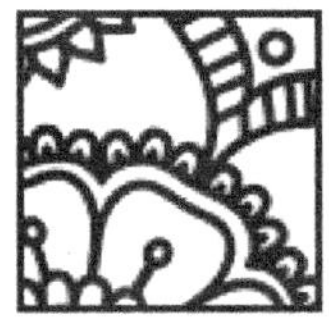

D)

E)

6)

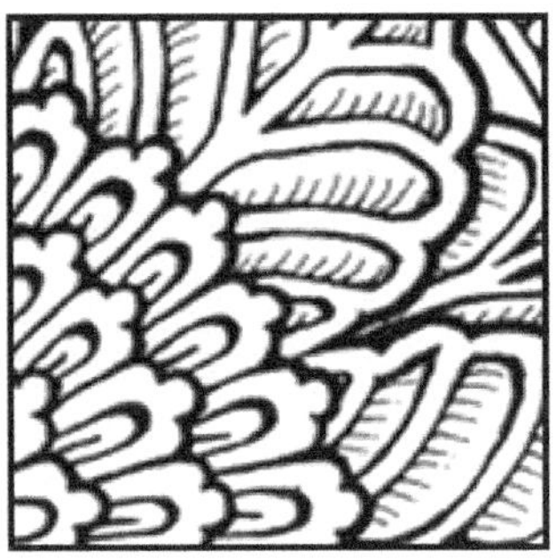

A)

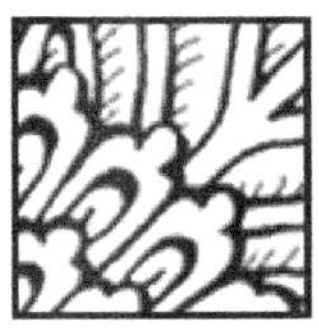

B)

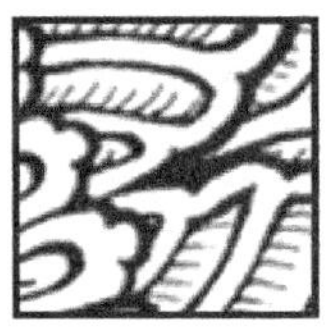

C)

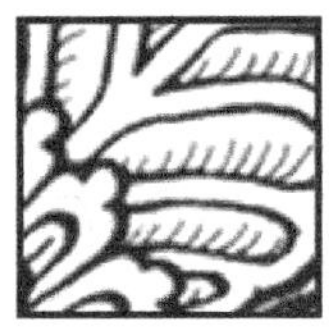

D)

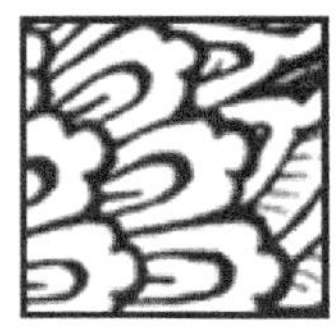

E)

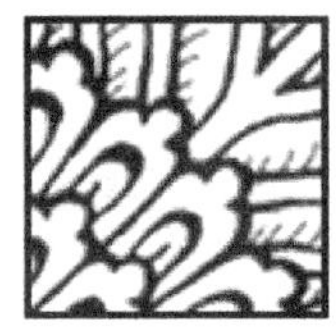

7)

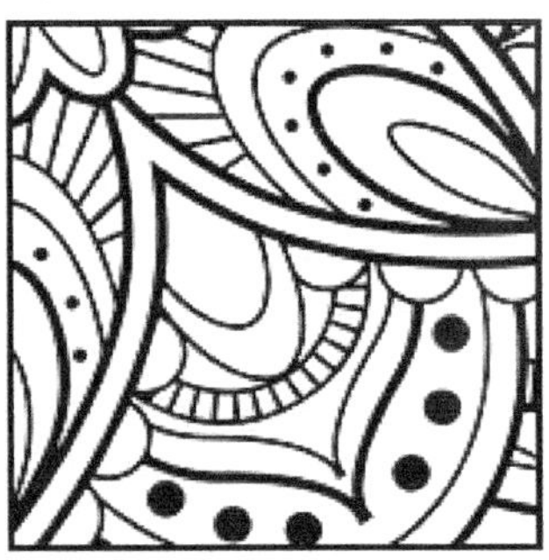

A)

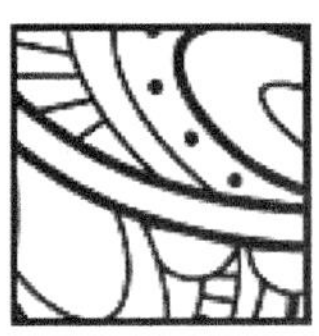

B)

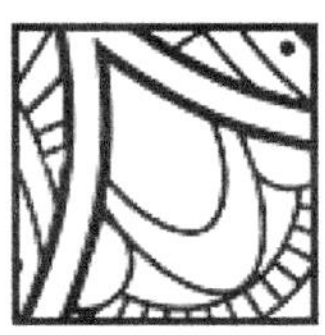

C)

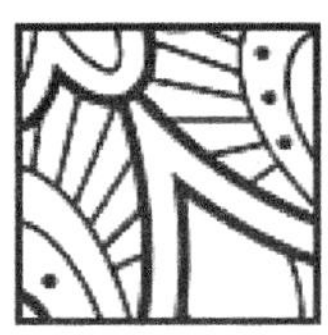

D)

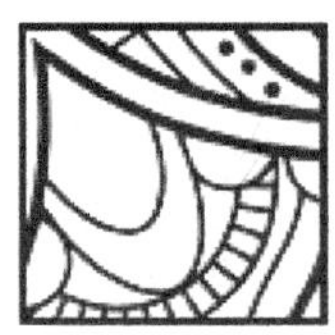

E)

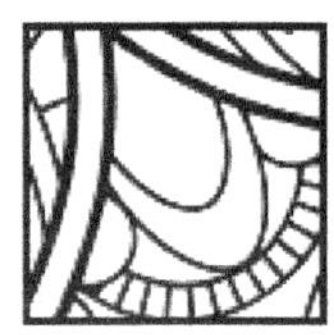

8)

A)

B)

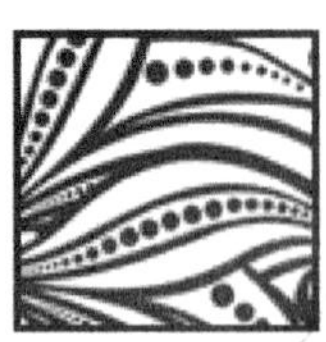

C)

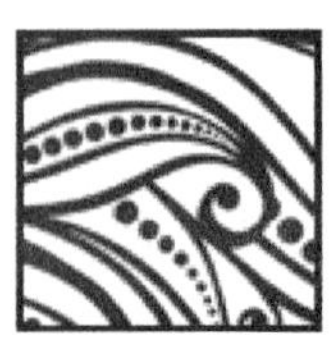

D)

E)

9)

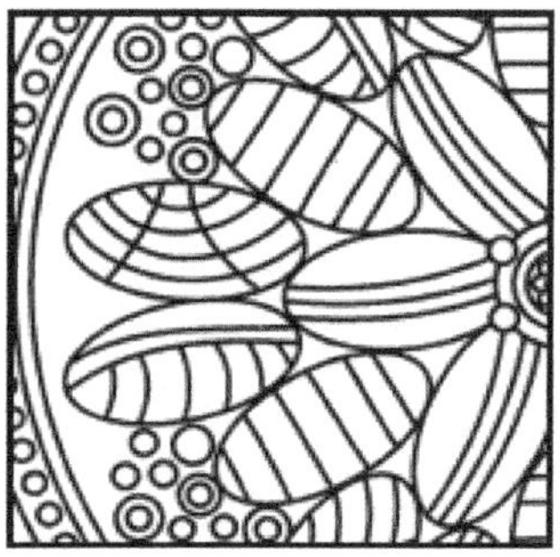

A)

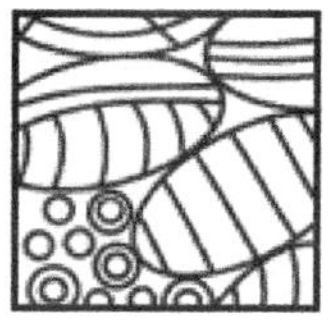

B)

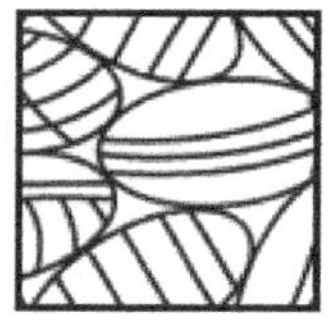

C)

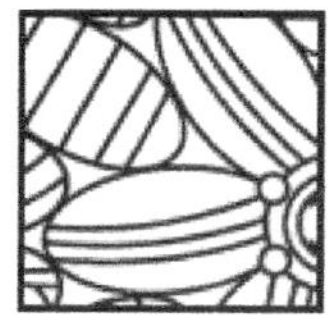

D)

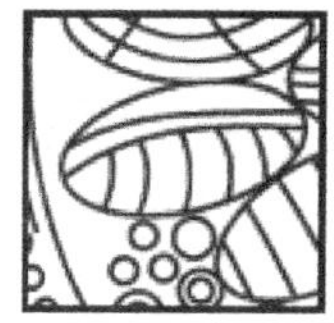

E)

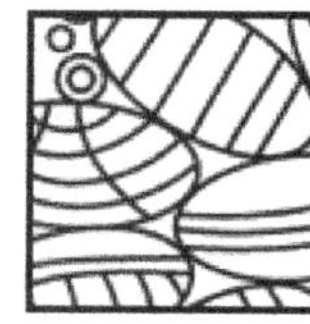

10)

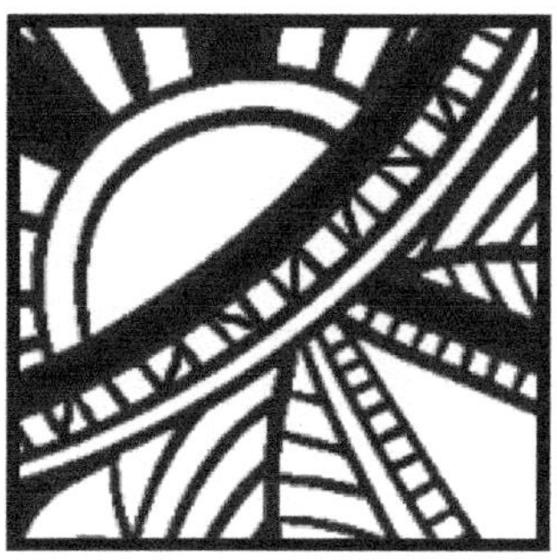

A)

B)

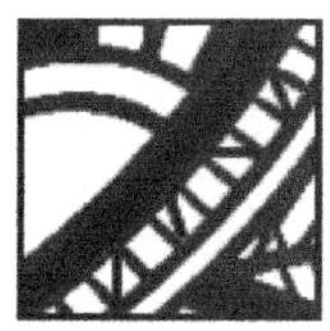

C)

D)

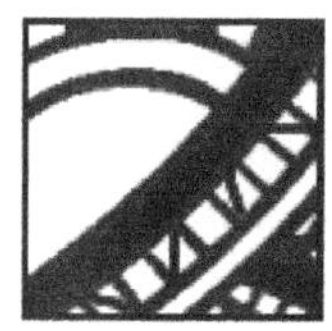

E)

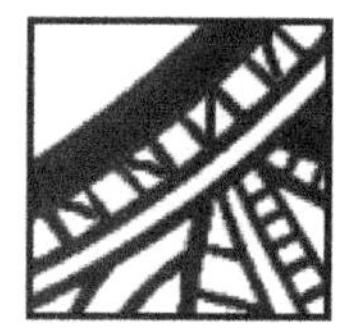

11)

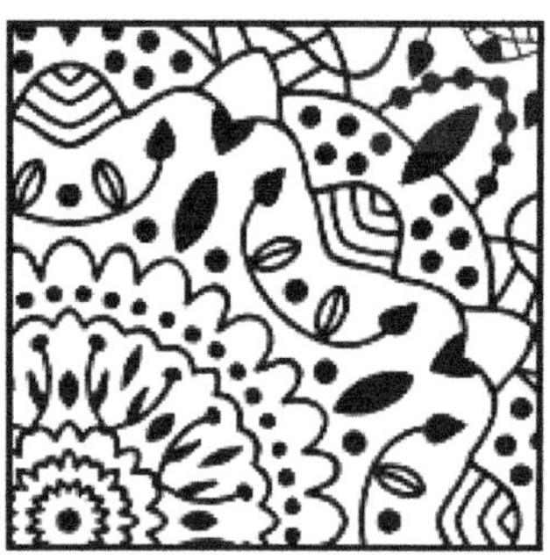

A)

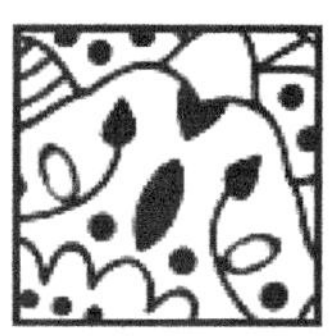

B)

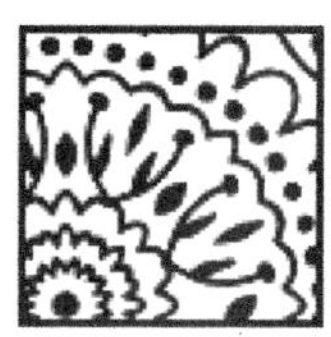

C)

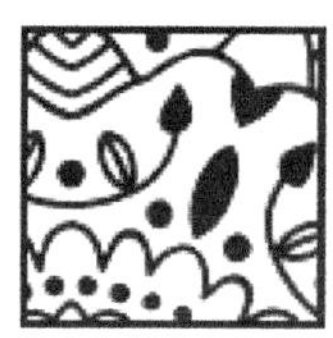

D)

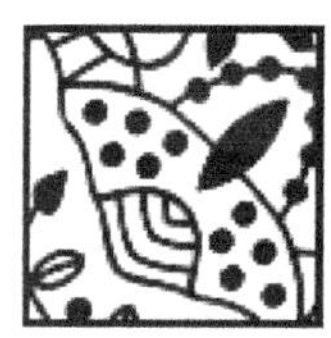

E)

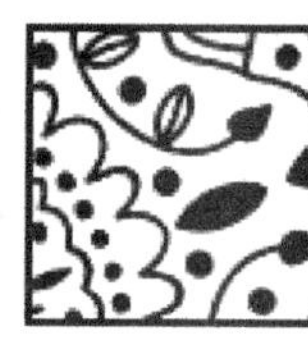

12)

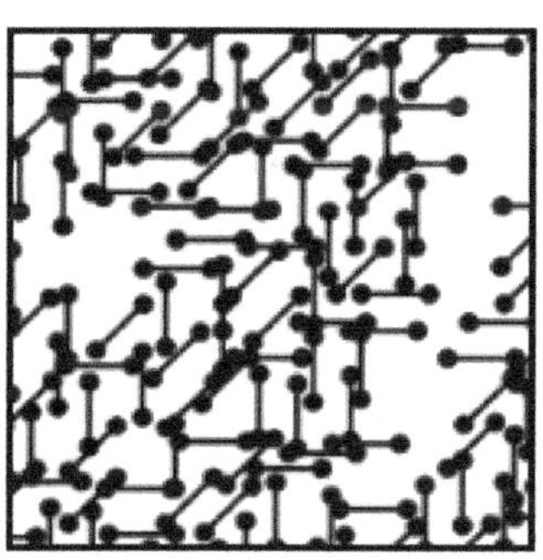

A)

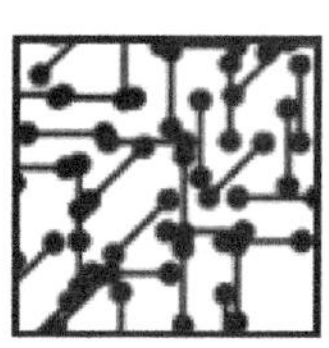

B)

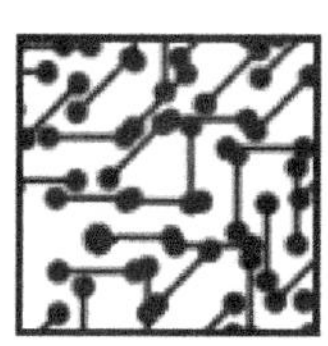

C)

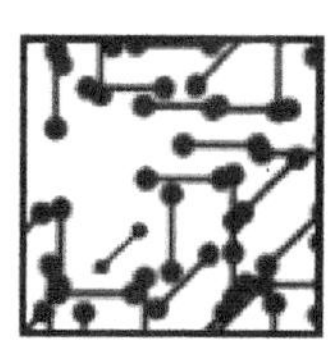

D)

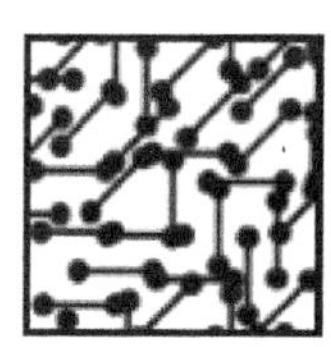

E)

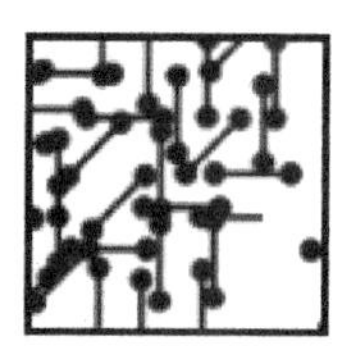

13)

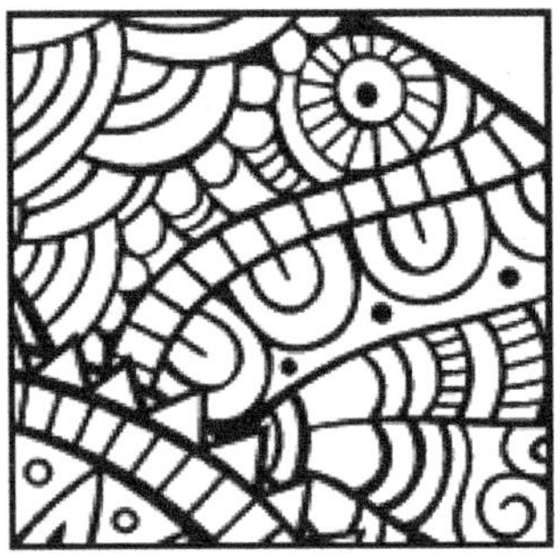

A)

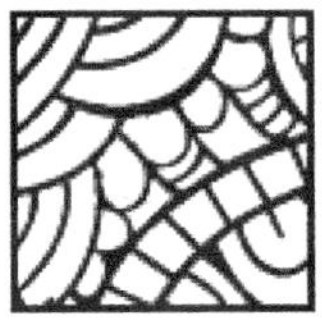

B)

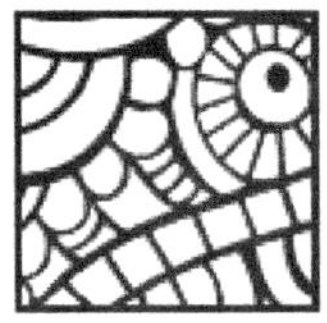

C)

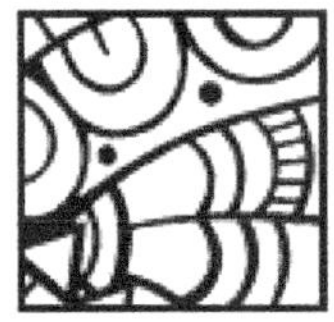

D)

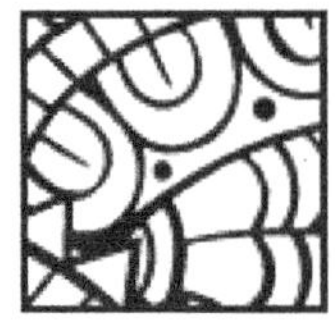

E)

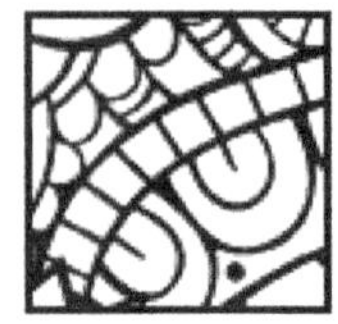

14)

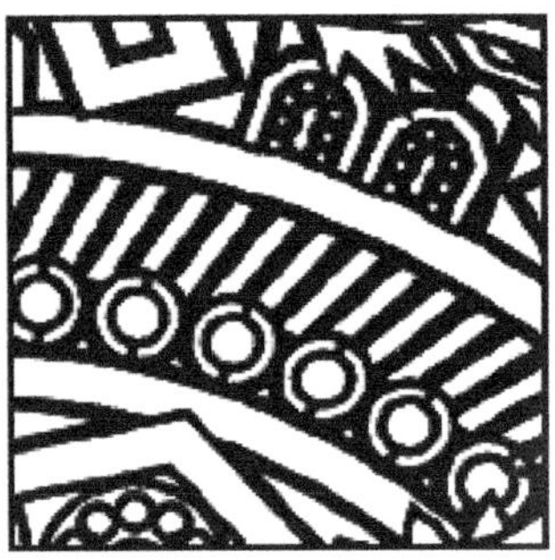

A)

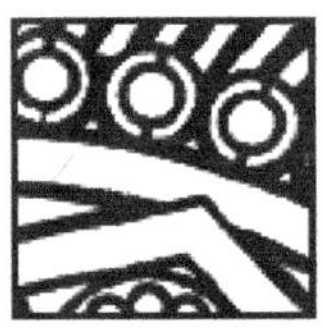

B)

C)

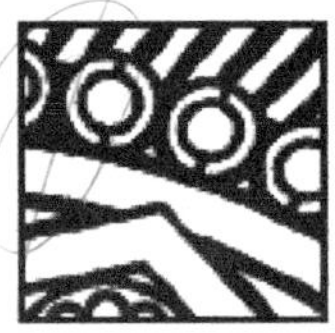

D)

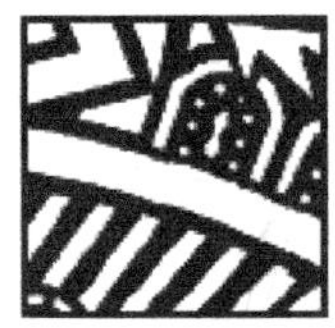

E)

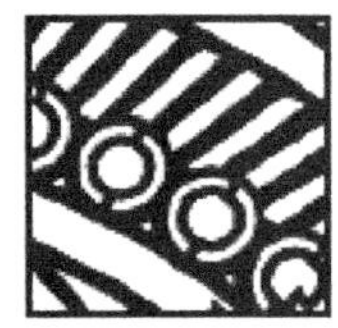

15)

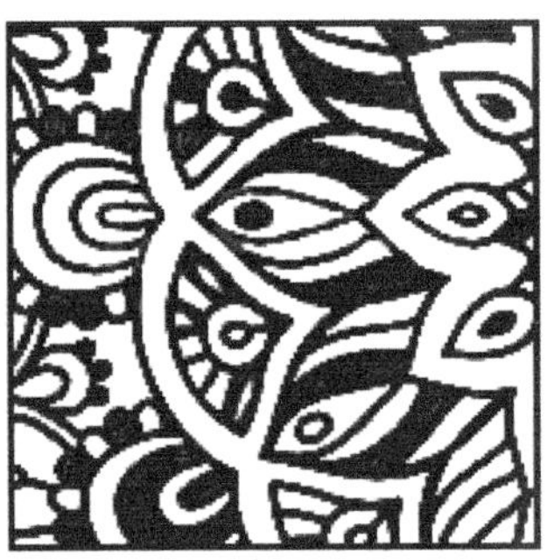

A)

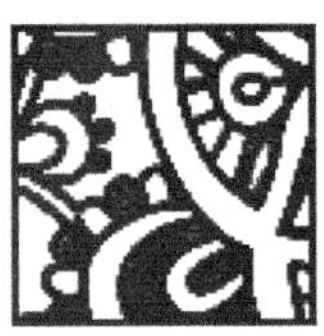

B)

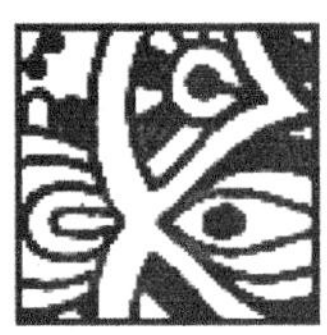

C)

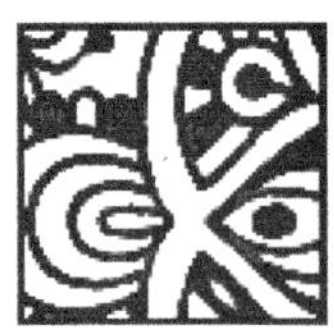

D)

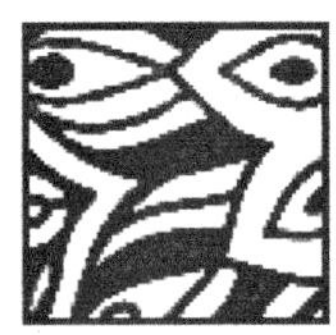

E)

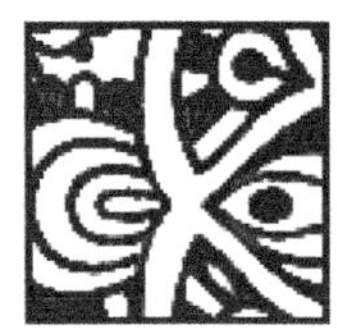

16)

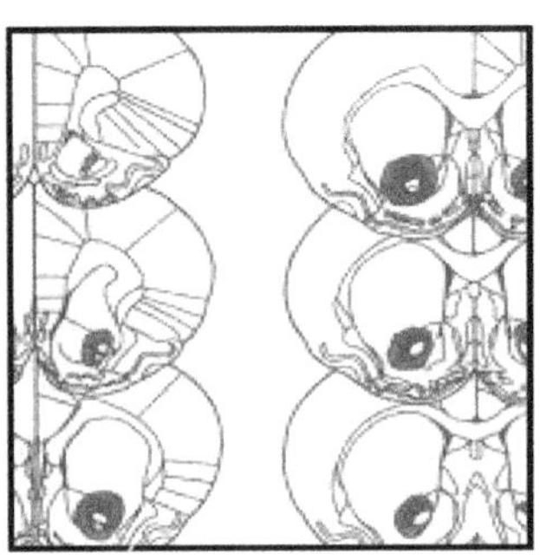

A)

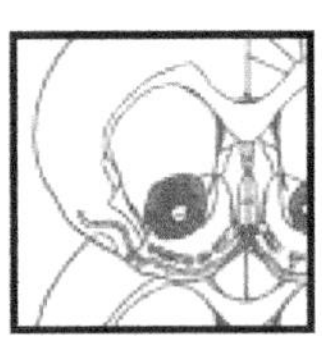

B)

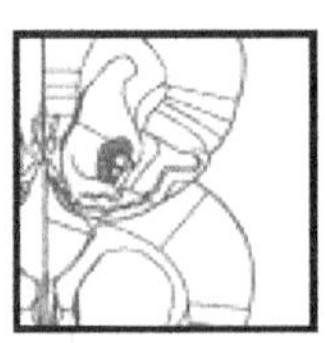

C)

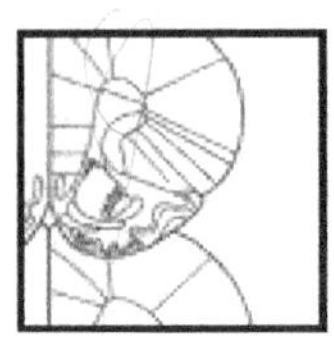

D)

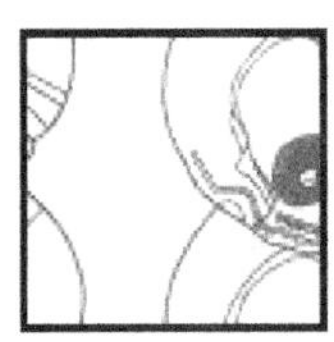

E)

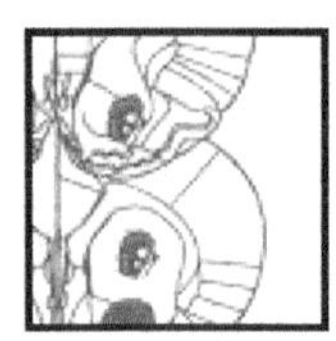

17)

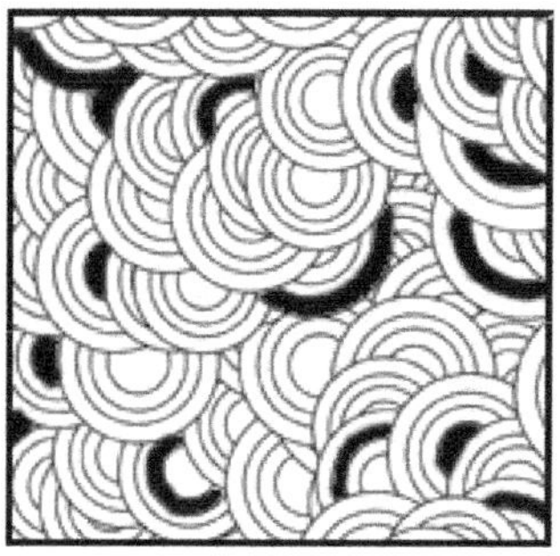

A)

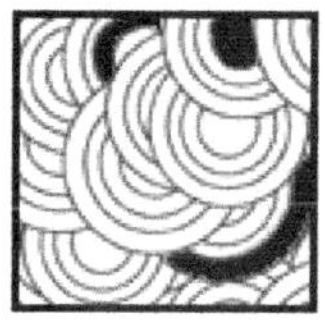

B)

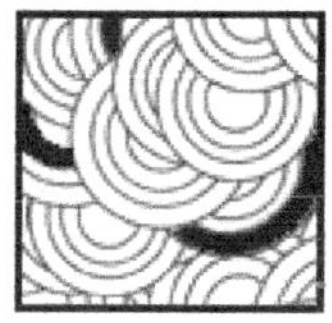

C)

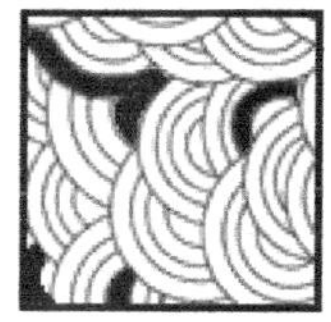

D)

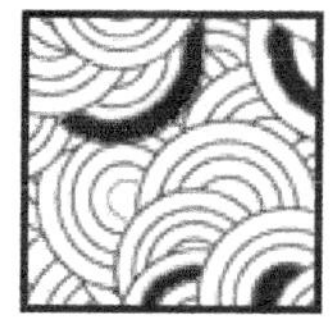

E)

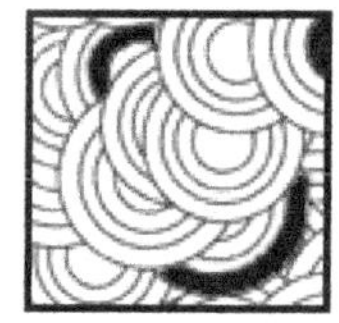

18)

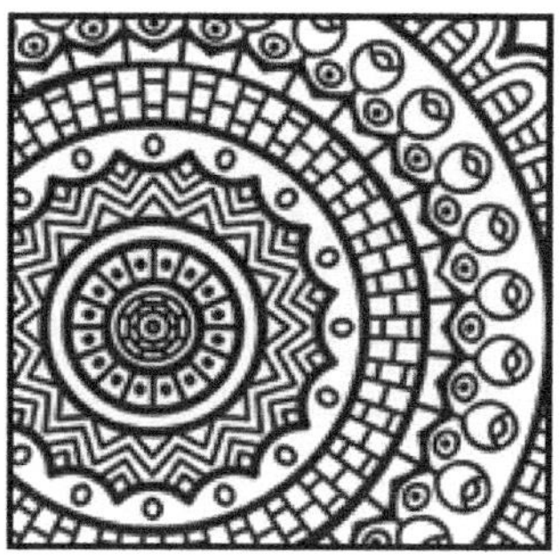

A)

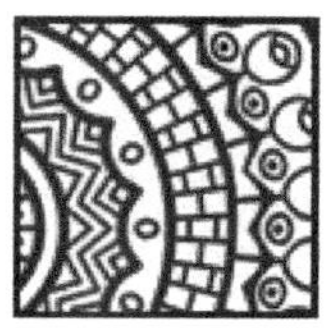

B)

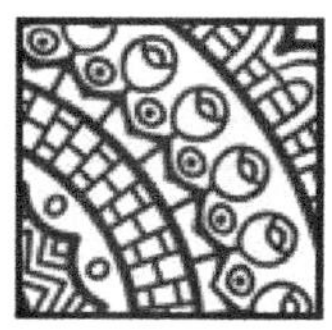

C)

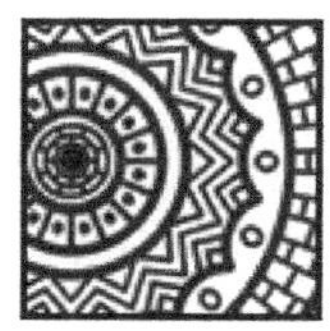

D)

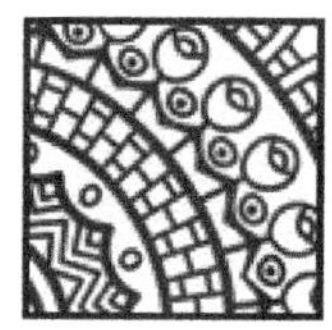

E)

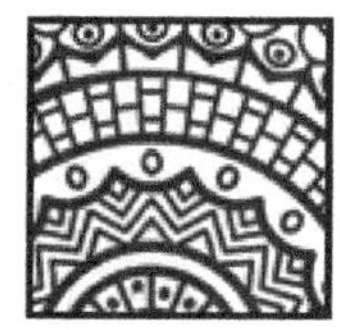

19)

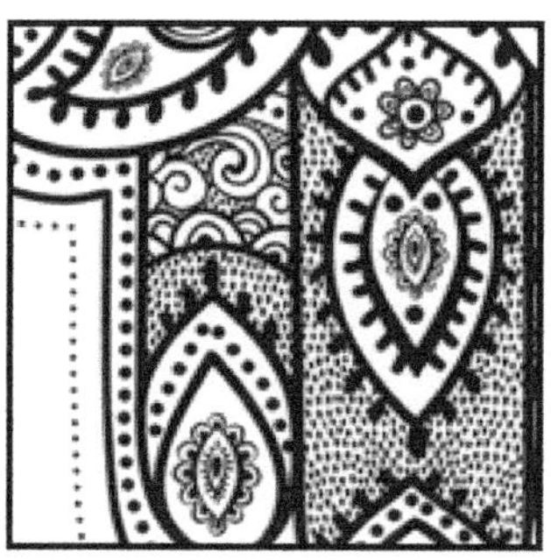

A)

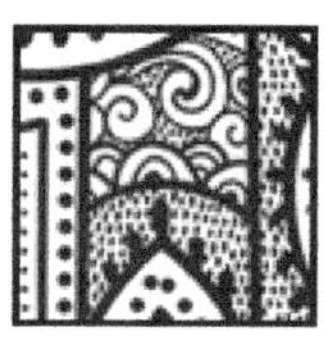

B)

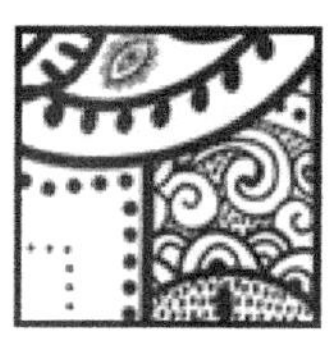

C)

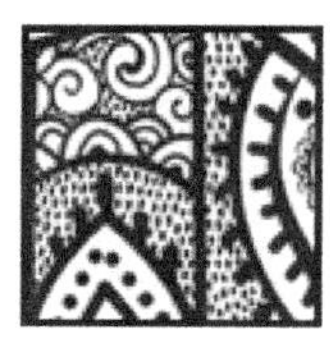

D)

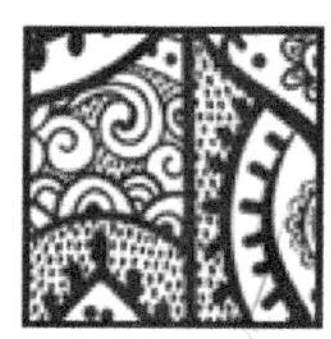

E)

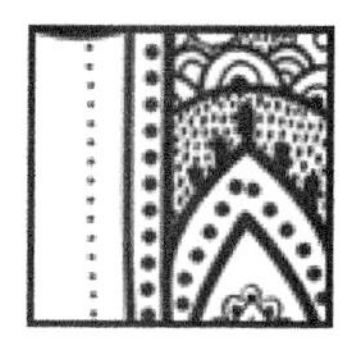

20)

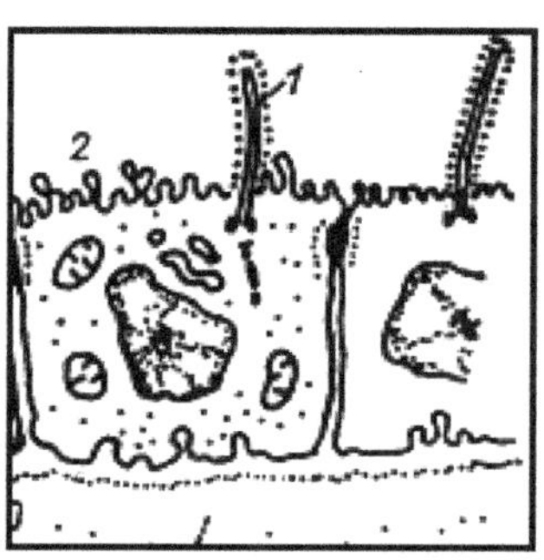

A)

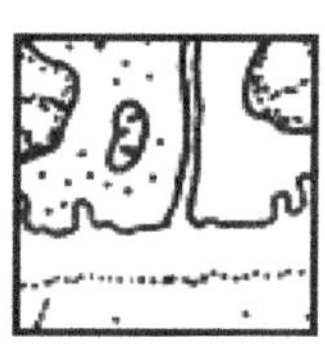

B)

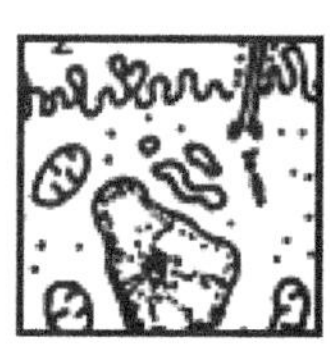

C)

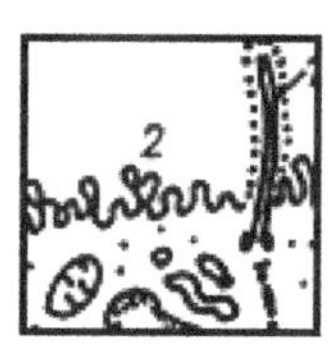

D)

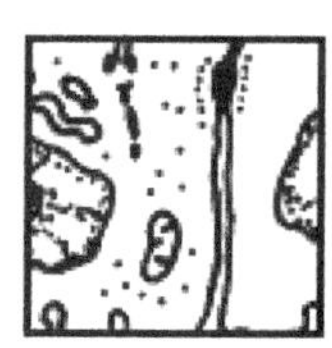

E)

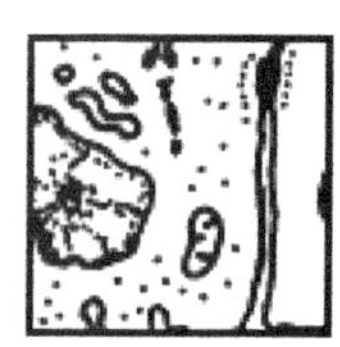

21)

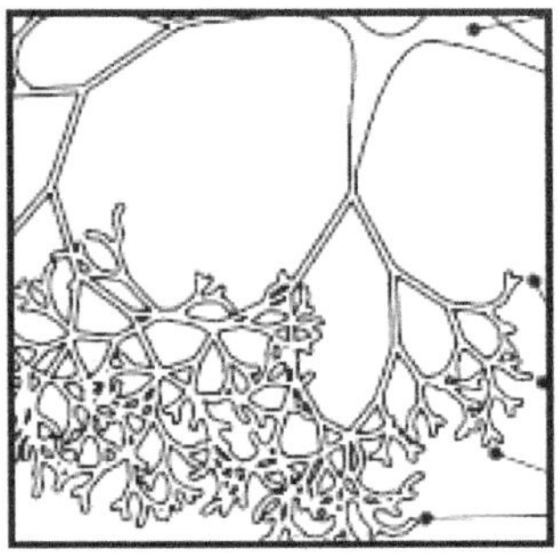

A) B) C) D) E)

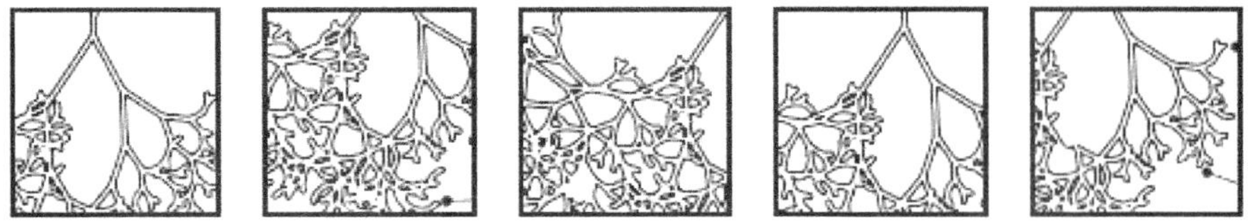

22)

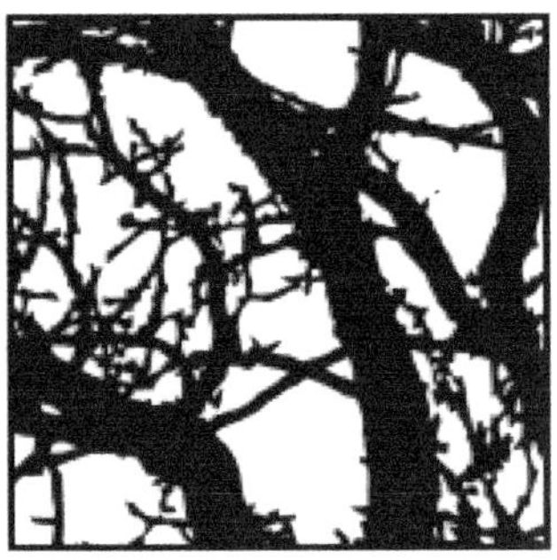

A) B) C) D) E)

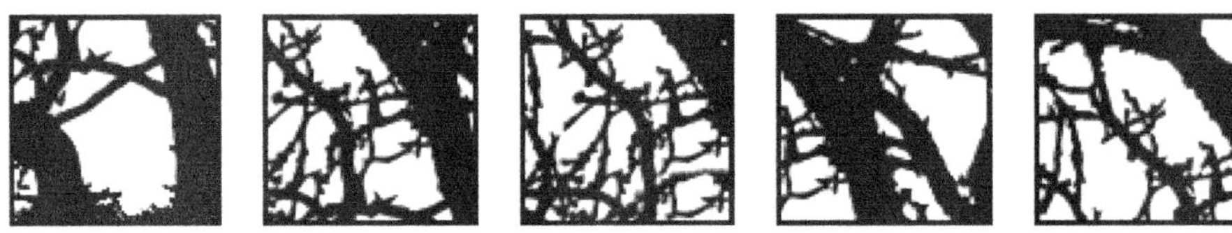

23)

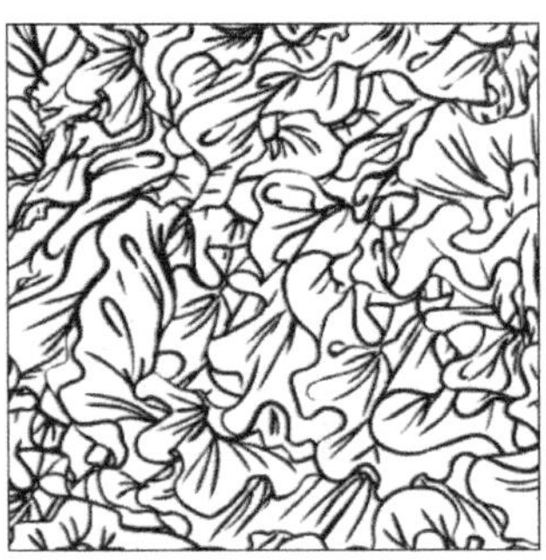

A) B) C) D) E)

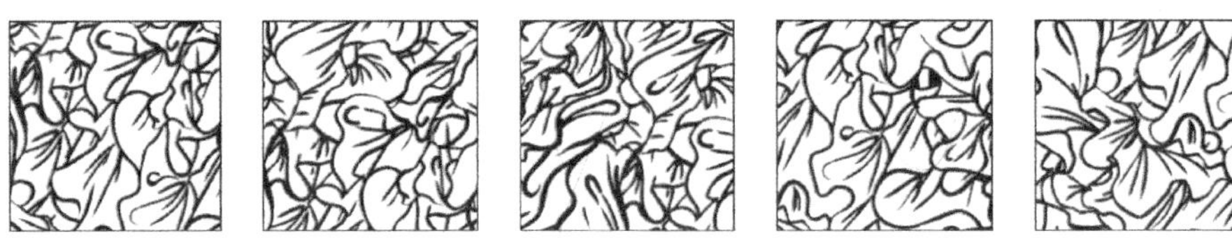

24)

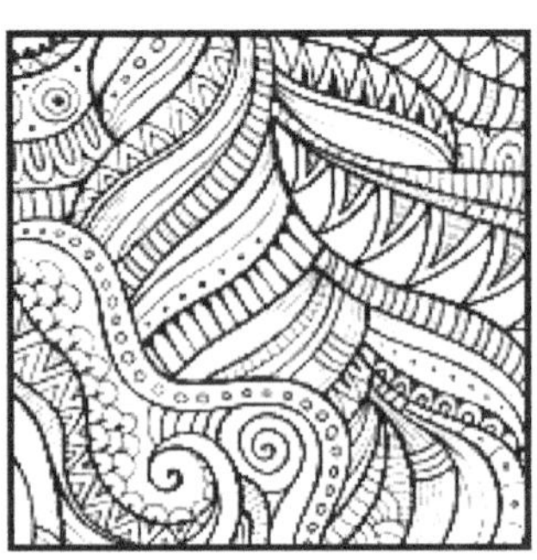

A) B) C) D) E)

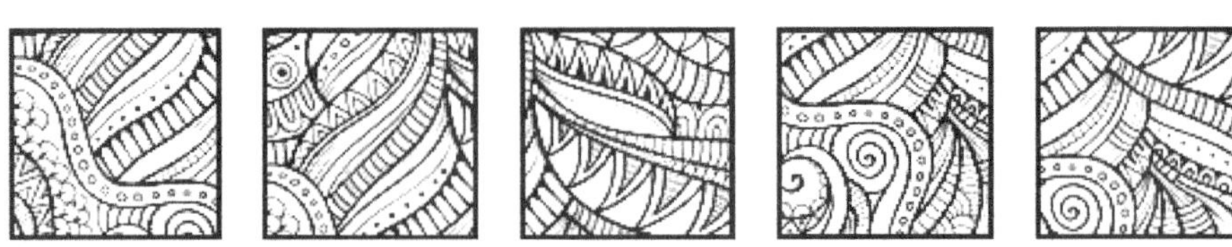

STOP Nicht weiterblättern.

Serie 2

Bearbeitungszeit: 22 Minuten

25)

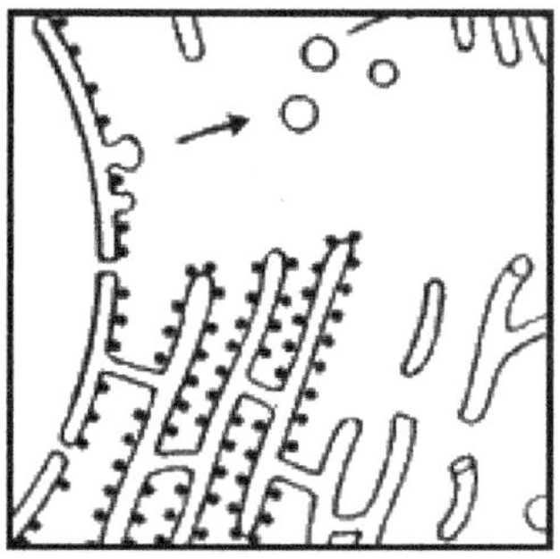

A) B) C) D) E)

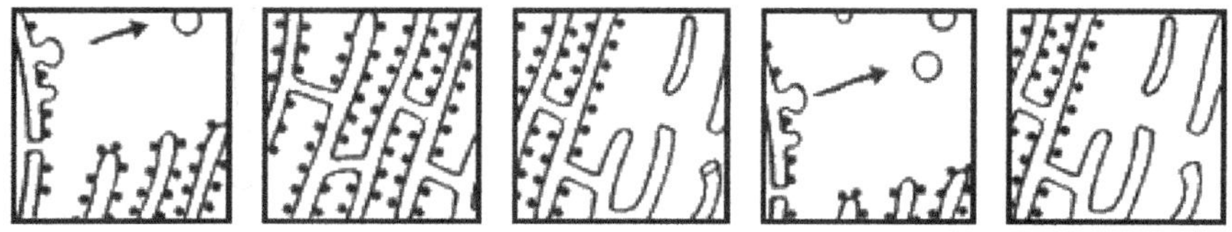

26)

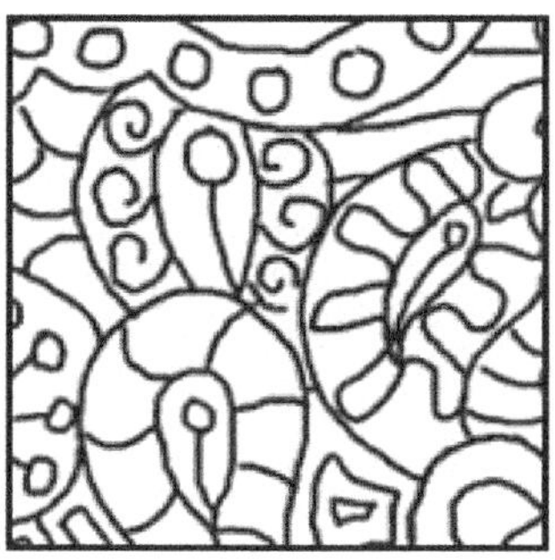

A) B) C) D) E)

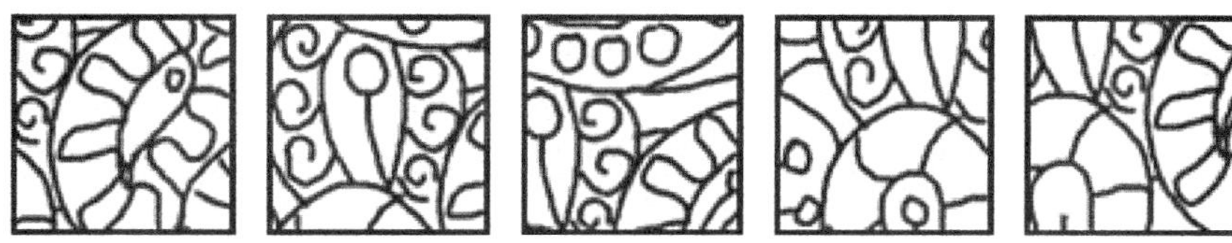

27)

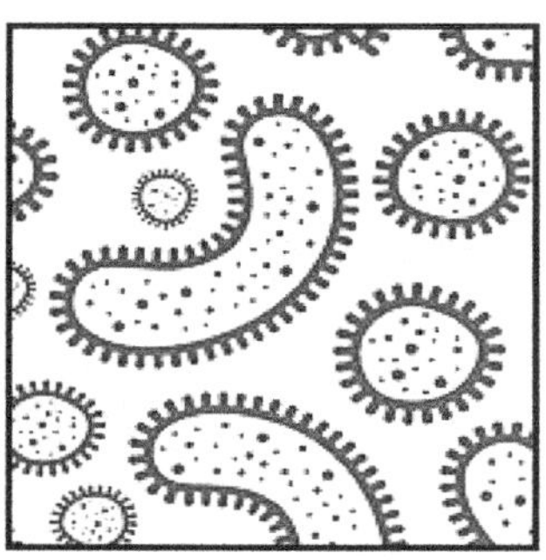

A) B) C) D) E)

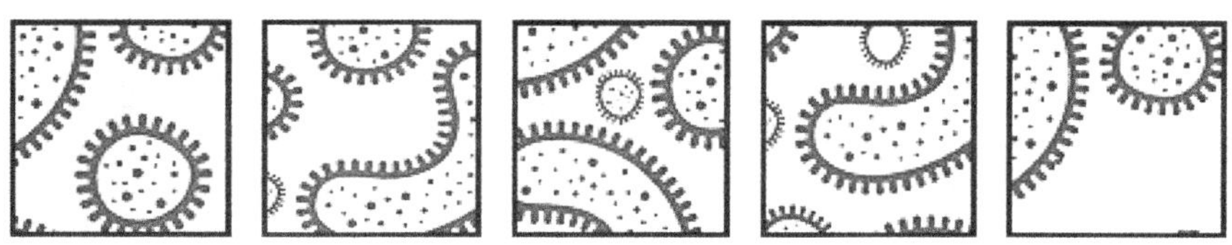

28)

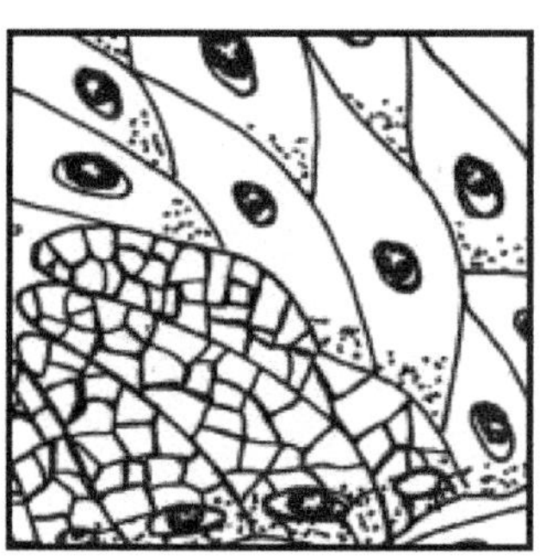

A) B) C) D) E)

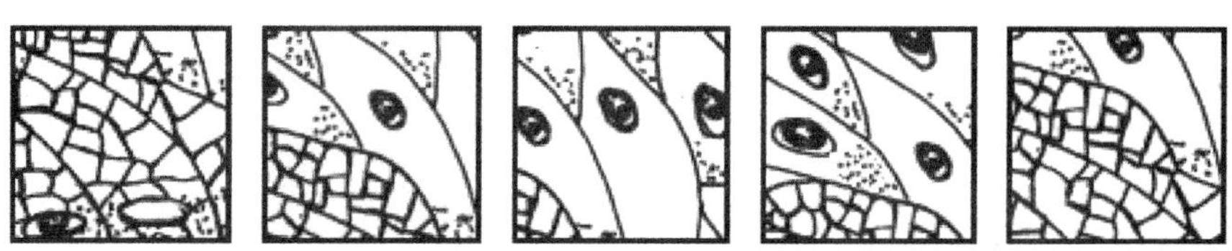

29)

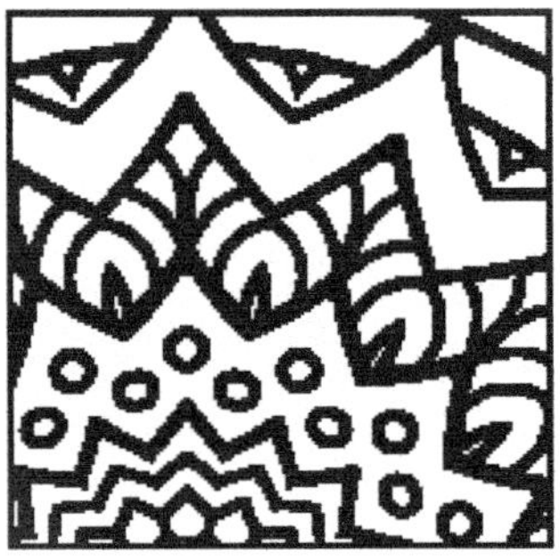

A)

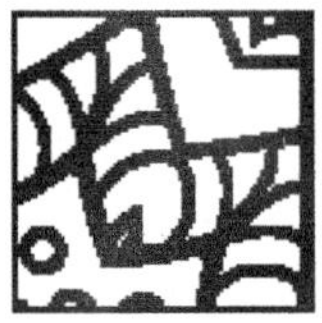

B)

C)

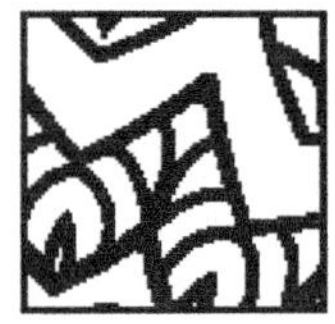

D)

E)

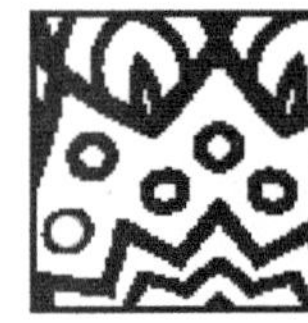

30)

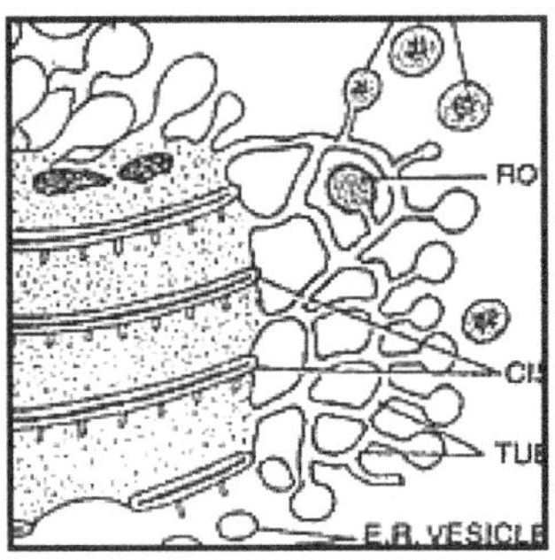

A)

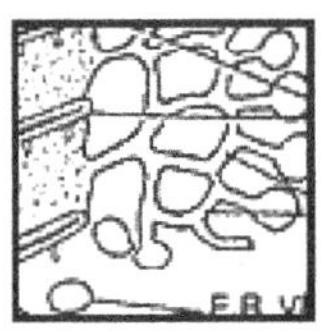

B)

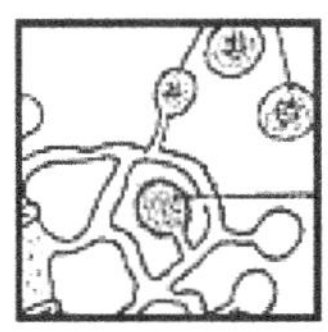

C)

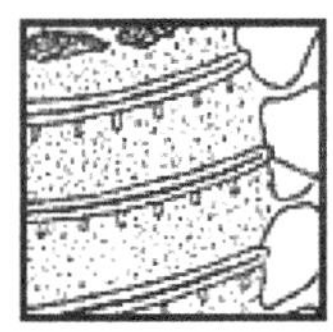

D)

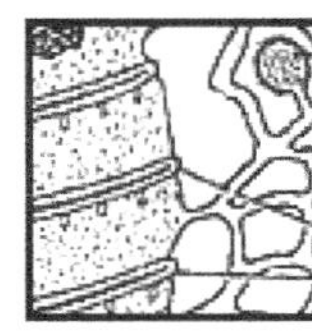

E)

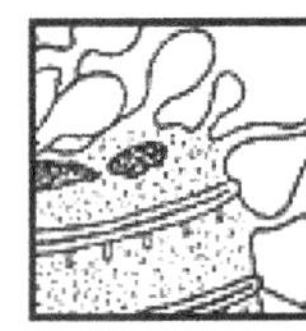

31)

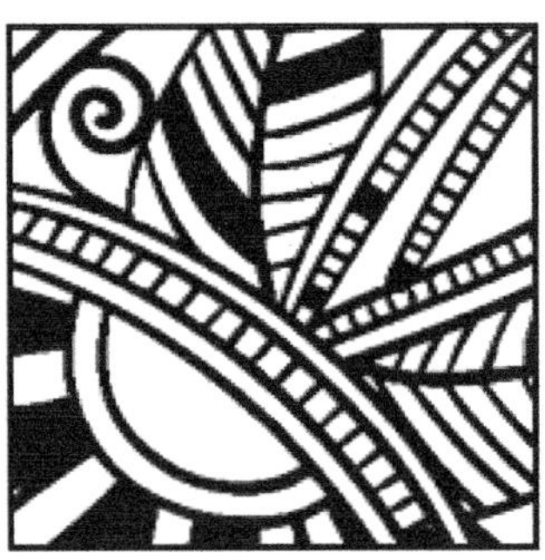

A)

B)

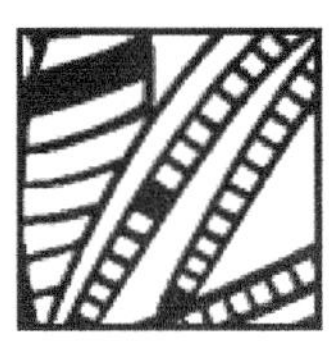

C)

D)

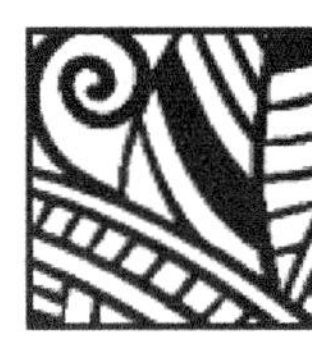

E)

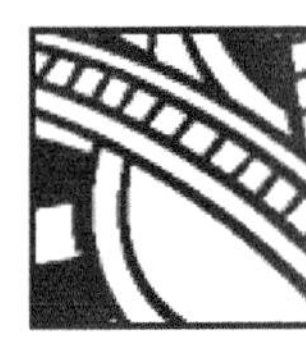

32)

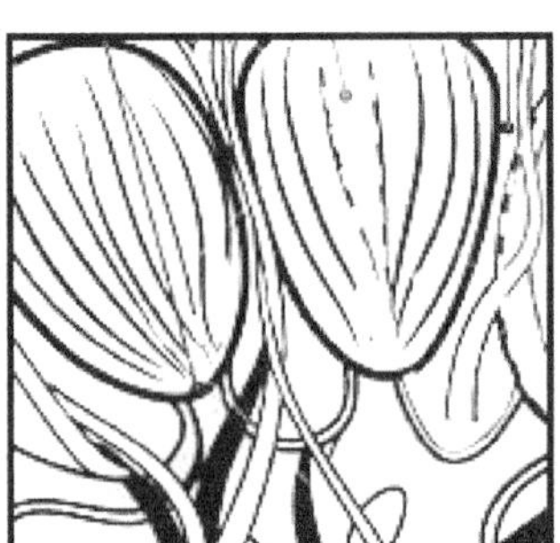

A)

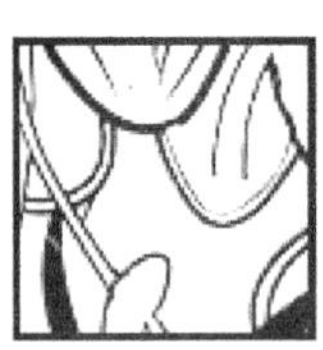

B)

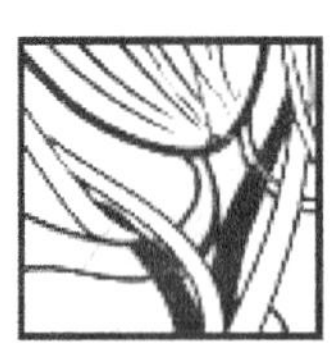

C)

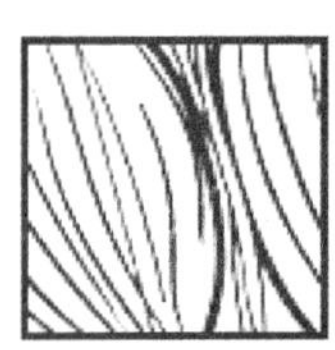

D)

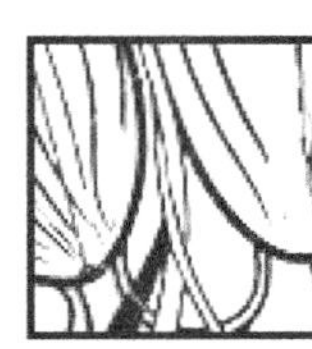

E)

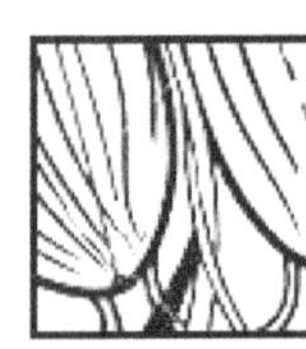

33)

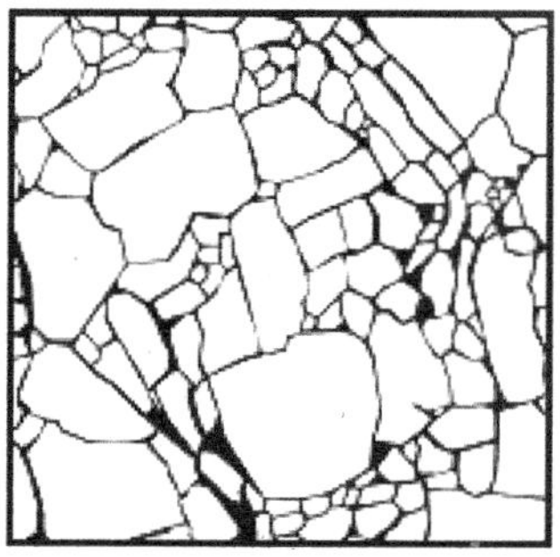

A) B) C) D) E)

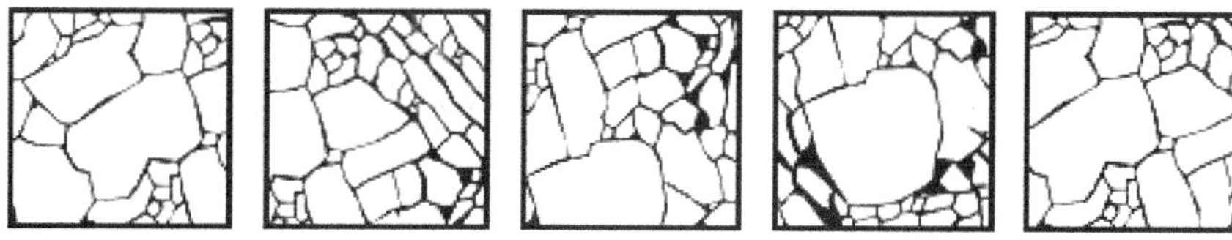

34)

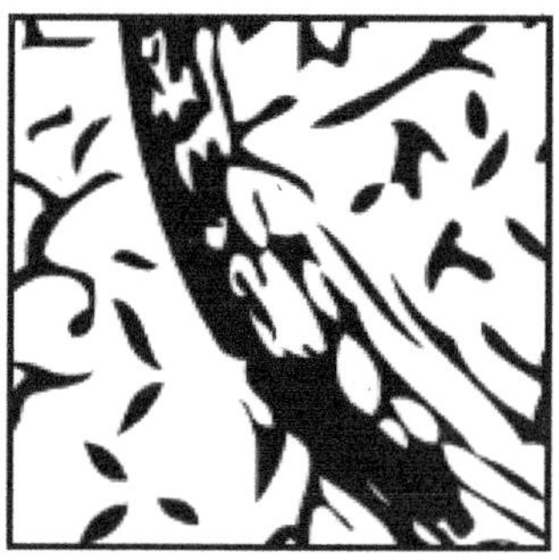

A) B) C) D) E)

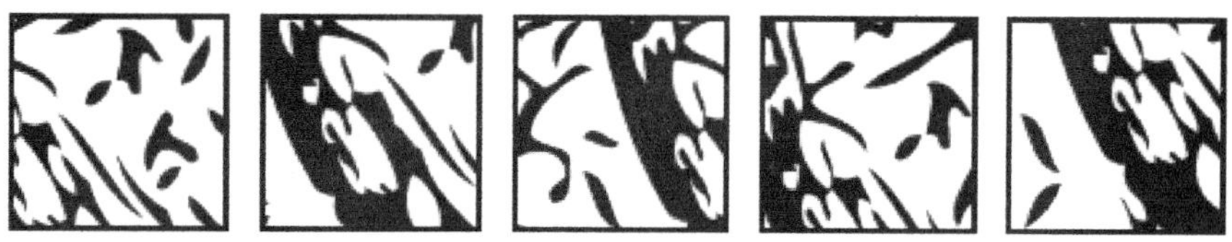

35)

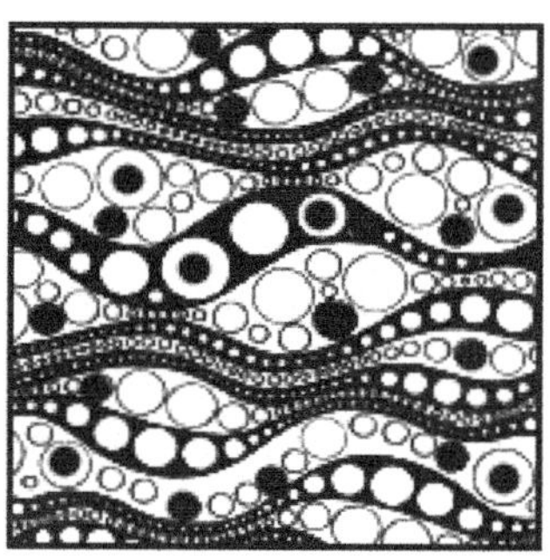

A) B) C) D) E)

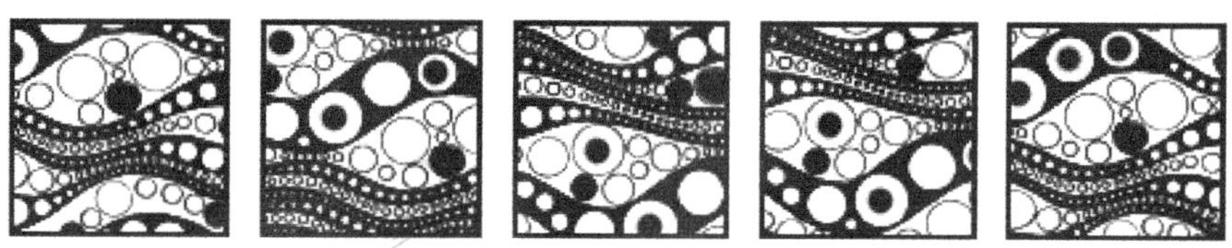

36)

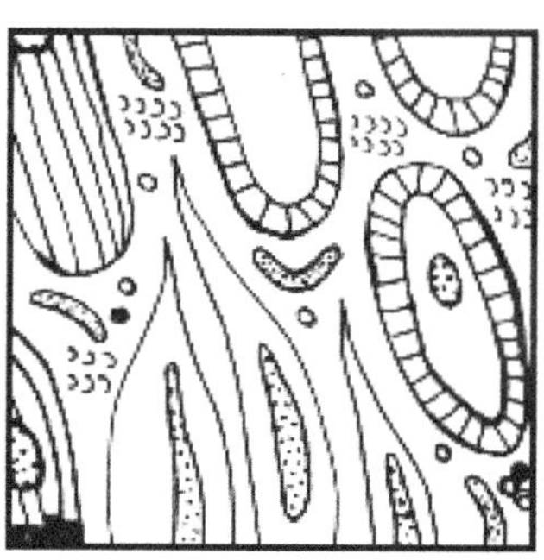

A) B) C) D) E)

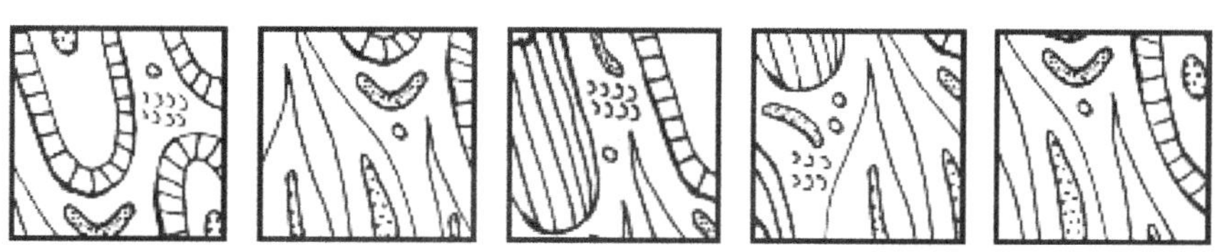

37)

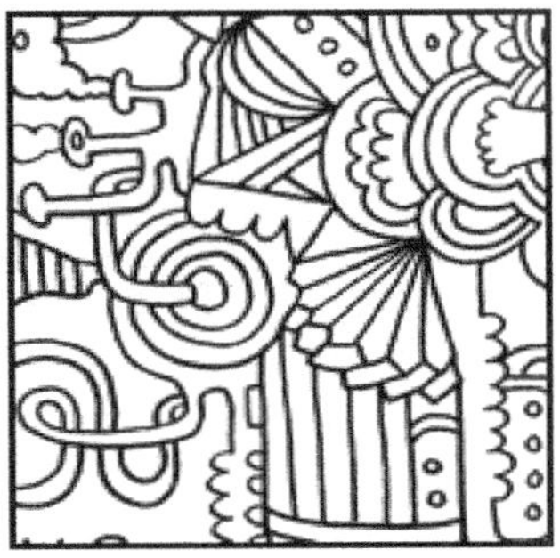

A) B) C) D) E)

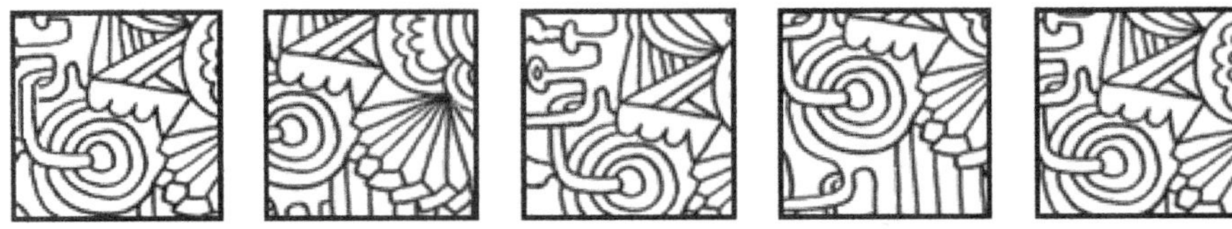

38)

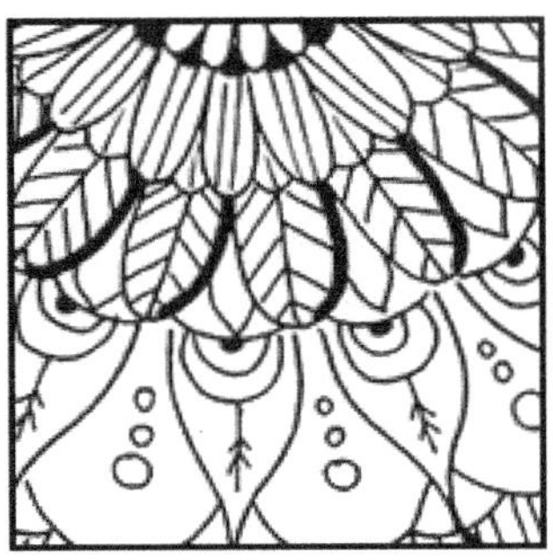

A) B) C) D) E)

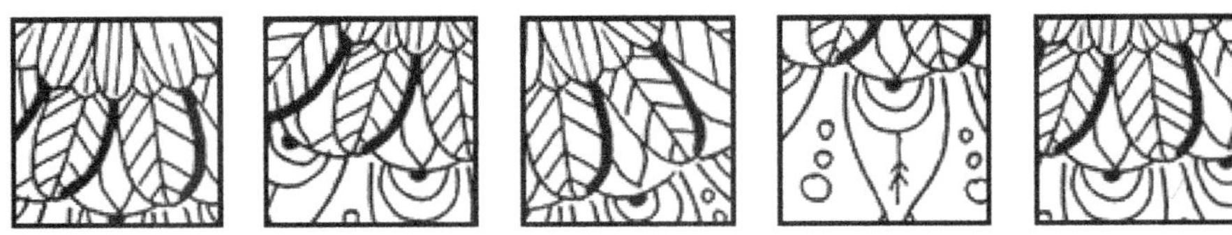

39)

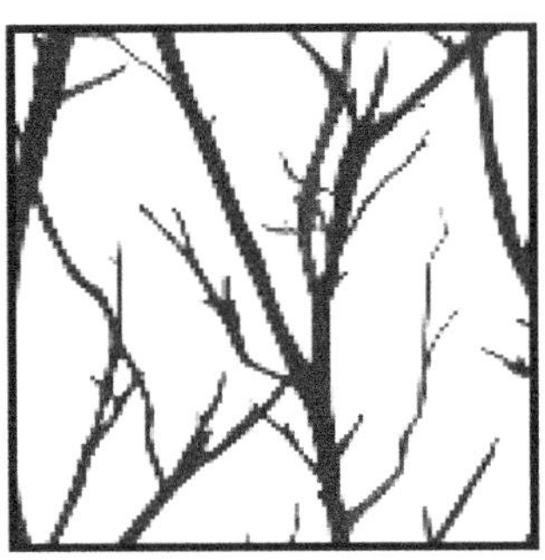

A) B) C) D) E)

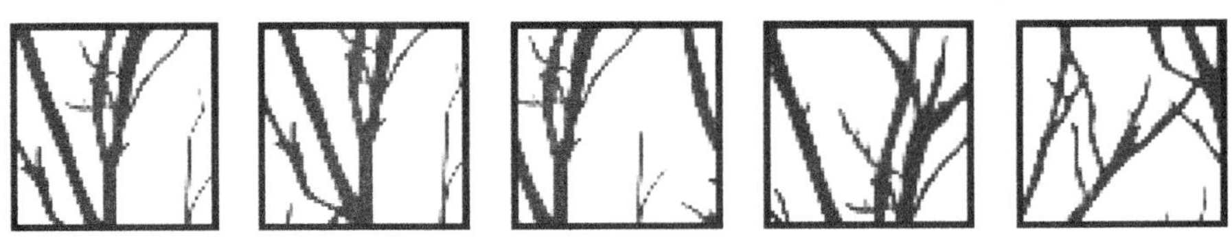

40)

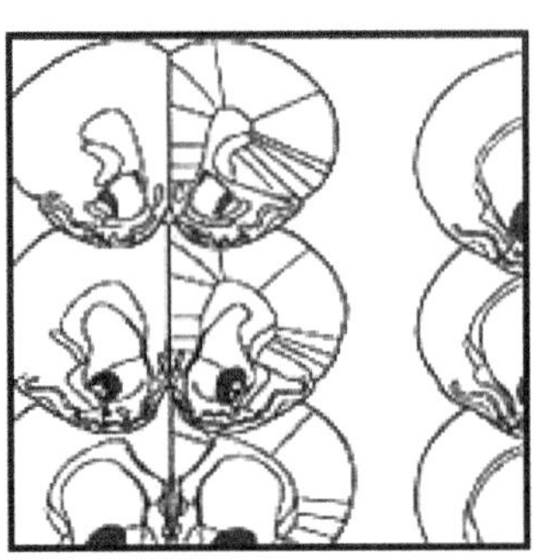

A) B) C) D) E)

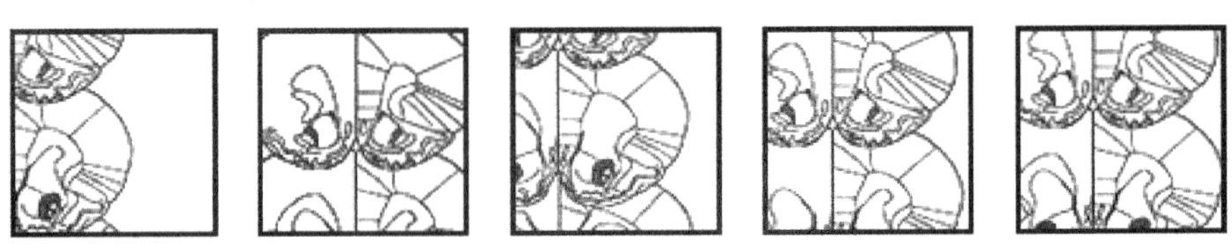

41)

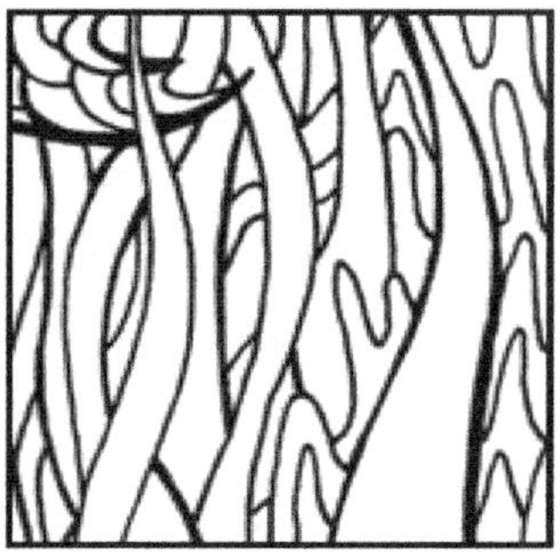

A)

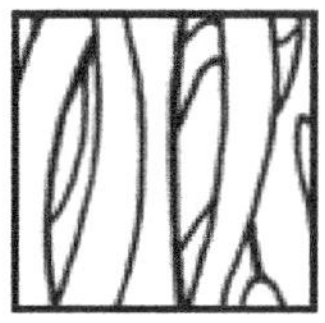

B)

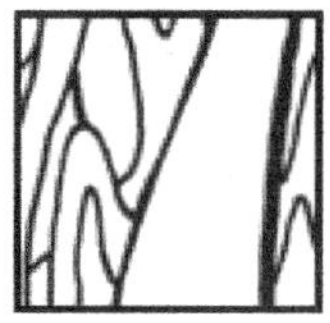

C)

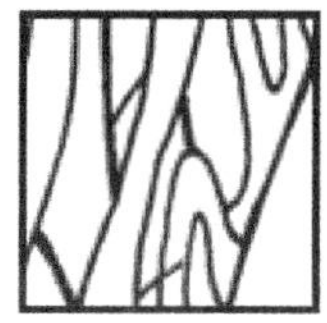

D)

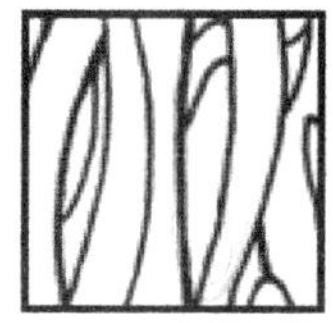

E)

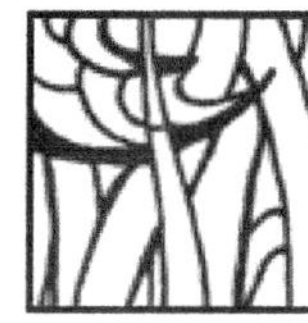

42)

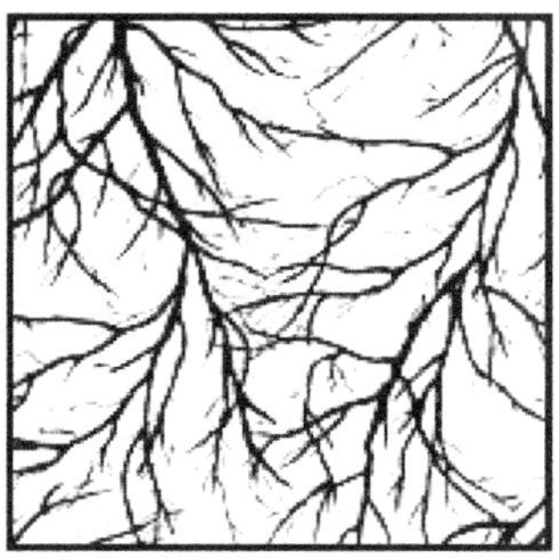

A)

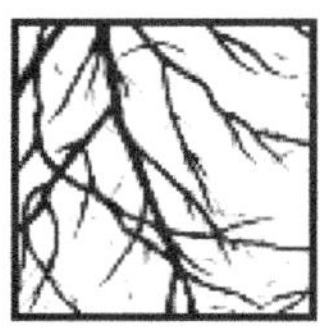

B)

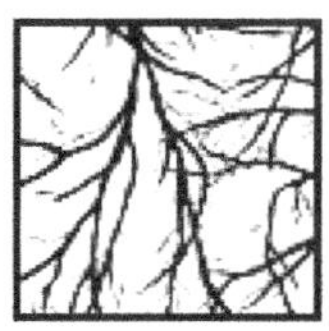

C)

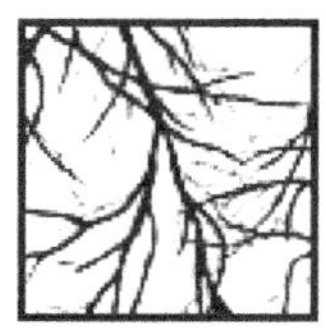

D)

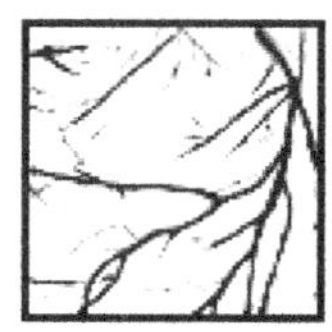

E)

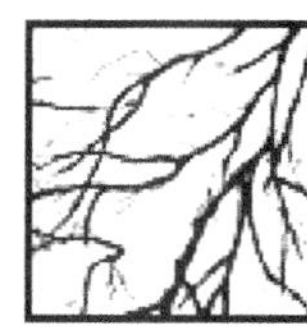

43)

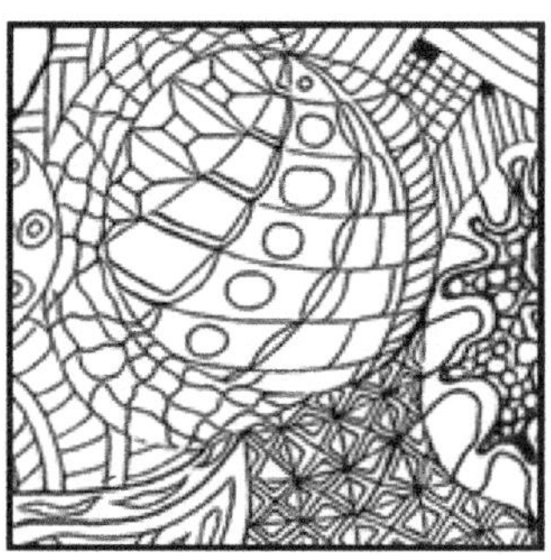

A)

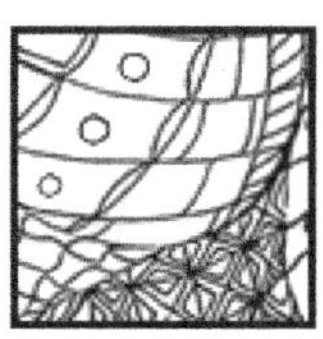

B)

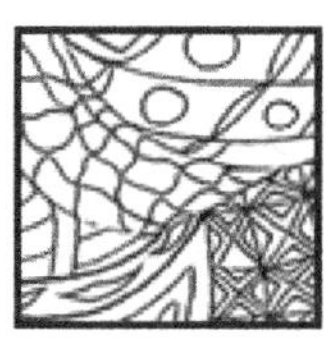

C)

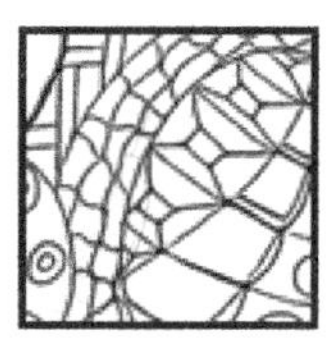

D)

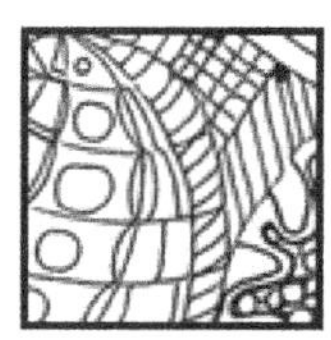

E)

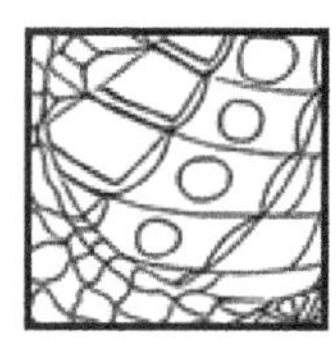

44)

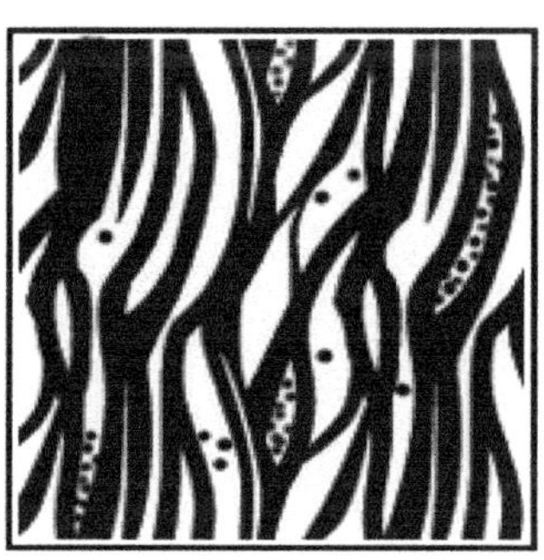

A)

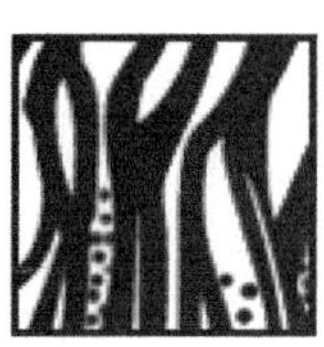

B)

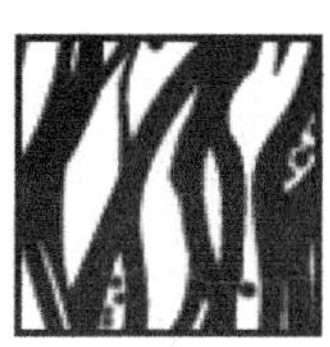

C)

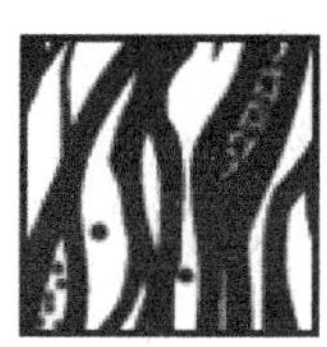

D)

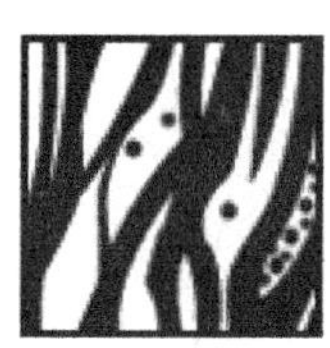

E)

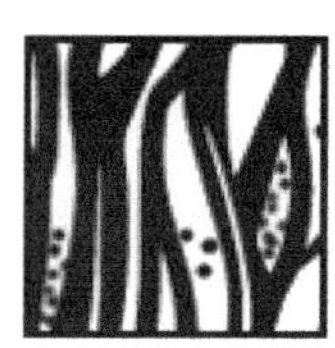

45)

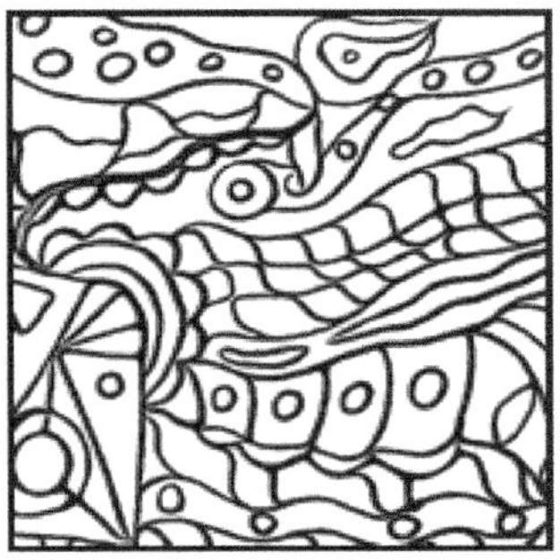

A)

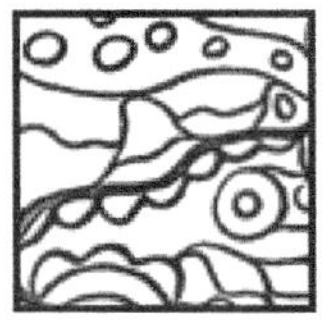

B)

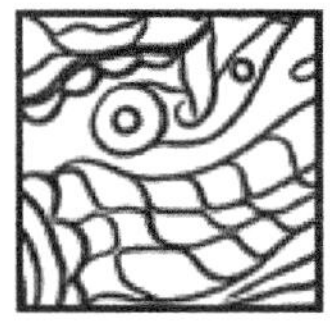

C)

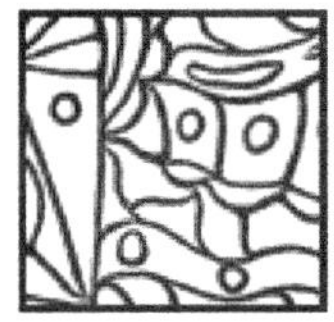

D)

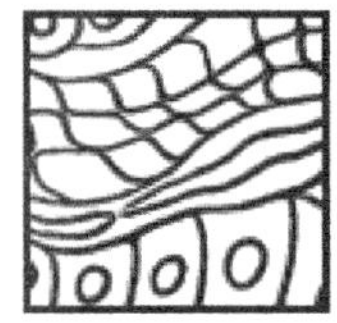

E)

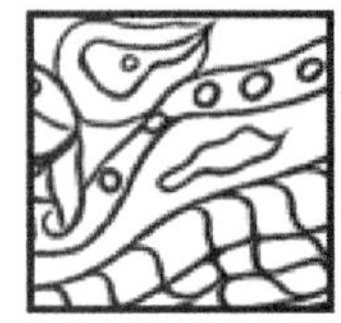

46)

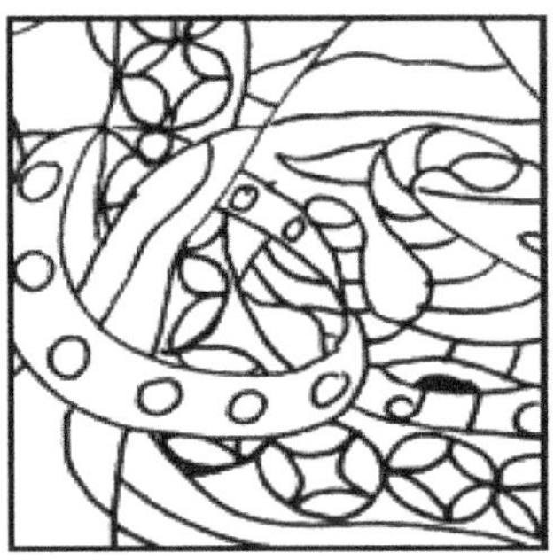

A)

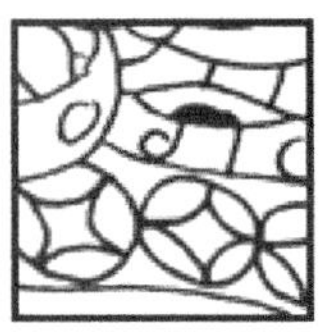

B)

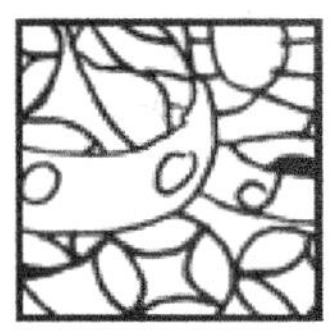

C)

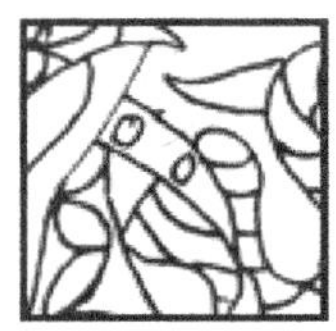

D)

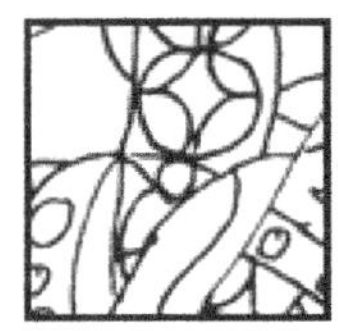

E)

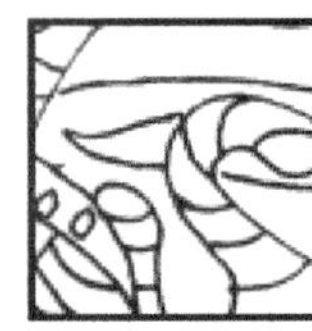

47)

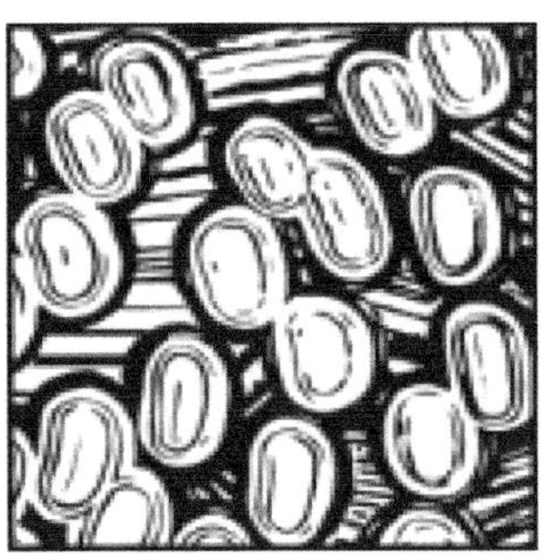

A)

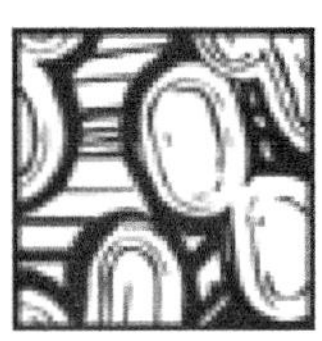

B)

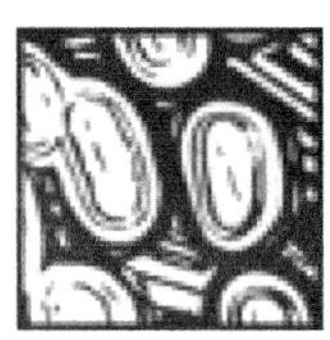

C)

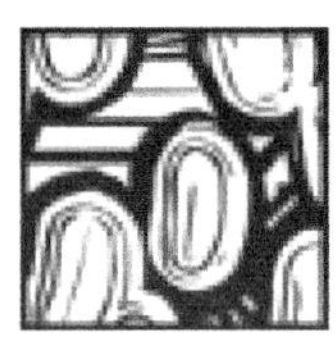

D)

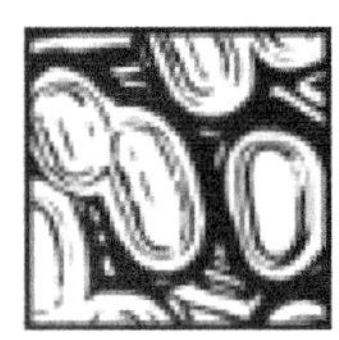

E)

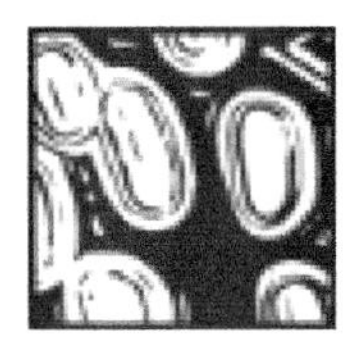

48)

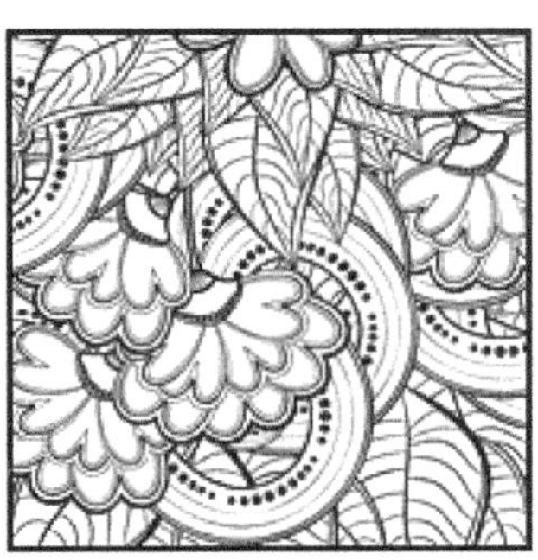

A)

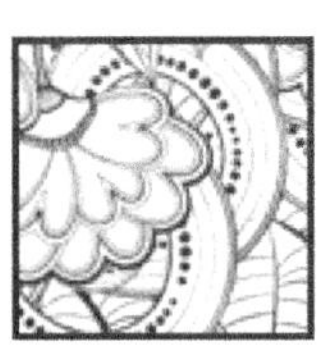

B)

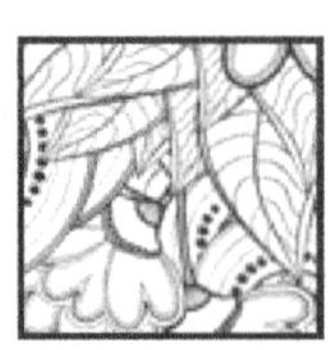

C)

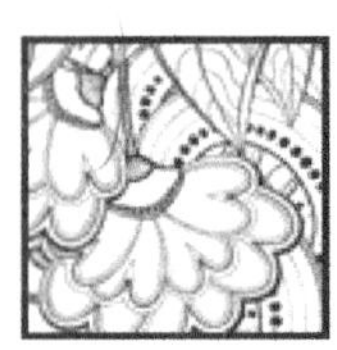

D)

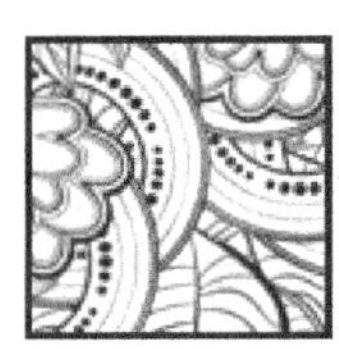

E)

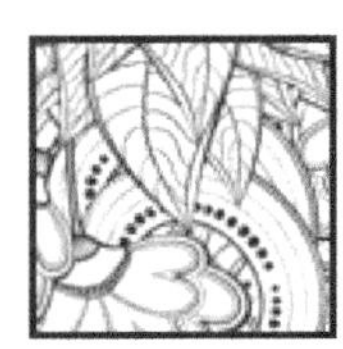

Serie 3 Bearbeitungszeit: 22 Minuten

49) A) B) C) D) E)

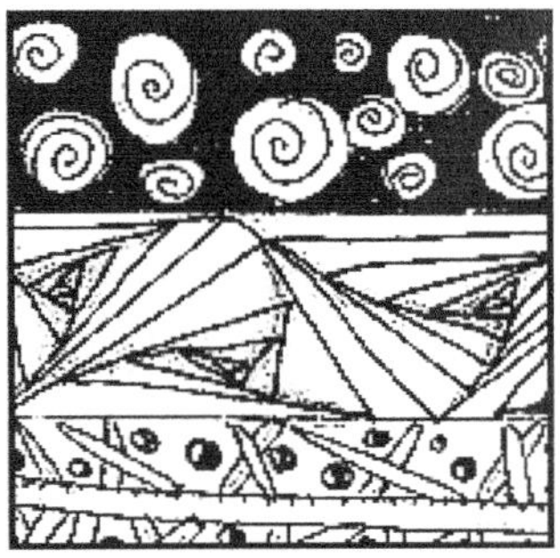

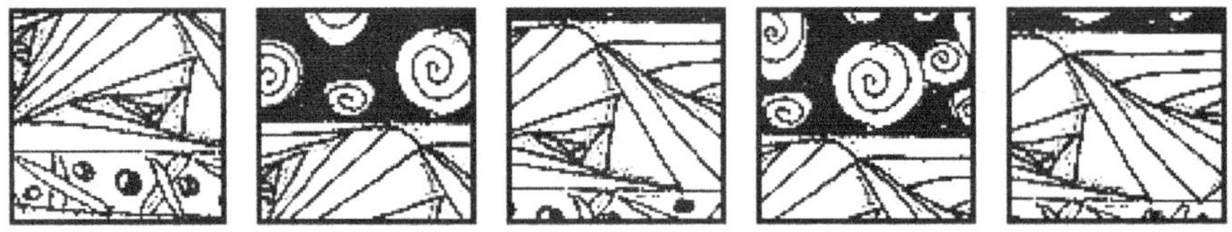

50) A) B) C) D) E)

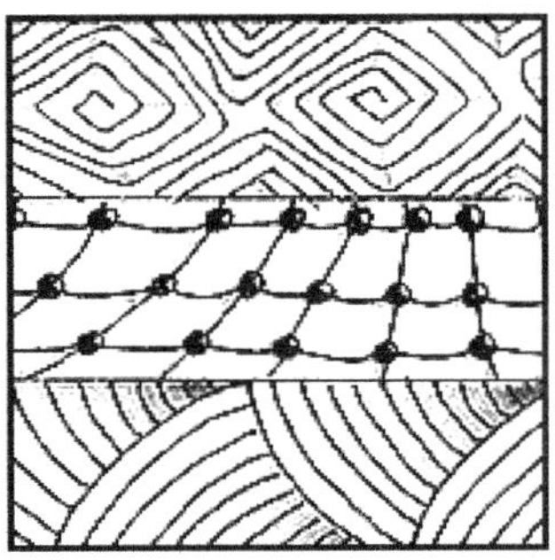

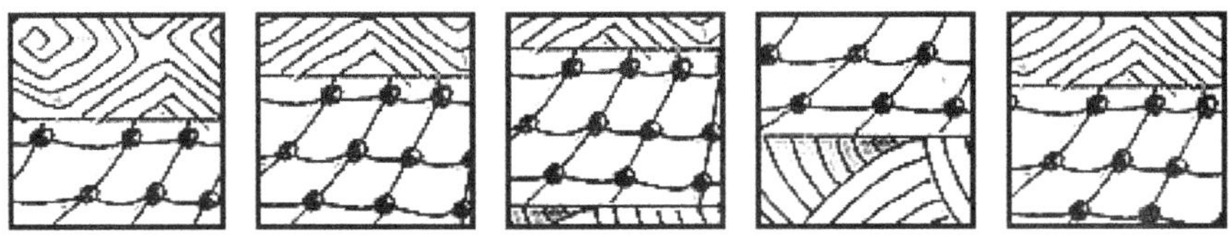

51) A) B) C) D) E)

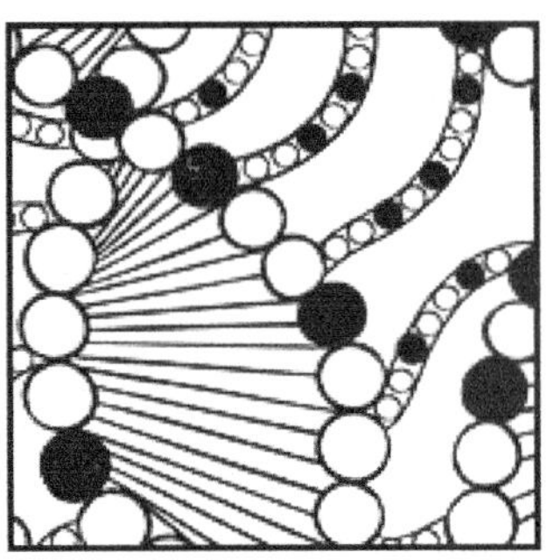

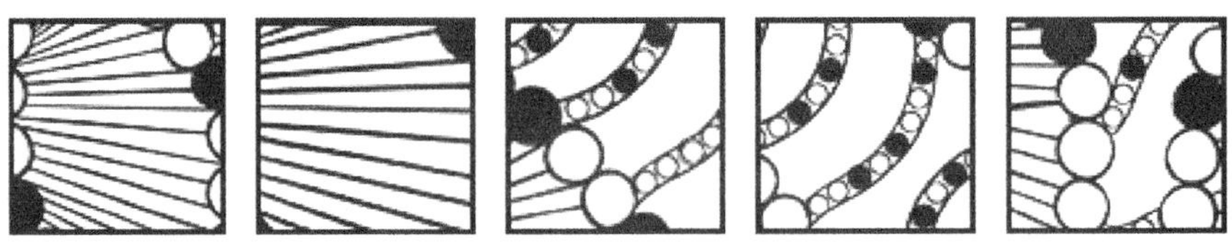

52) A) B) C) D) E)

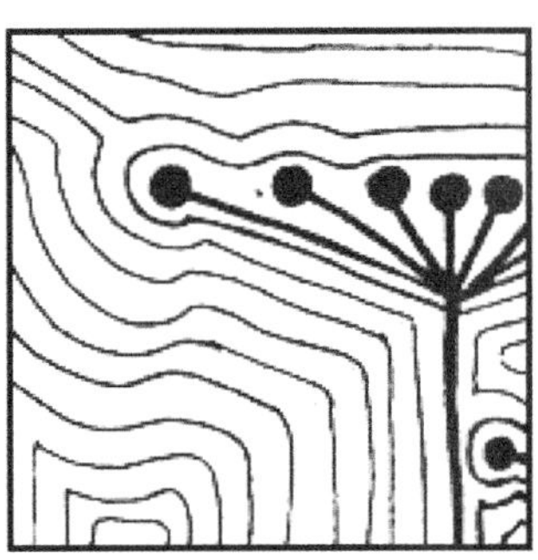

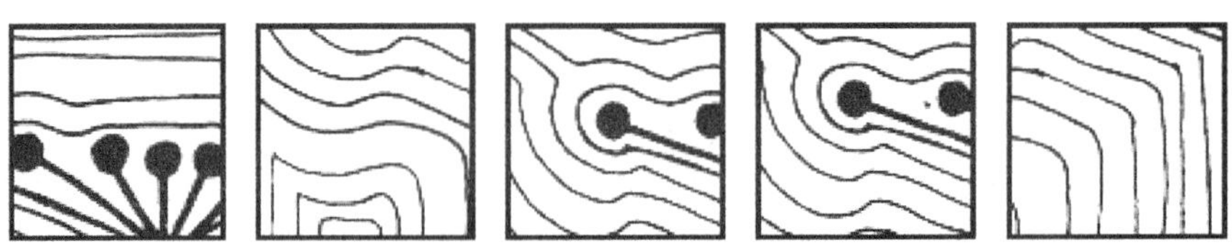

53)

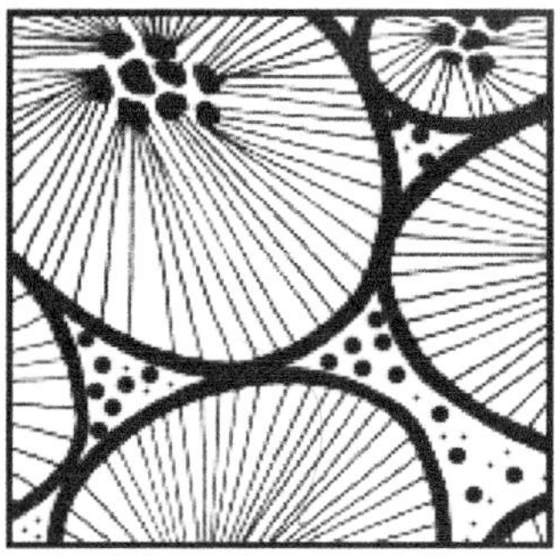

A)

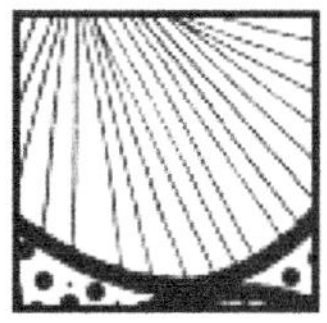

B)

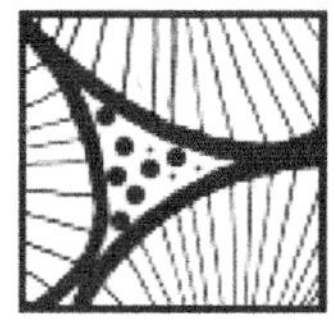

C)

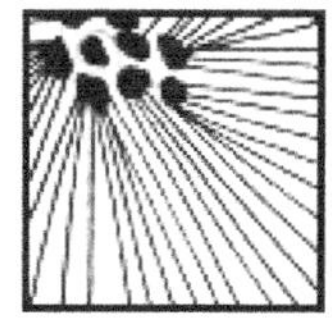

D)

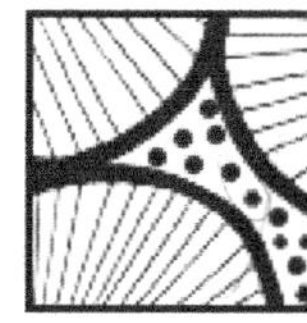

E)

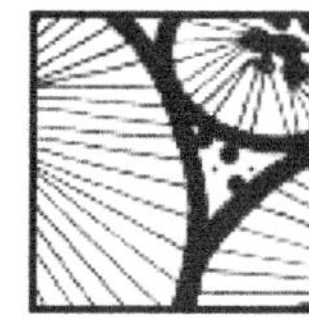

54)

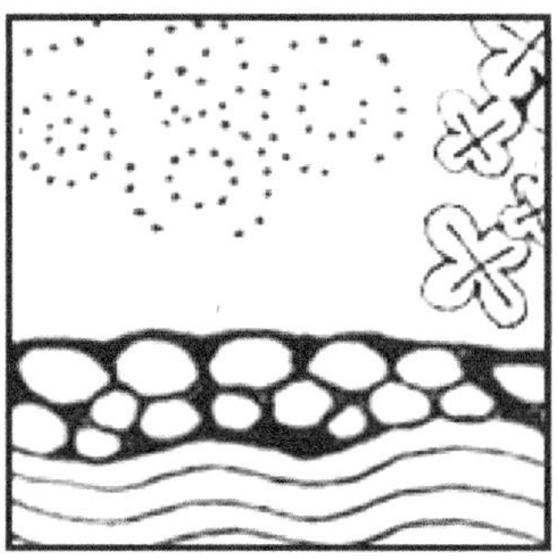

A)

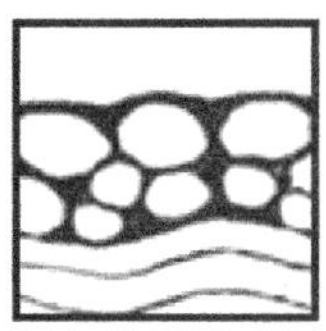

B)

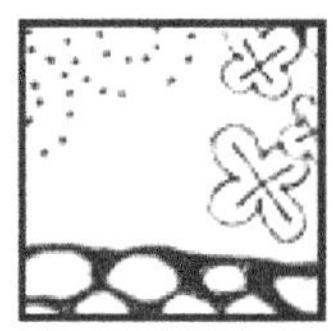

C)

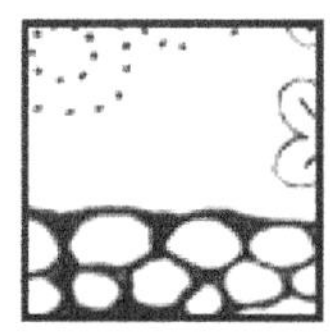

D)

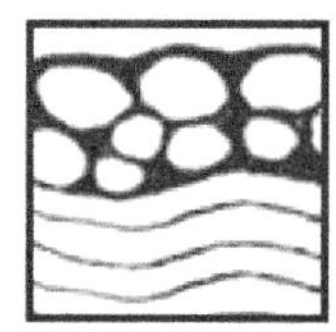

E)

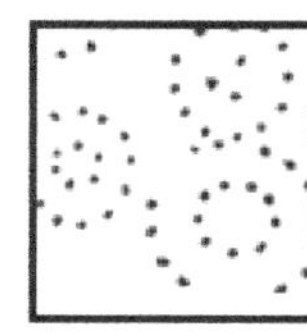

55)

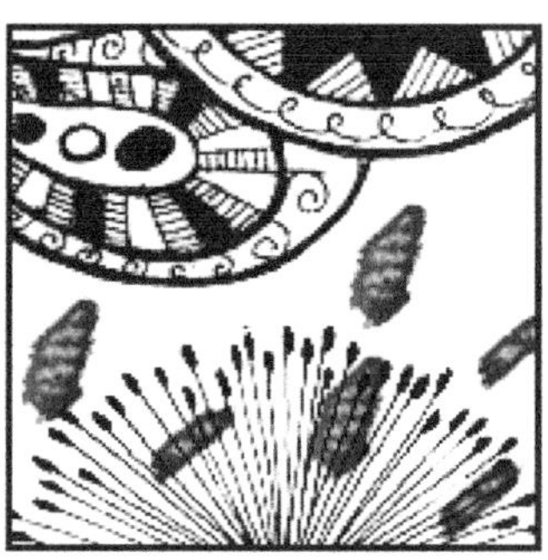

A)

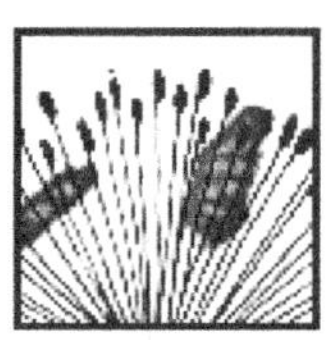

B)

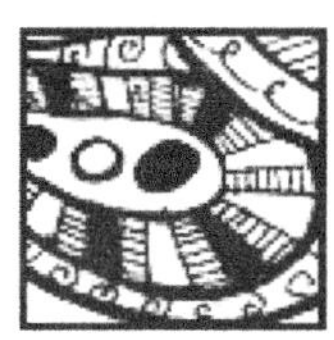

C)

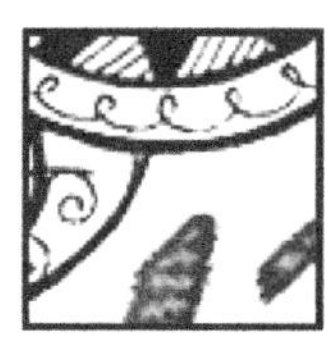

D)

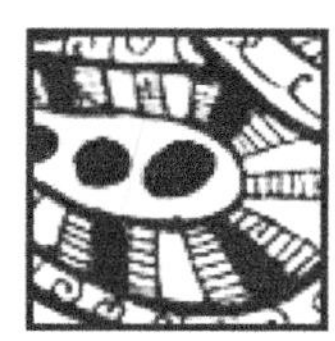

E)

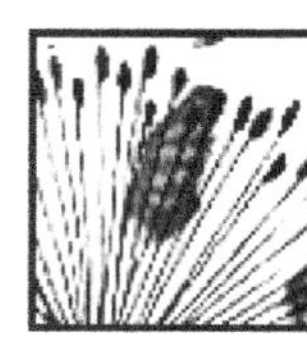

56)

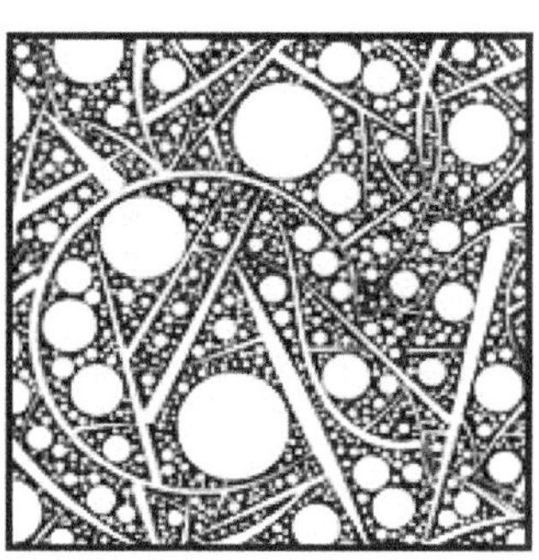

A)

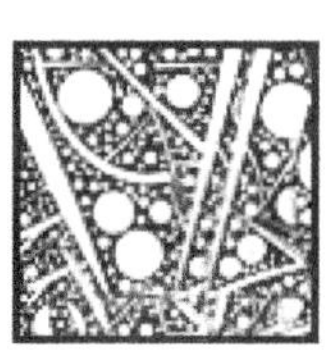

B)

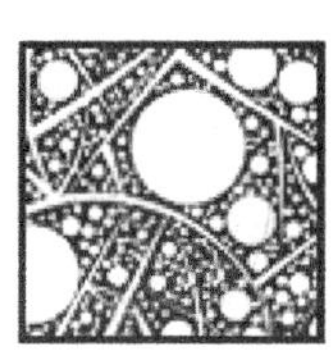

C)

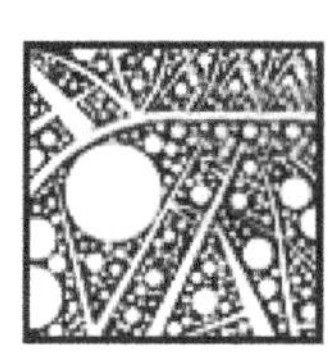

D)

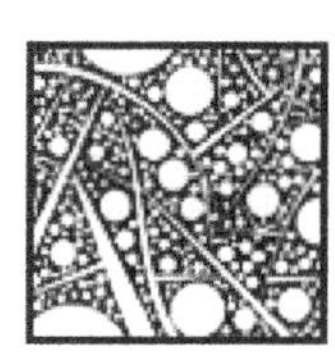

E)

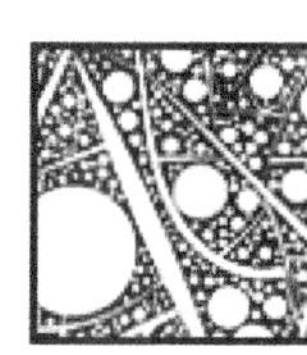

57)

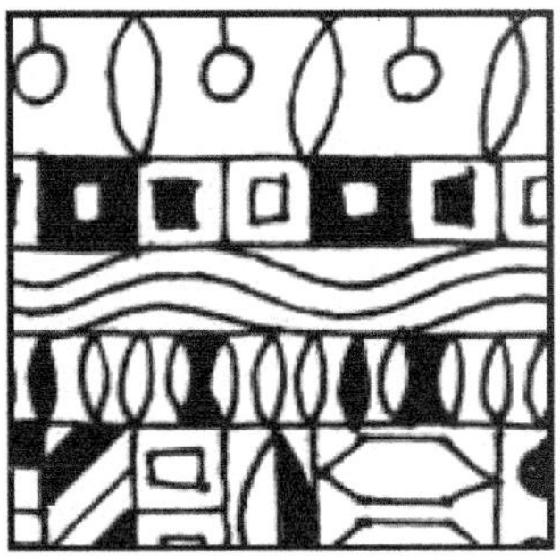

A) 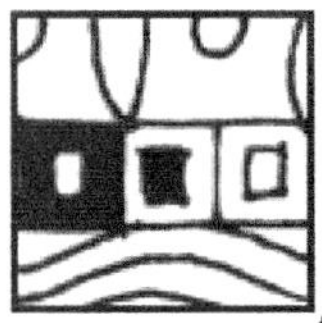

B) 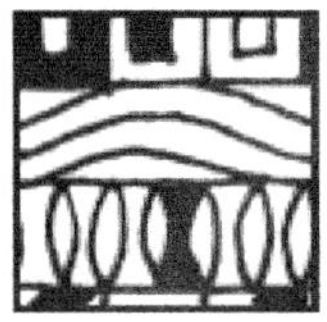

C) 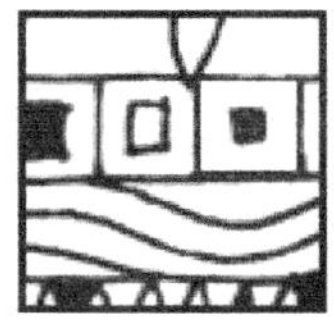

D) 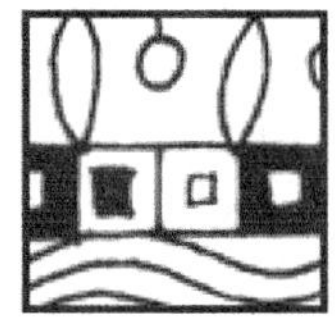

E) 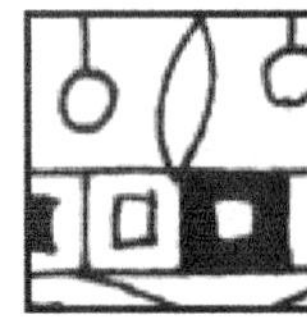

58)

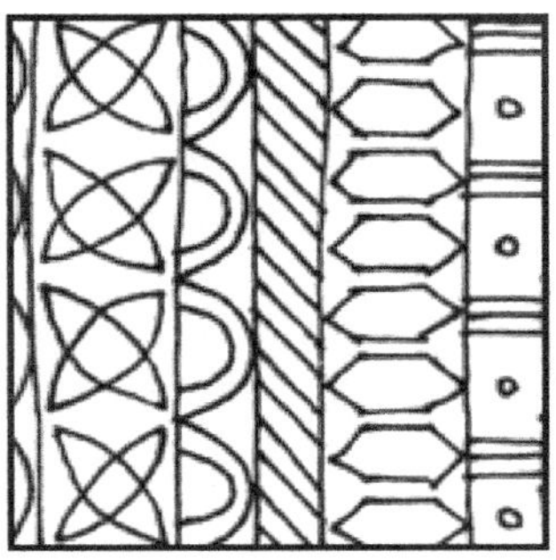

A) 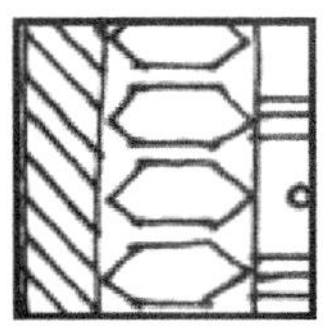

B) 

C) 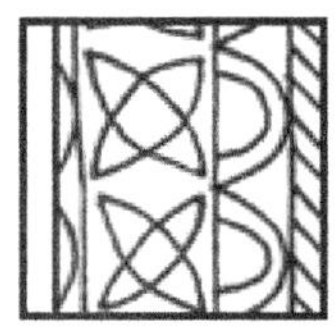

D) 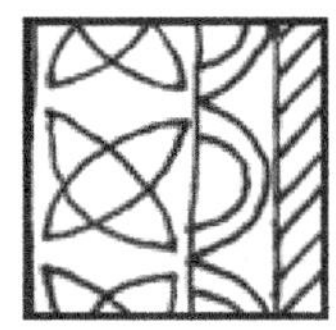

E) 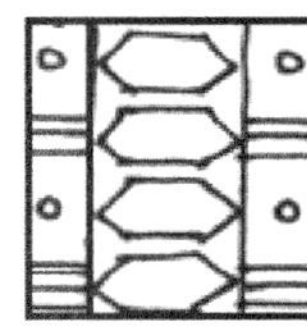

59)

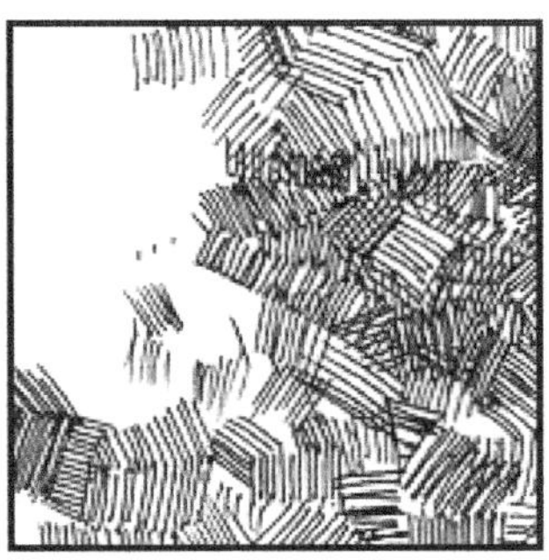

A) 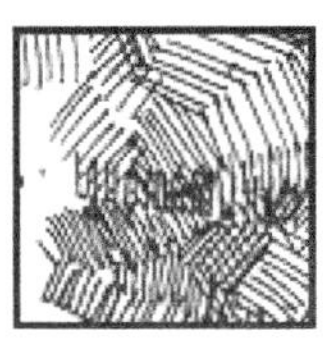

B) 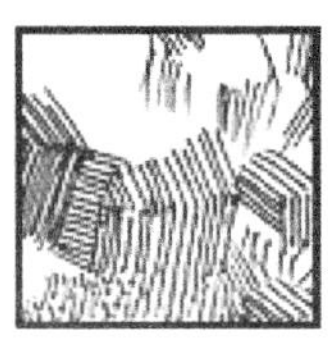

C) 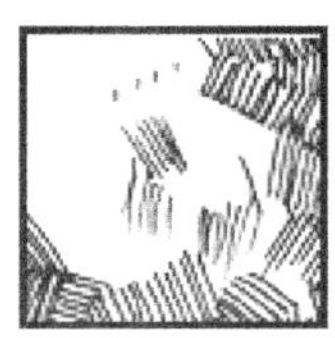

D) 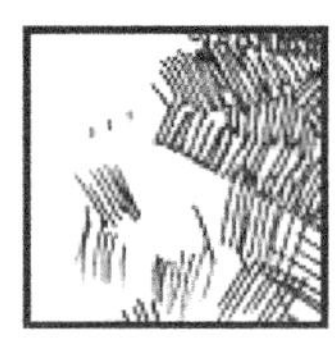

E) 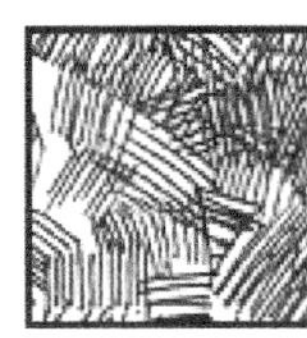

60)

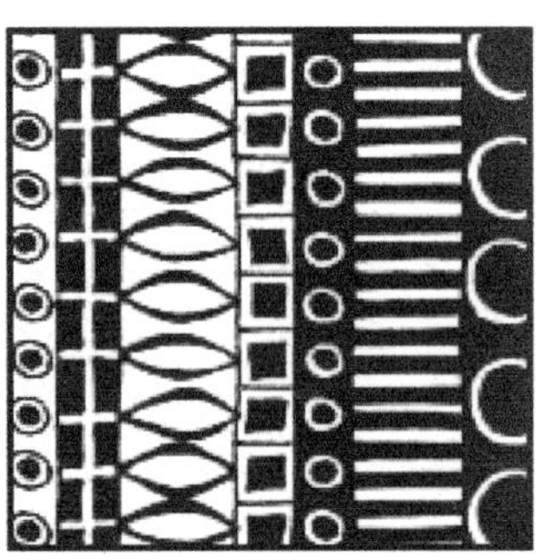

A) 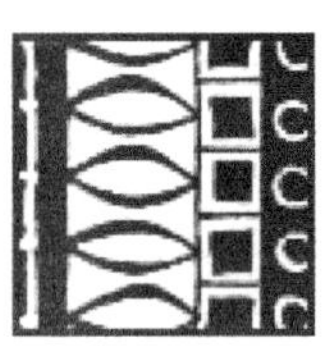

B) 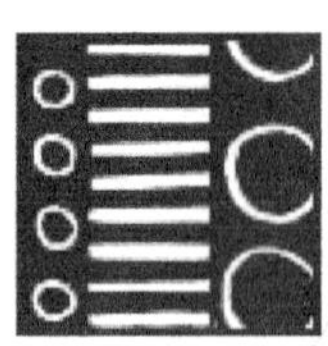

C) 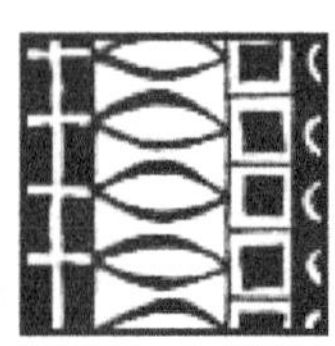

D) 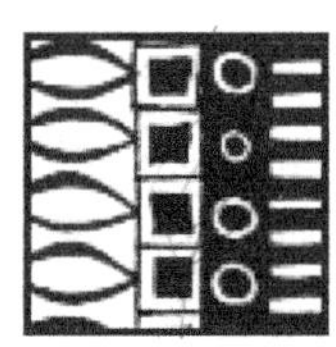

E) 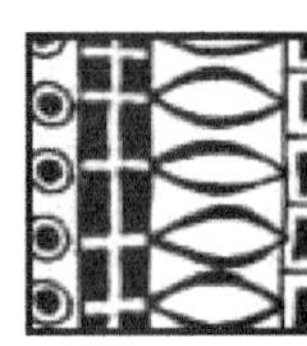

61)

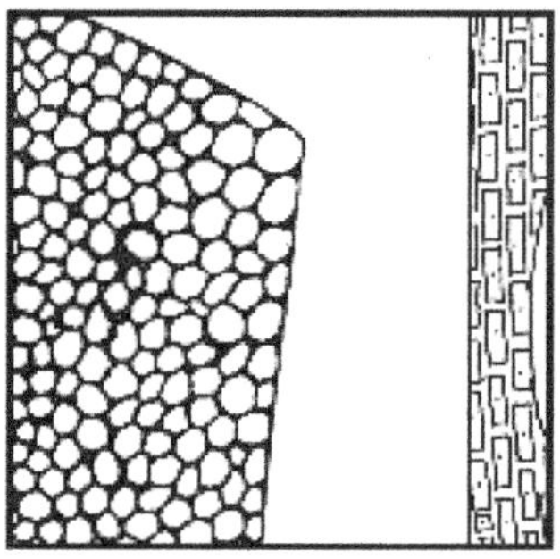

A) B) C) D) E)

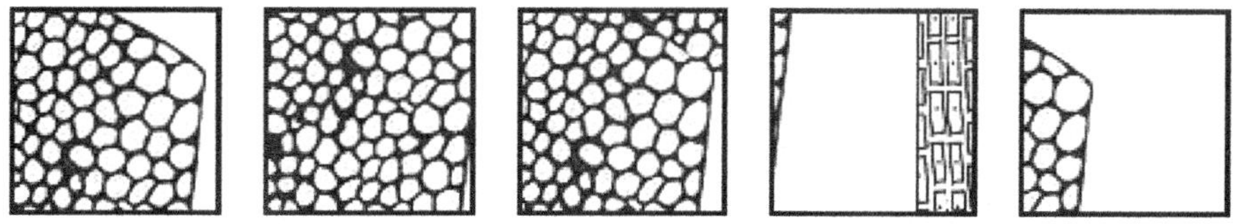

62)

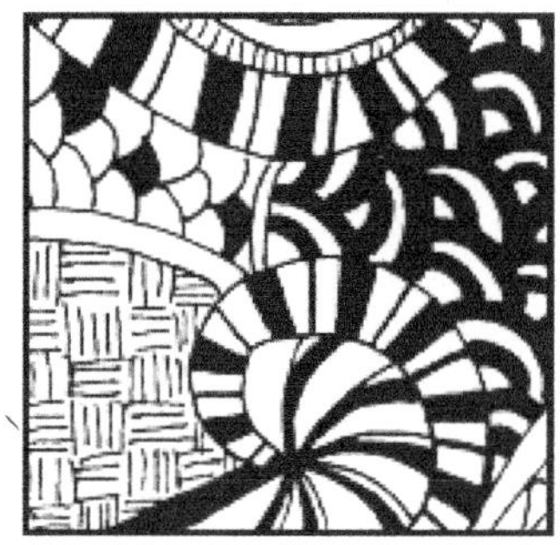

A) B) C) D) E)

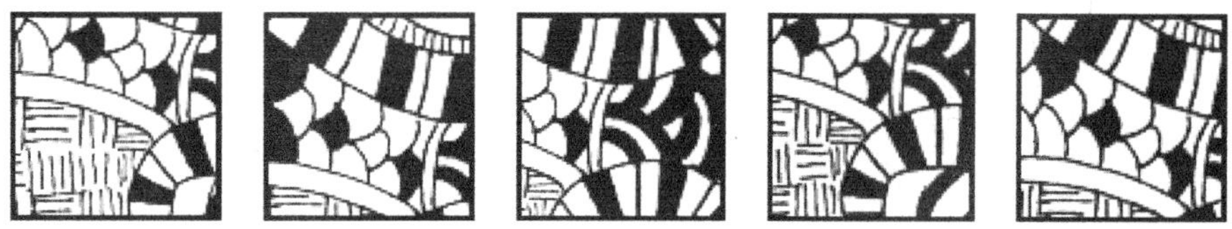

63)

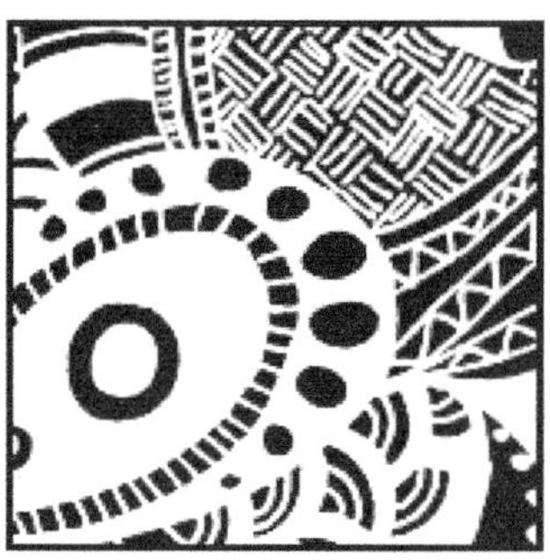

A) B) C) D) E)

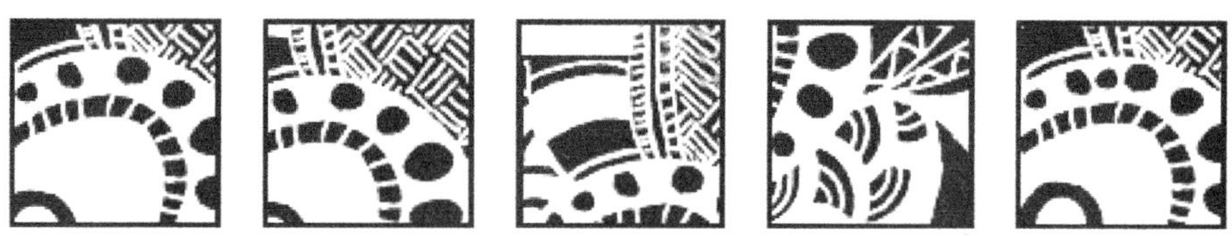

64)

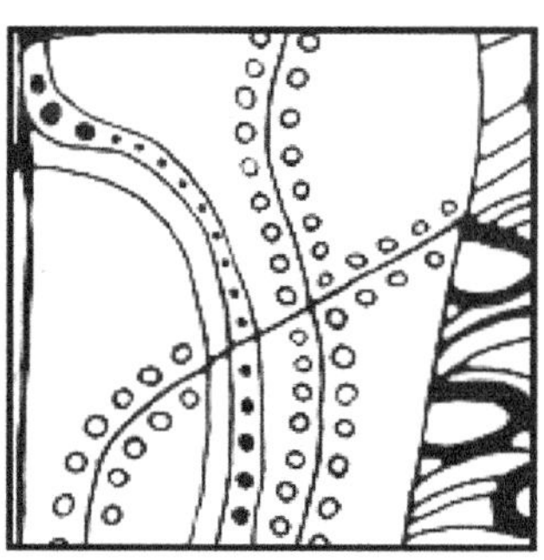

A) B) C) D) E)

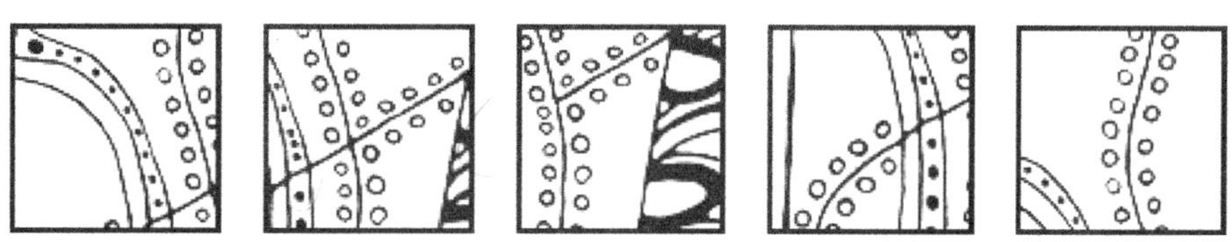

65)

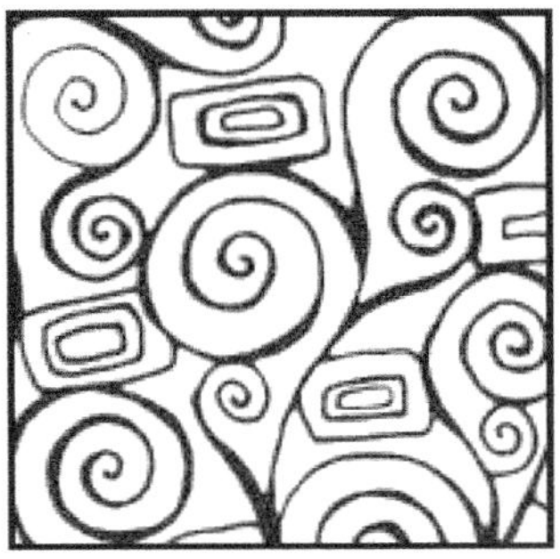

A)

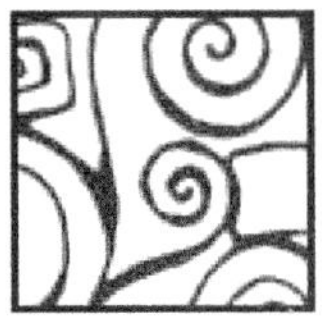

B)

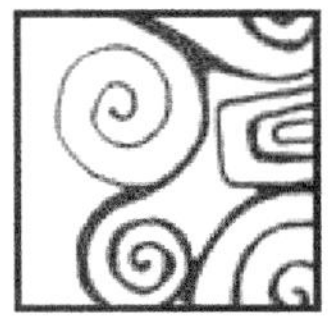

C)

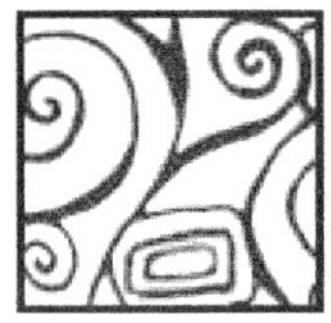

D)

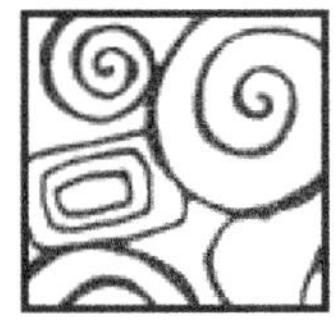

E)

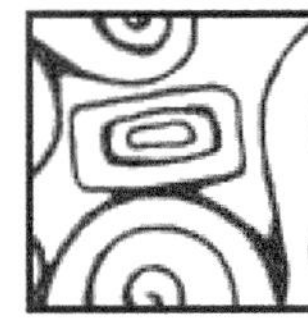

66)

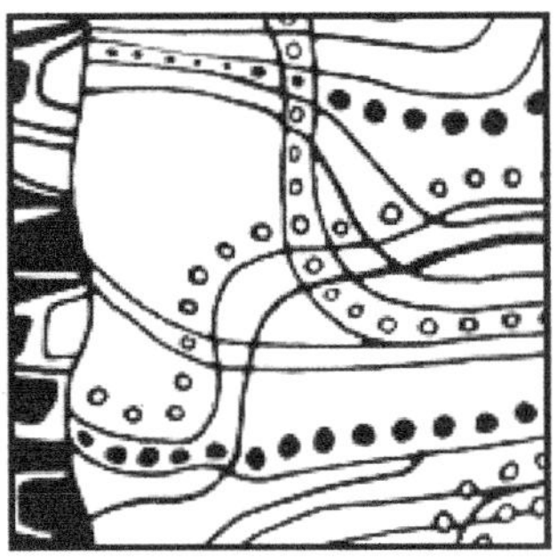

A)

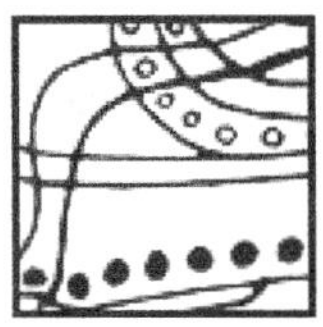

B)

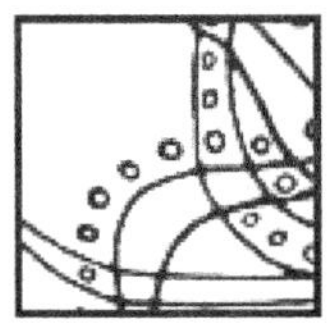

C)

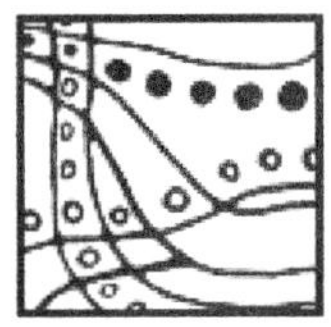

D)

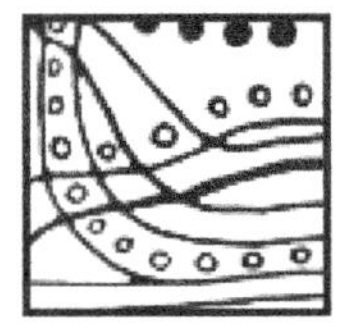

E)

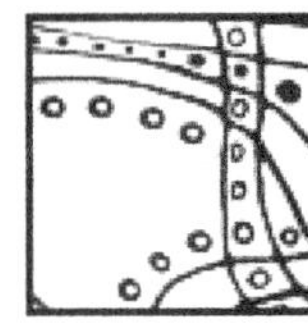

67)

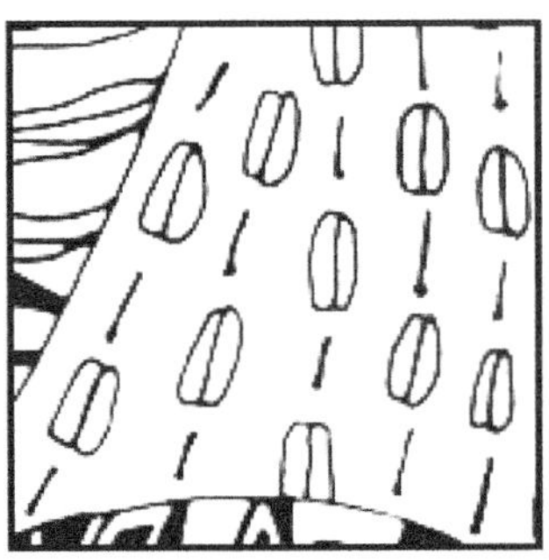

A)

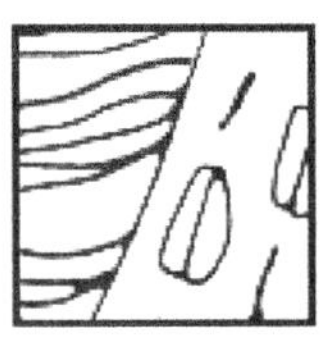

B)

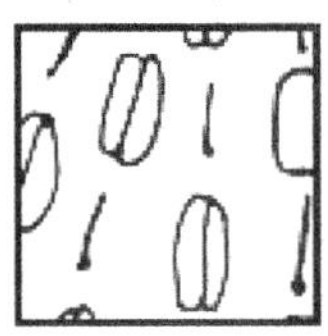

C)

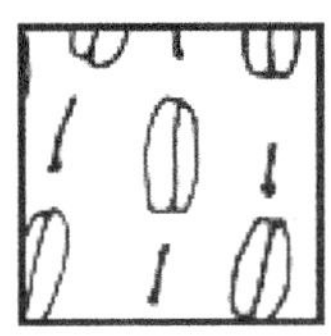

D)

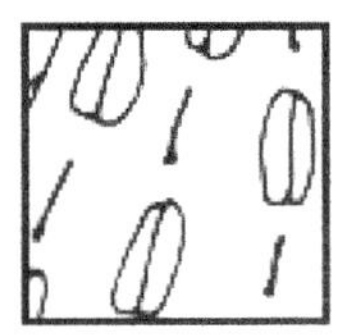

E)

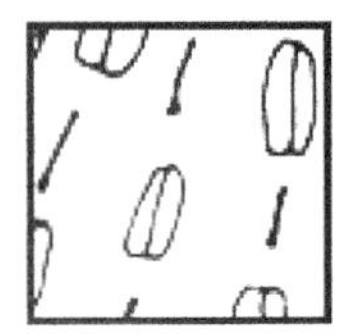

68)

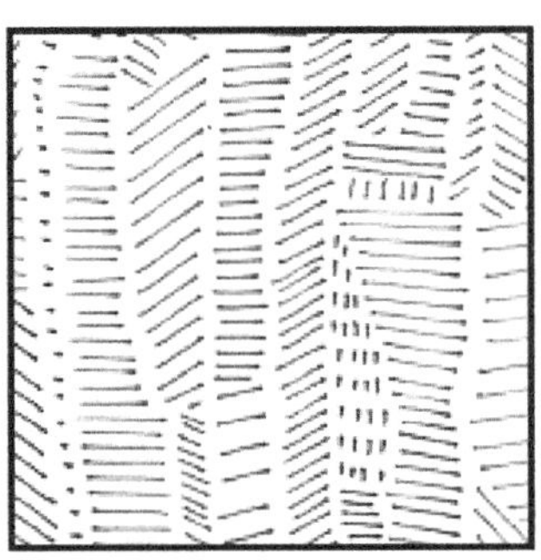

A)

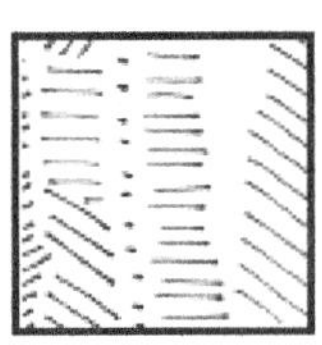

B)

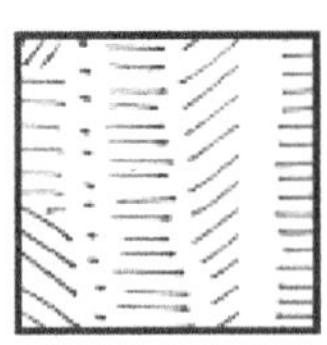

C)

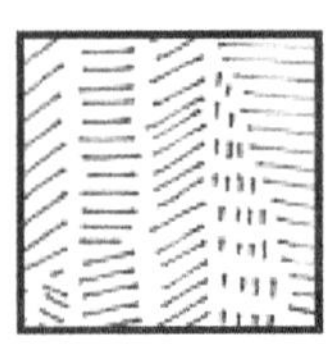

D)

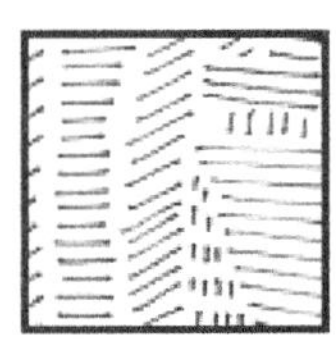

E)

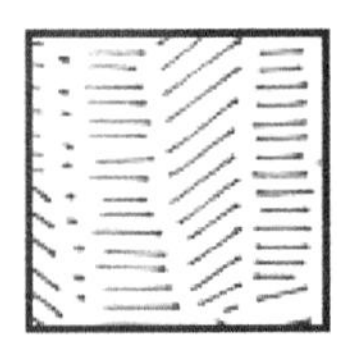

69)

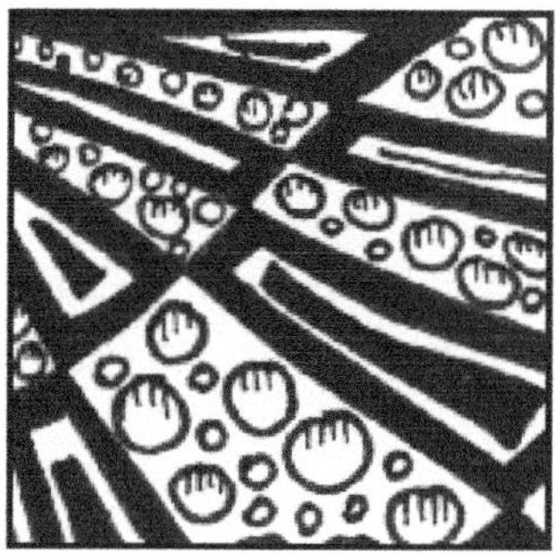

A) 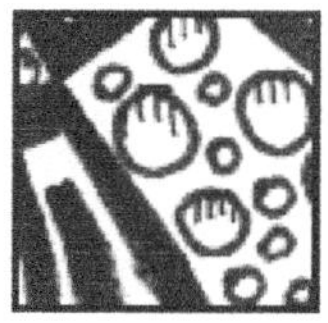 B)  C) 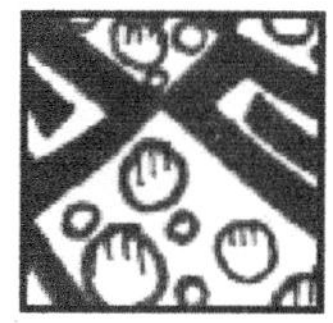 D) 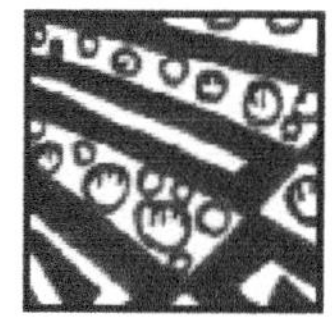 E) 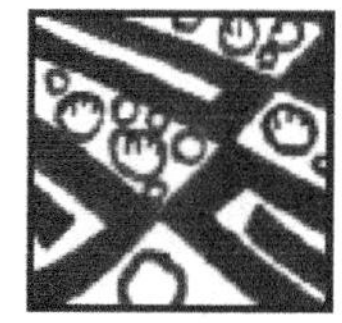

70)

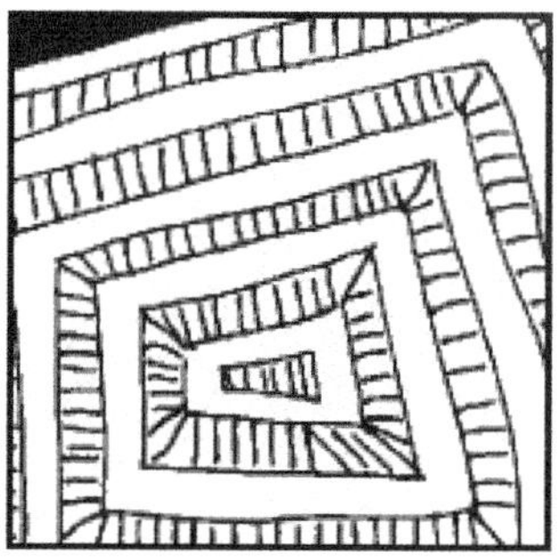

A) 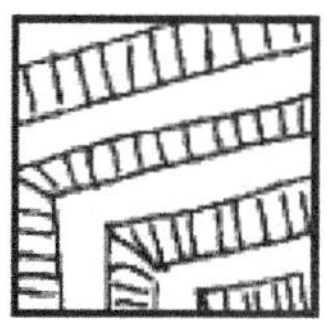 B) 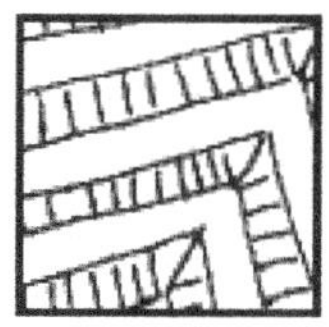 C) 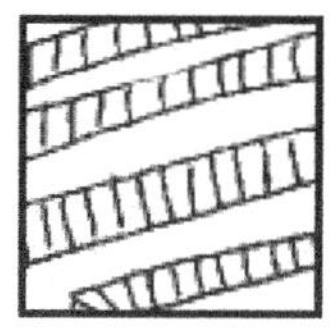 D) 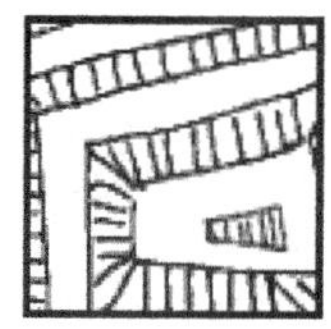 E) 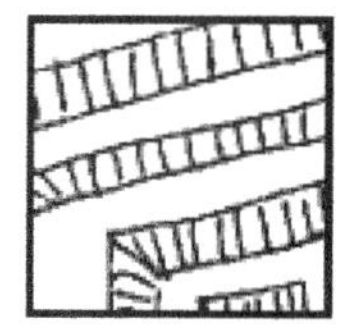

71)

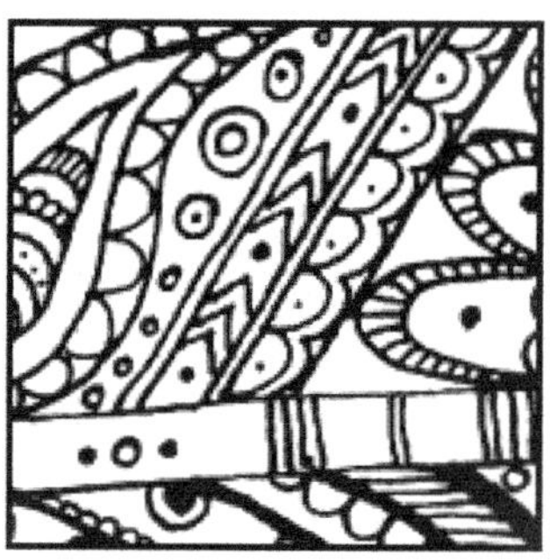

A) 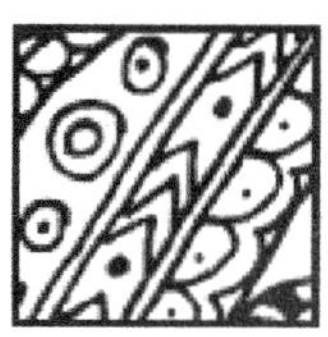 B) 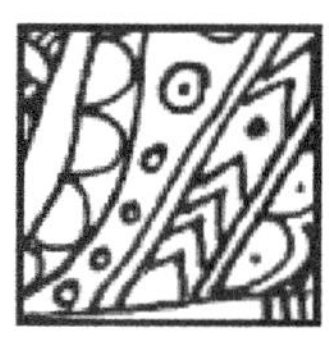 C) 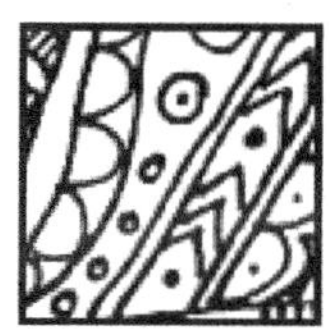 D) 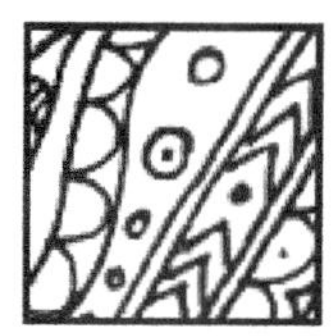 E) 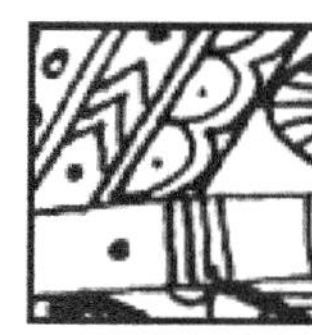

72)

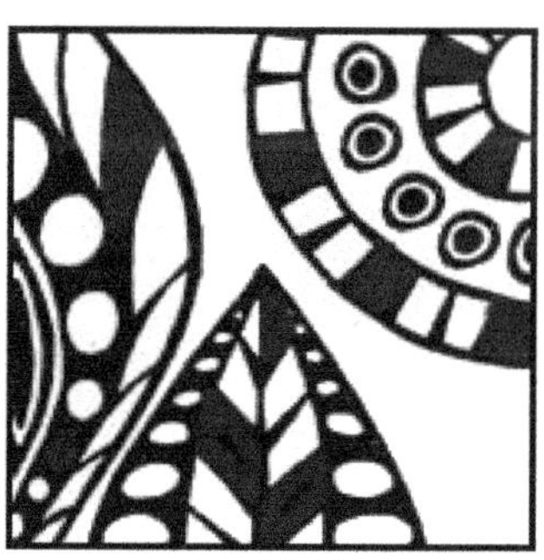

A) 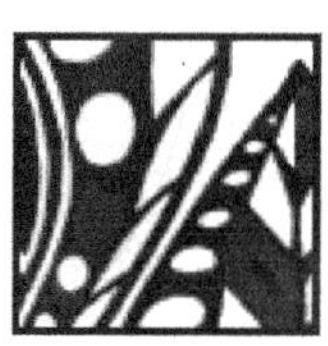 B) 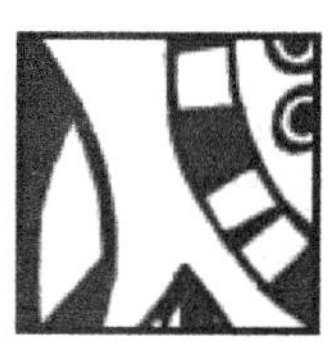 C)  D) 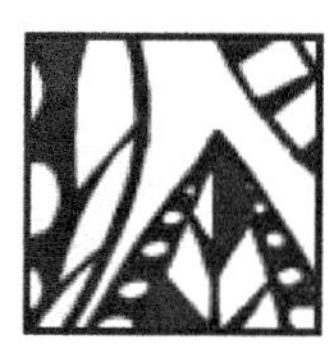 E) 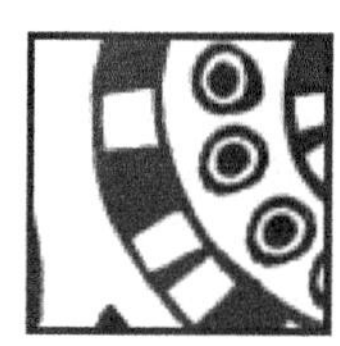

STOP Nicht weiterblättern.

73)

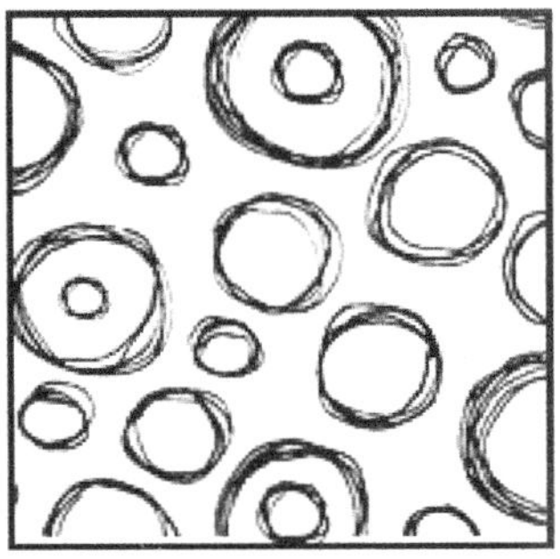

A) B) C) D) E)

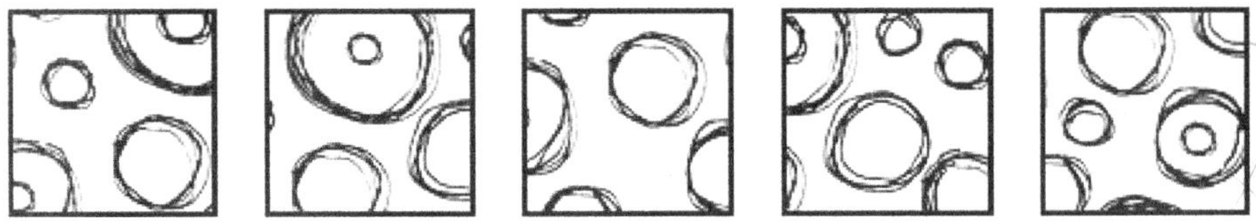

74)

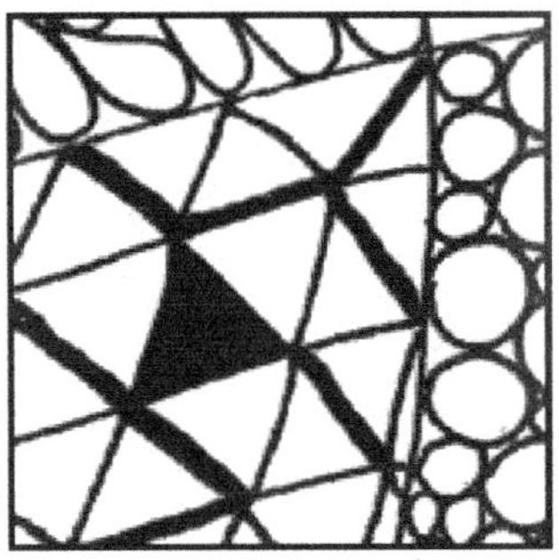

A) B) C) D) E)

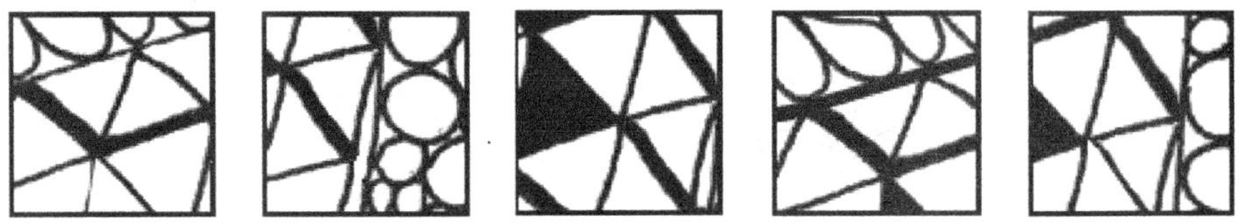

75)

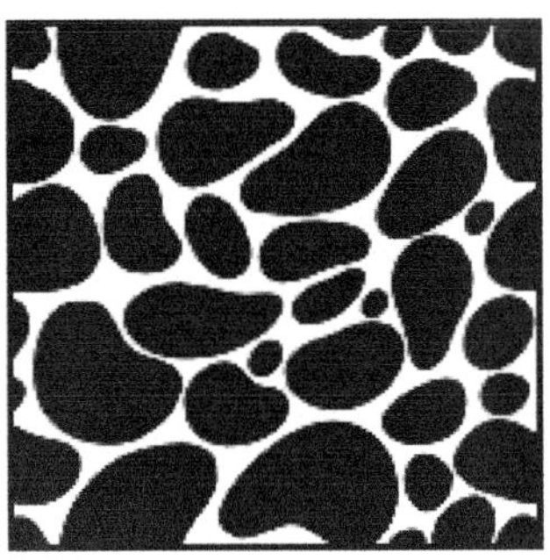

A) B) C) D) E)

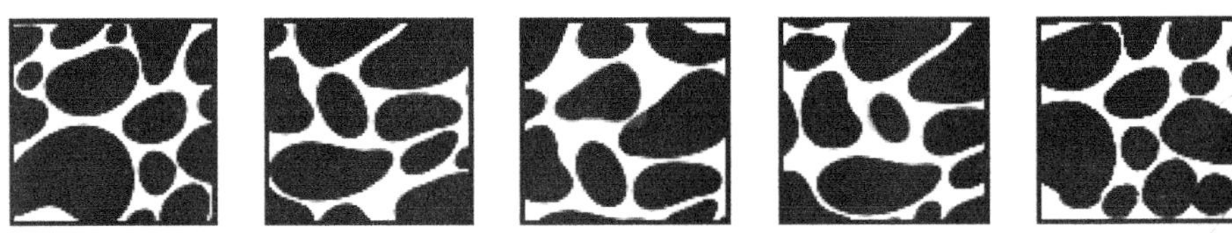

76)

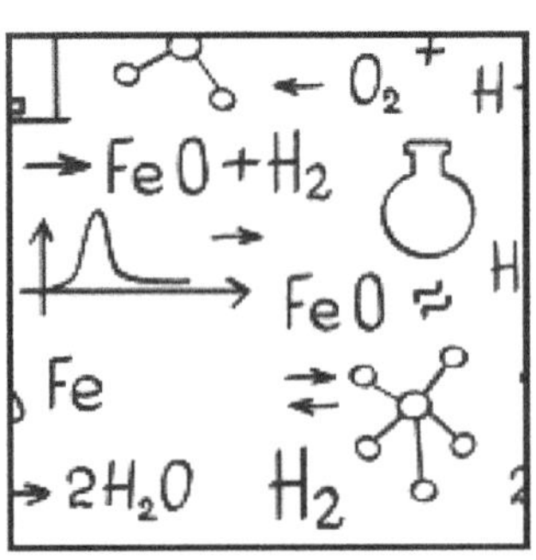

A) B) C) D) E)

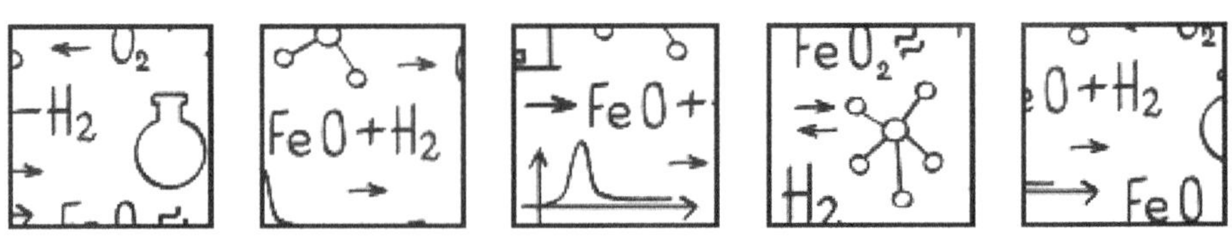

77)

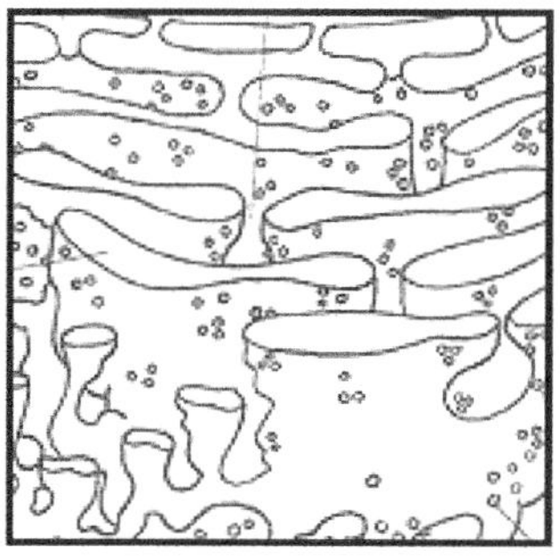

A) B) C) D) E)

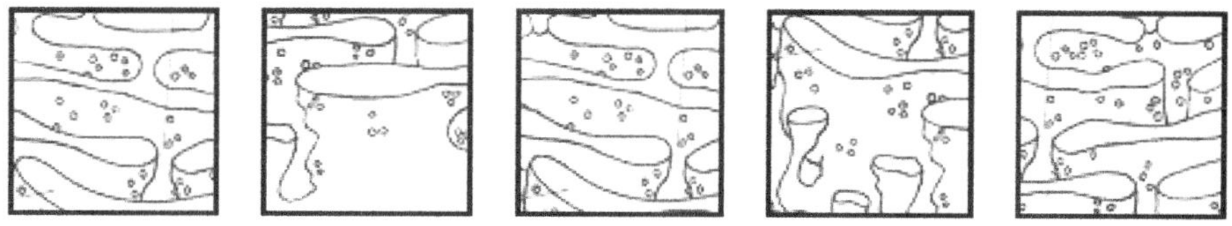

78)

A) B) C) D) E)

79)

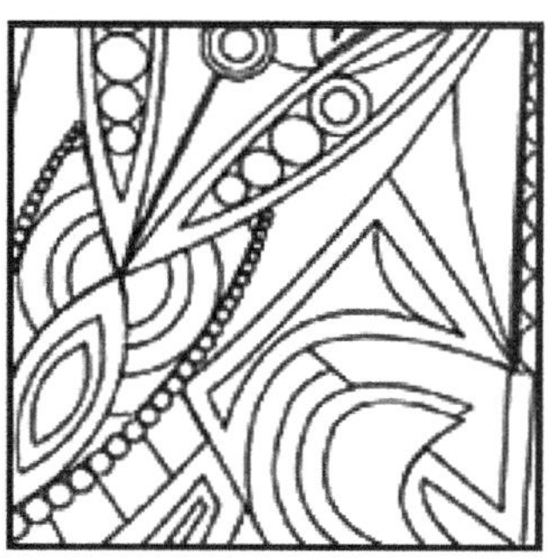

A) B) C) D) E)

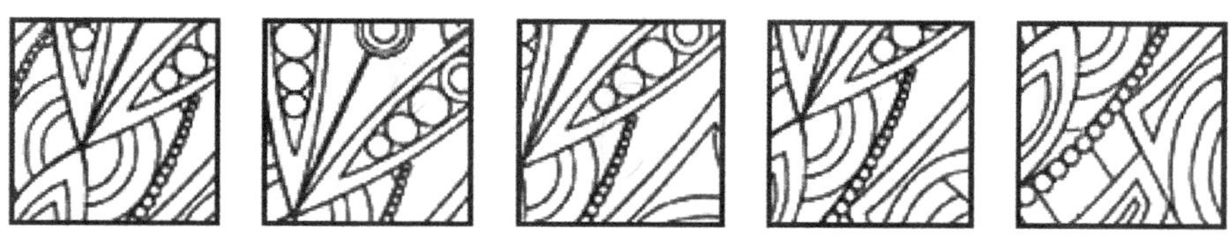

80)

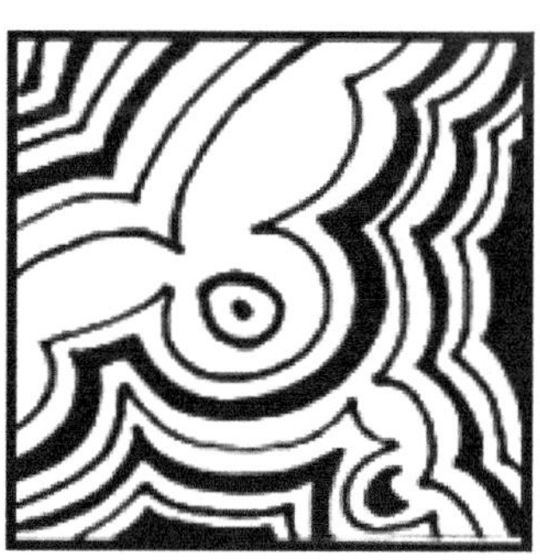

A) B) C) D) E)

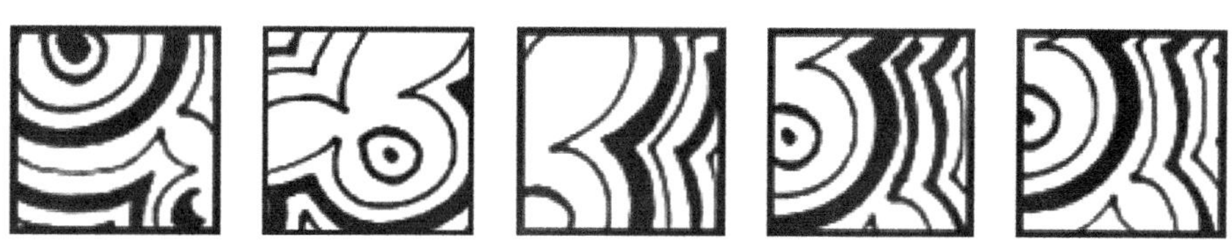

81)

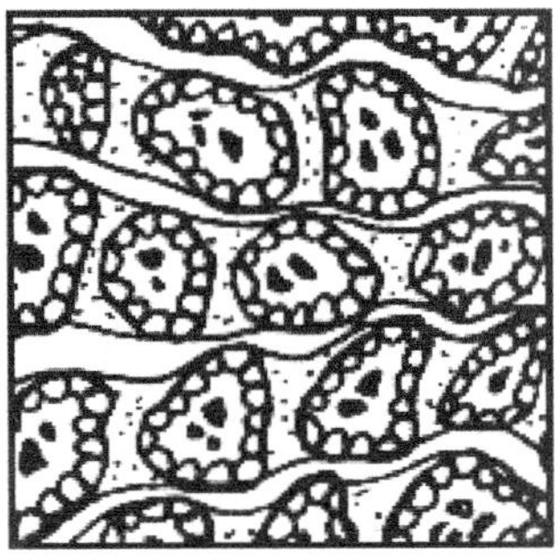

A)

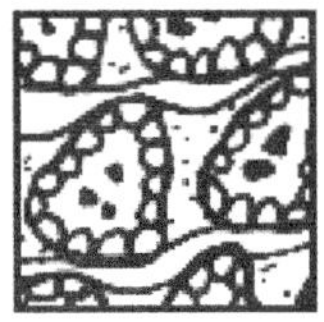

B)

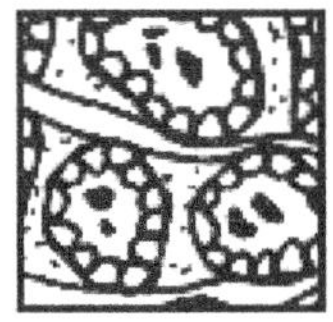

C)

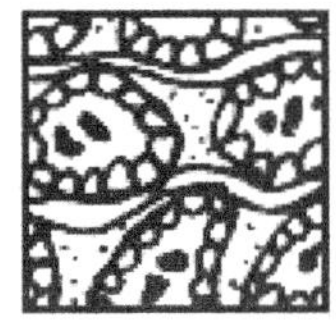

D)

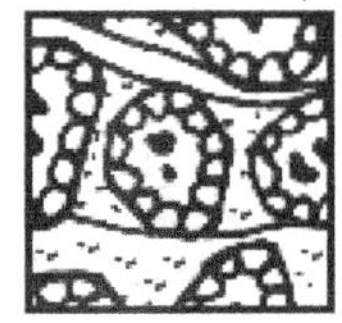

E)

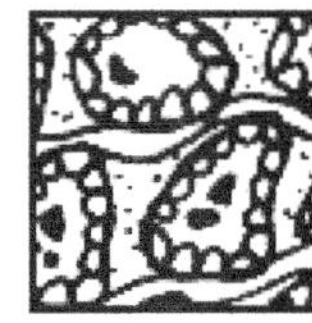

82)

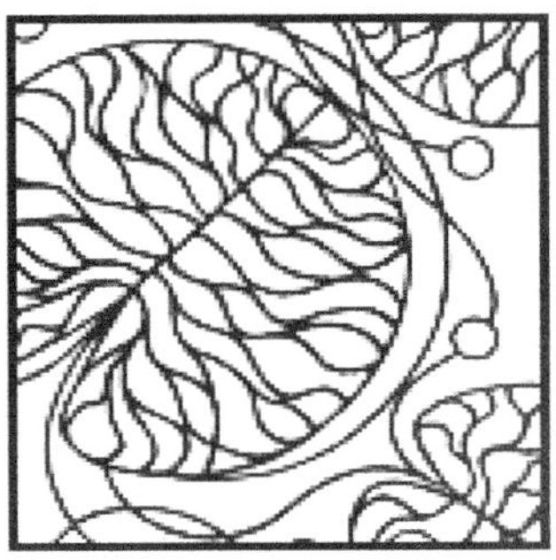

A)

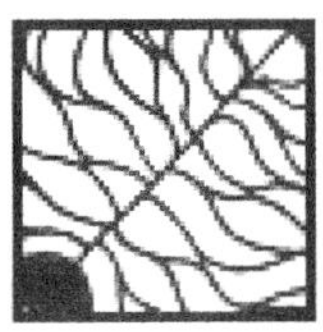

B)

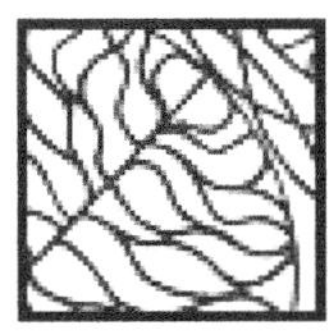

C)

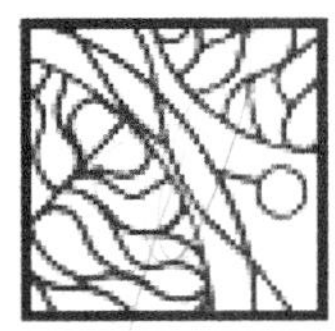

D)

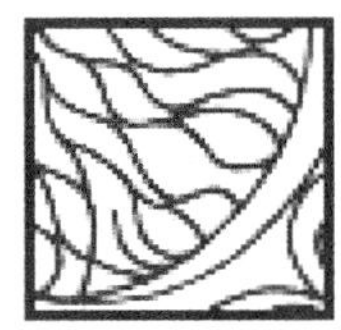

E)

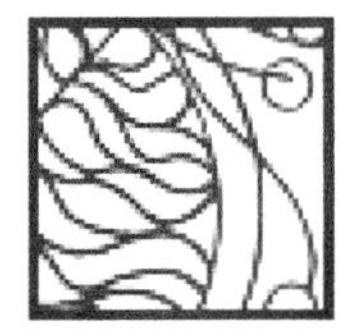

83)

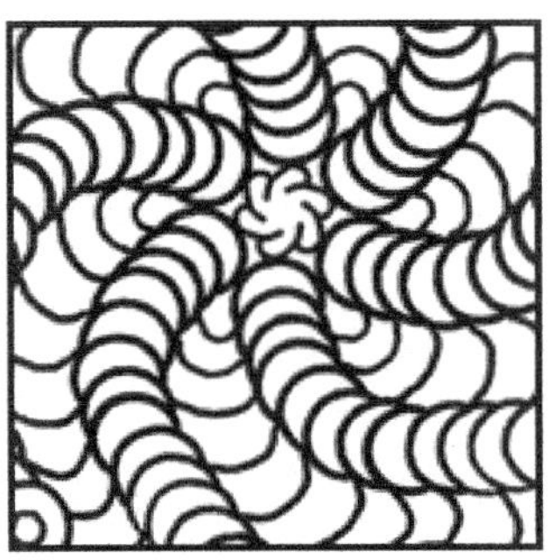

A)

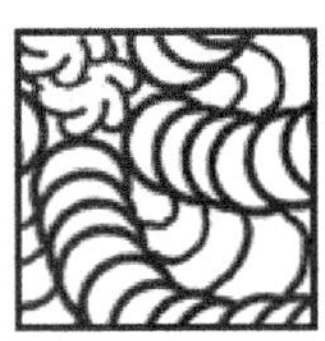

B)

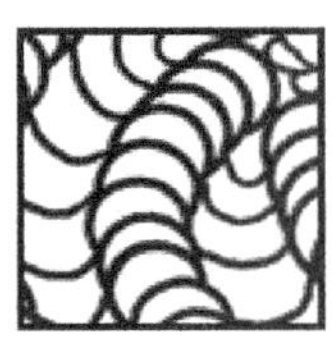

C)

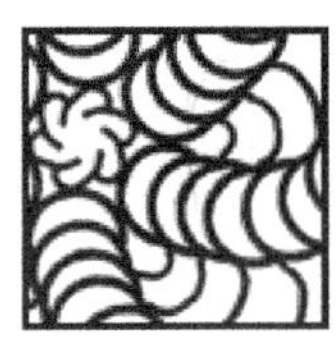

D)

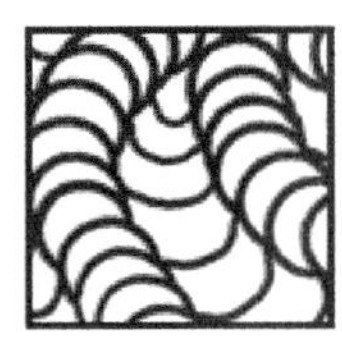

E)

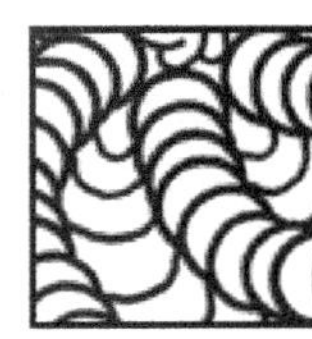

84)

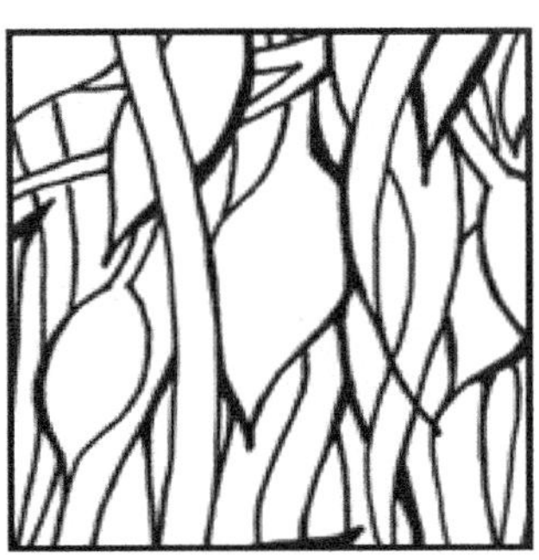

A)

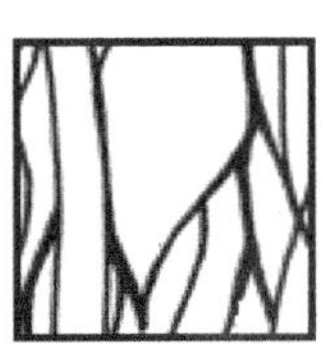

B)

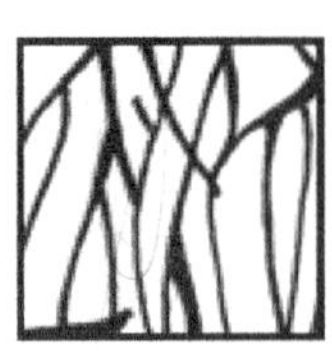

C)

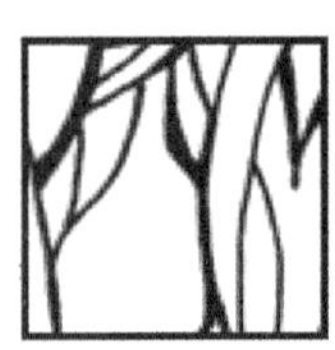

D)

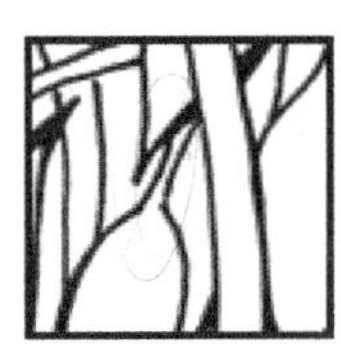

E)

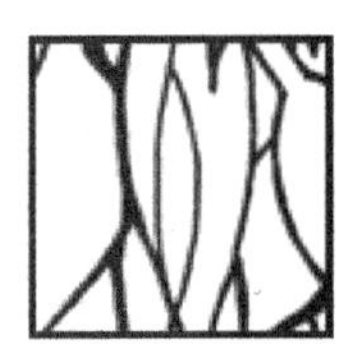

85)

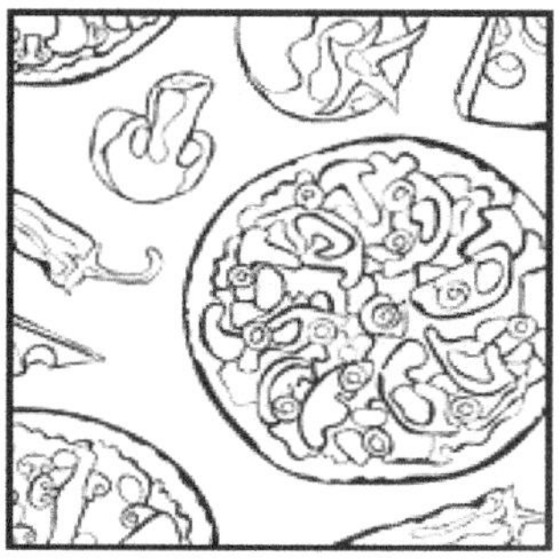

A) 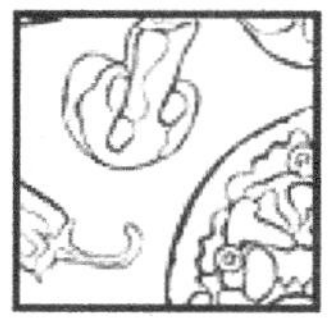

B) 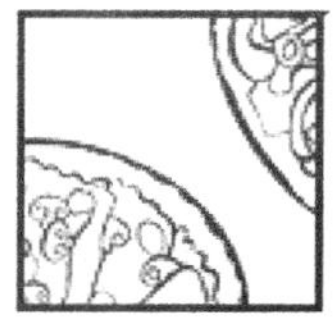

C) 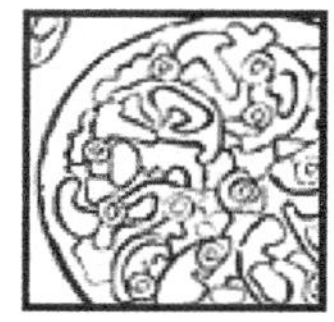

D) 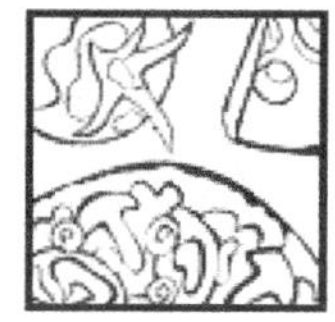

E) 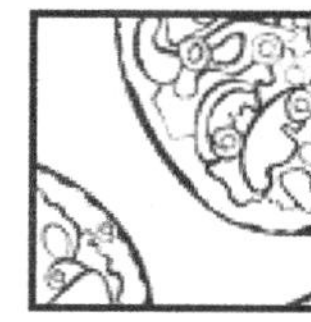

86)

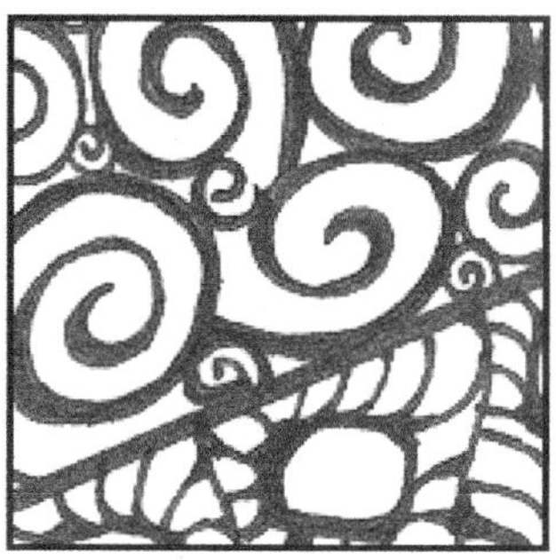

A) 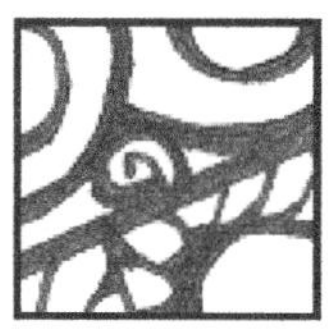

B) 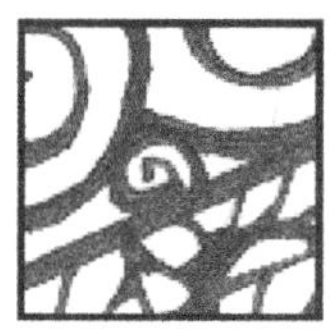

C) 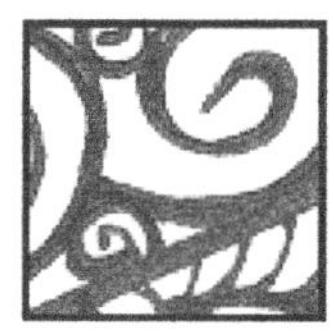

D) 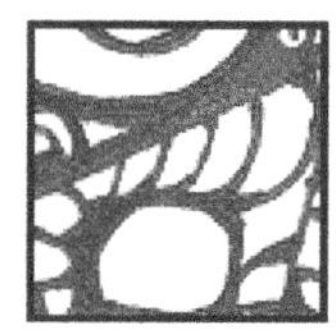

E) 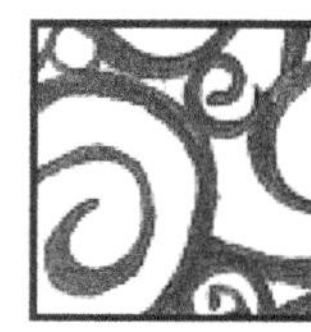

87)

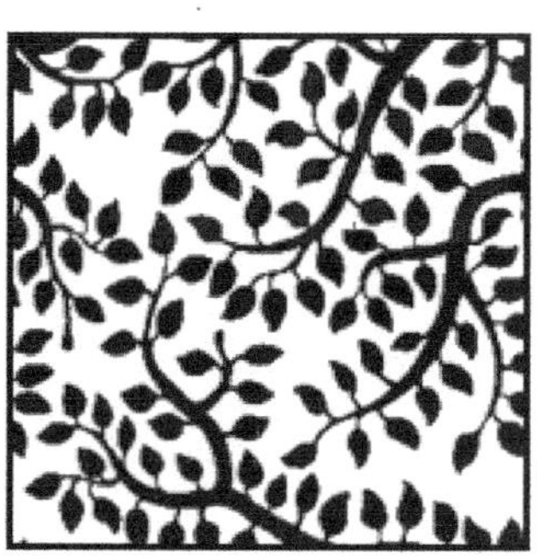

A) 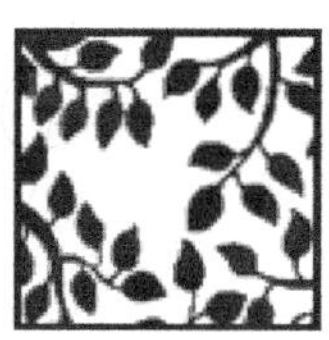

B) 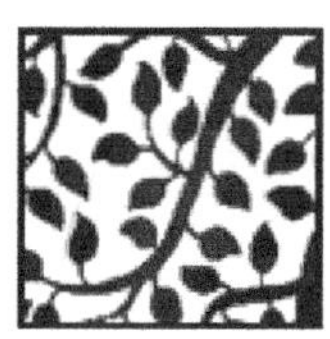

C) 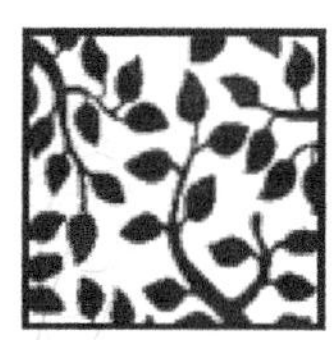

D) 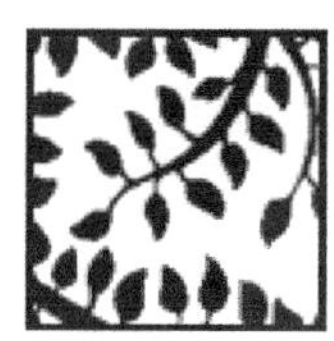

E) 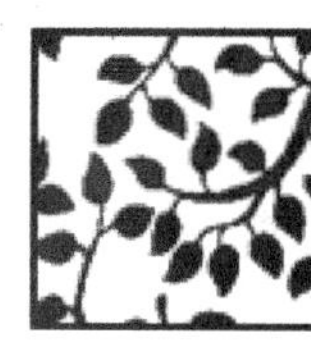

88)

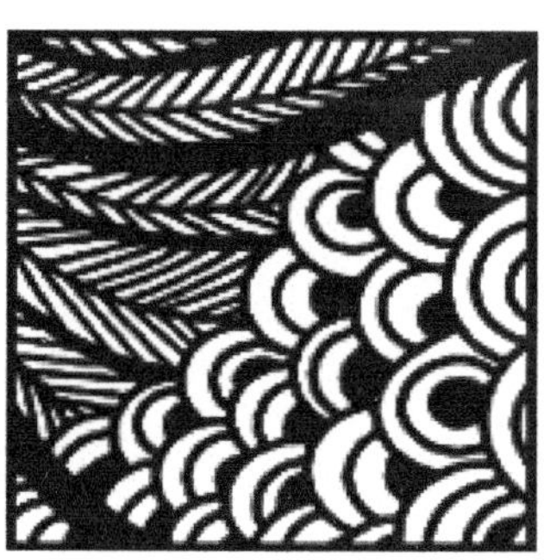

A) 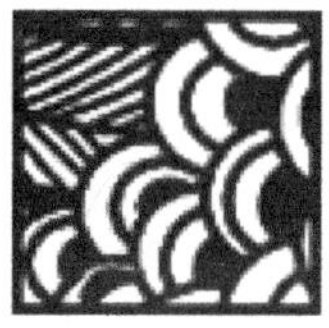

B) 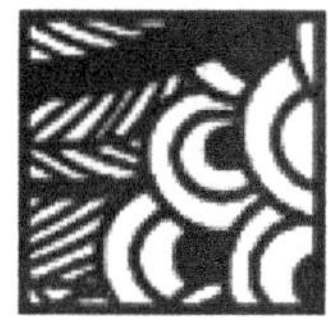

C) 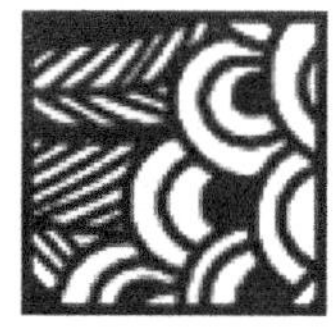

D) 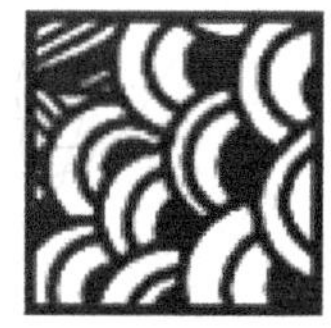

E) 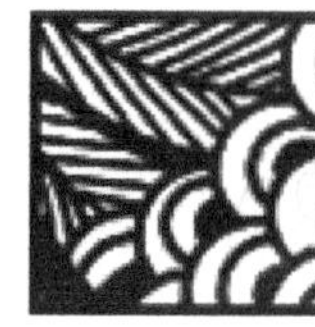

89) A) B) C) D) E)

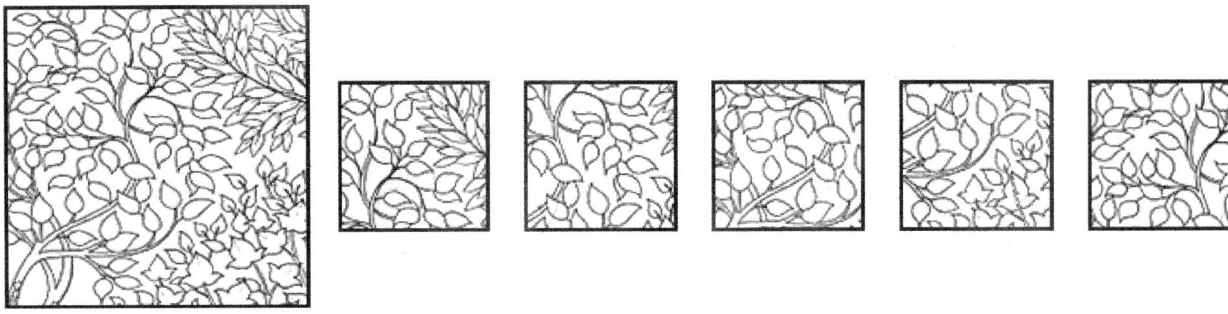

90) A) B) C) D) E)

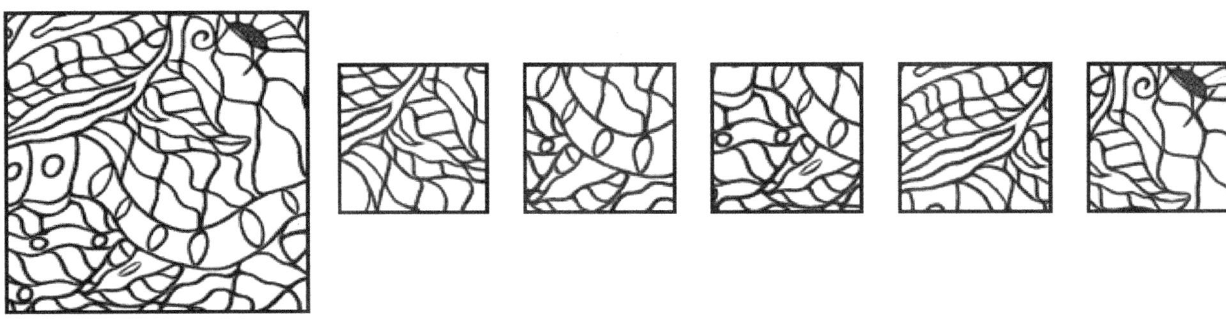

91) A) B) C) D) E)

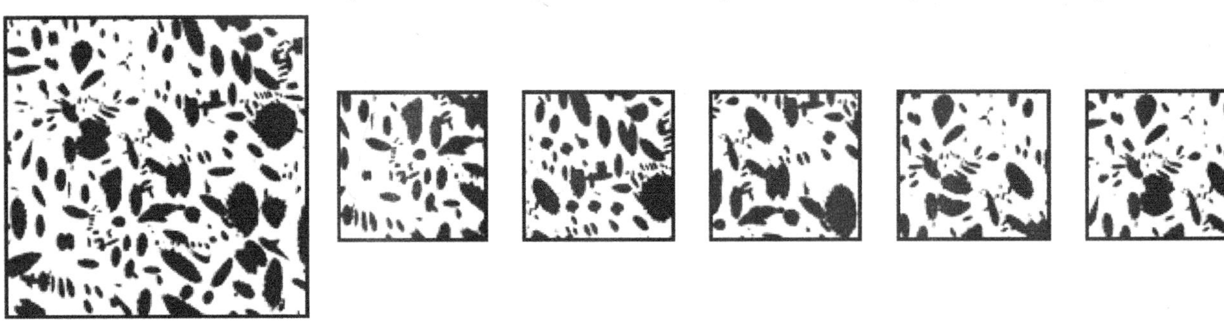

92) A) B) C) D) E)

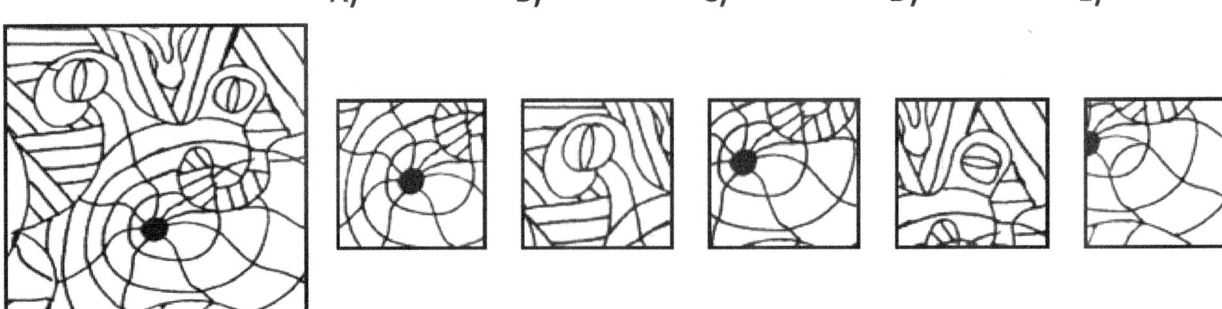

93)

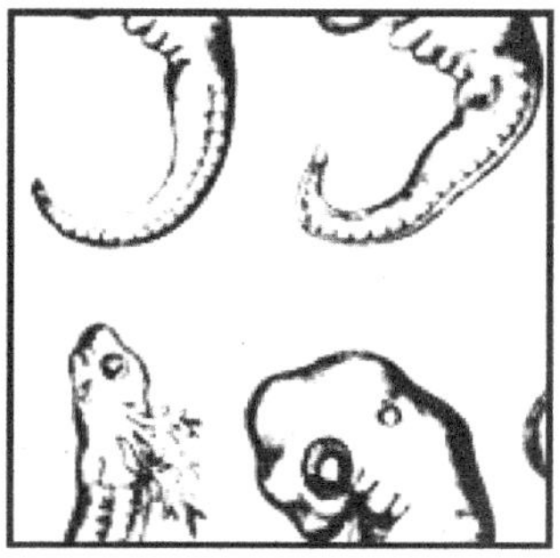

A)

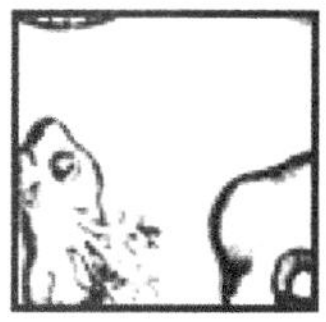

B)

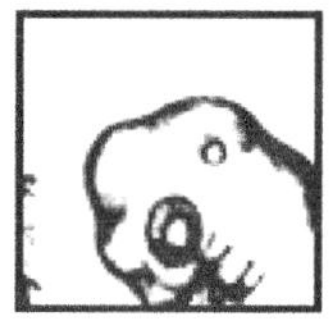

C)

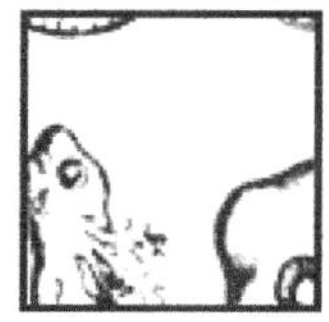

D)

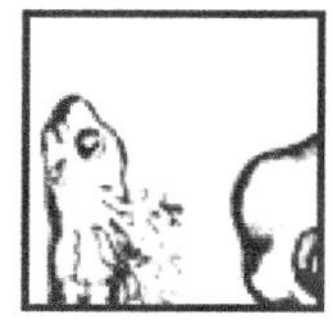

E)

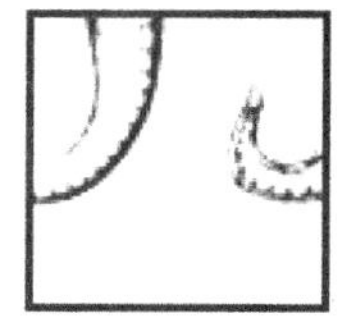

94)

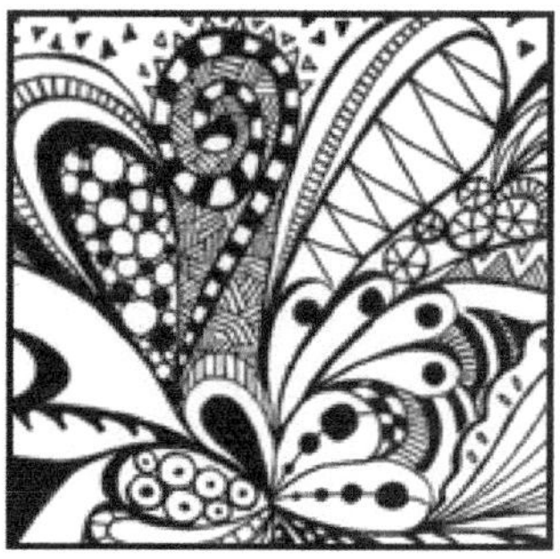

A)

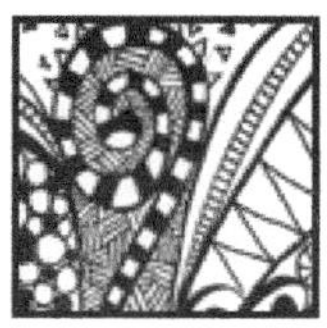

B)

C)

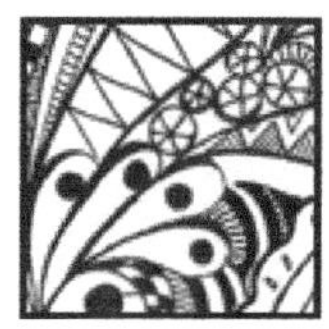

D)

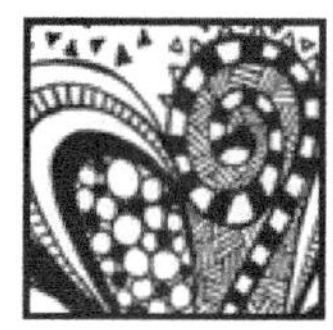

E)

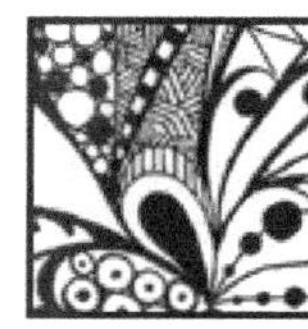

95)

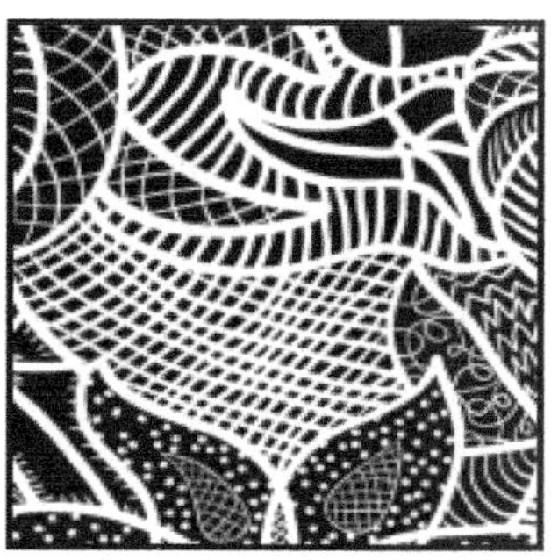

A)

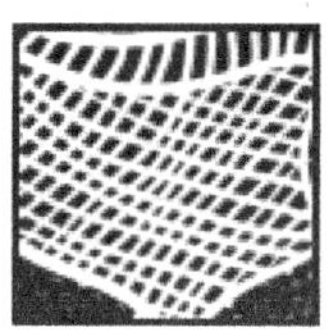

B)

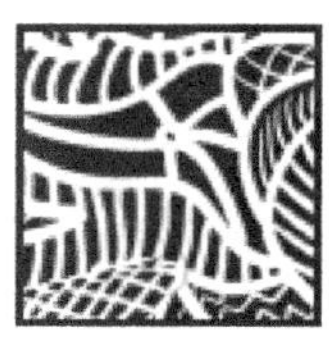

C)

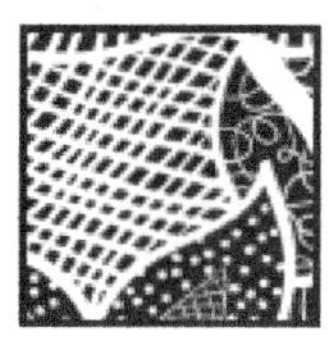

D)

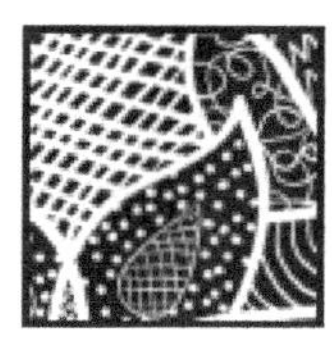

E)

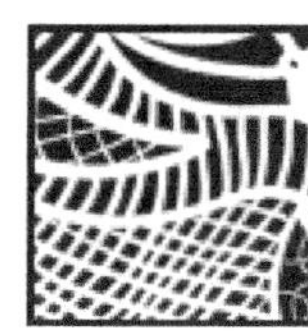

96)

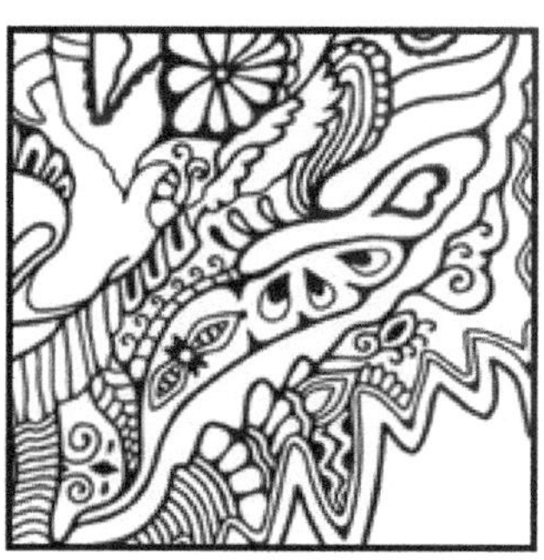

A)

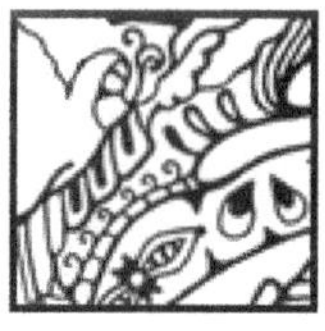

B)

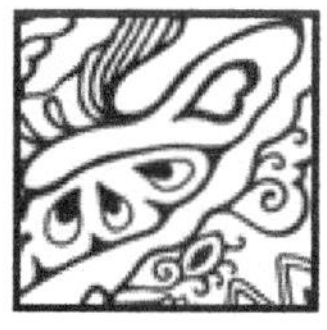

C)

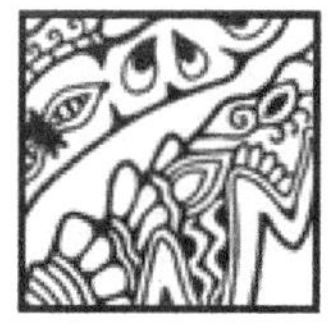

D)

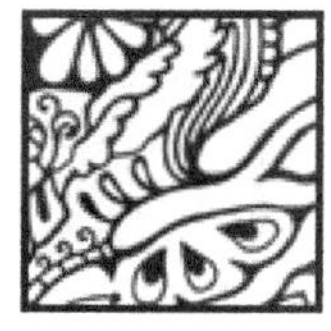

E)

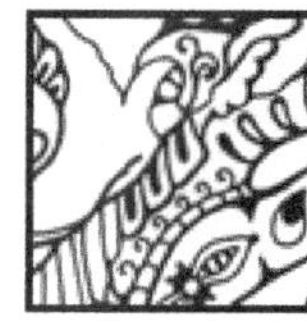

STOP Nicht weiterblättern.

Serie 5 — Bearbeitungszeit: 22 Minuten

97) A) B) C) D) E)

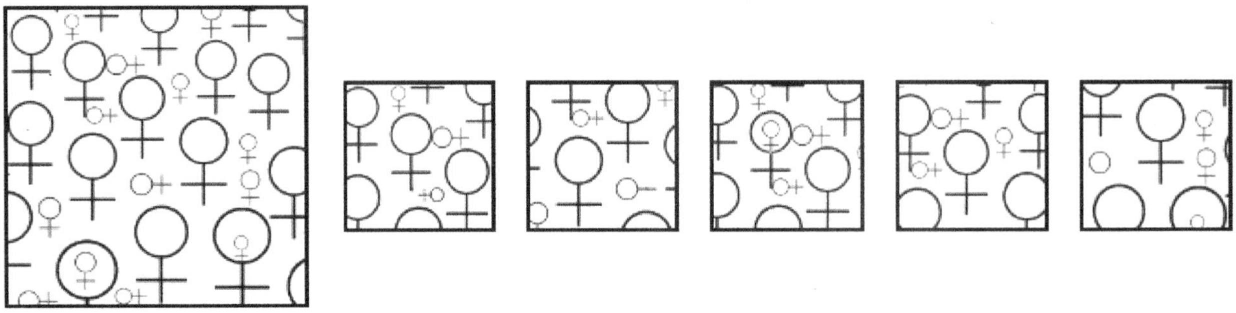

98) A) B) C) D) E)

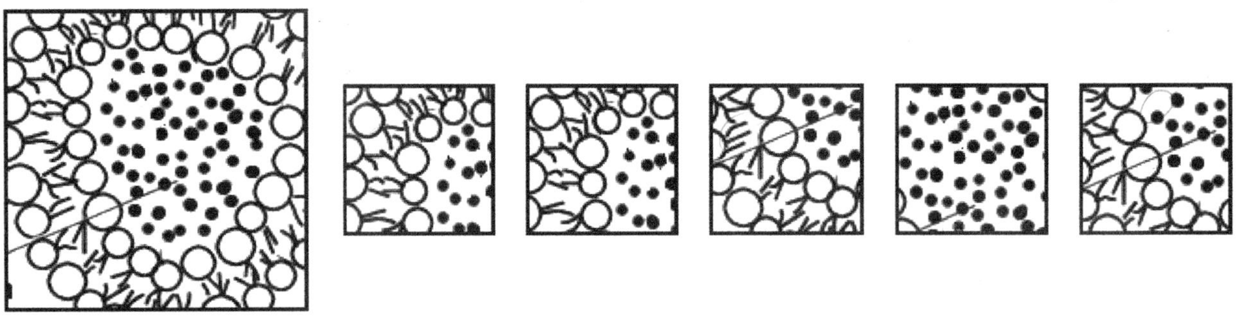

99) A) B) C) D) E)

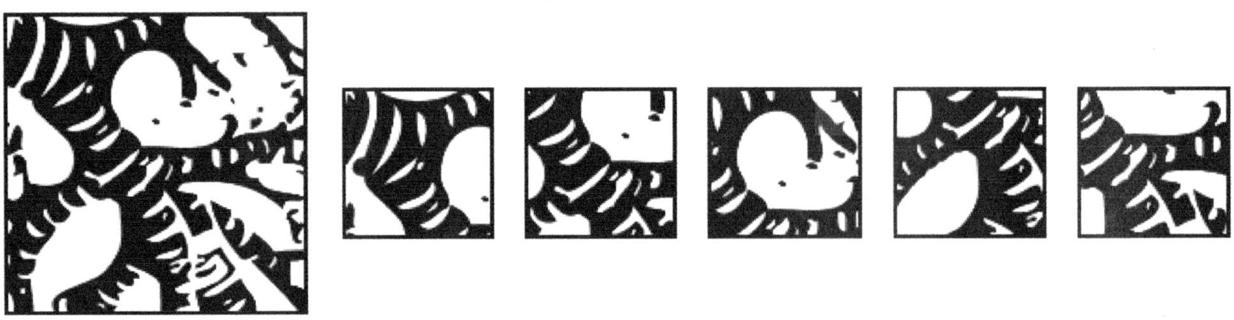

100) A) B) C) D) E)

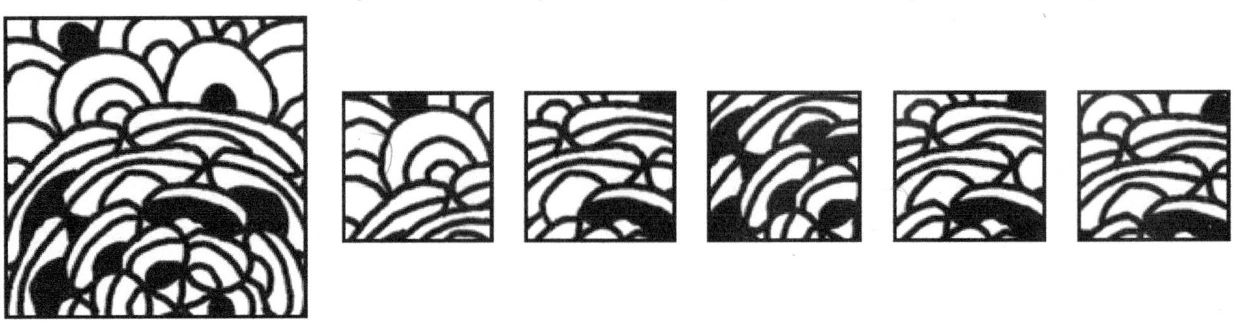

101)

A) B) C) D) E)

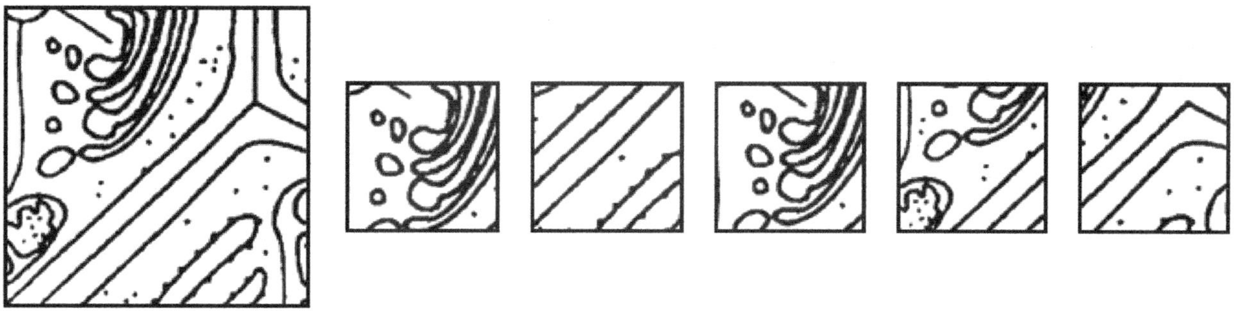

102)

A) B) C) D) E)

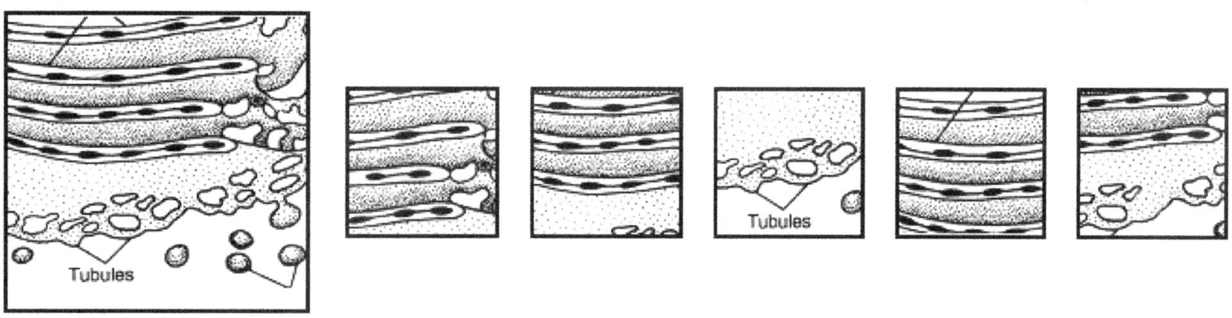

103)

A) B) C) D) E)

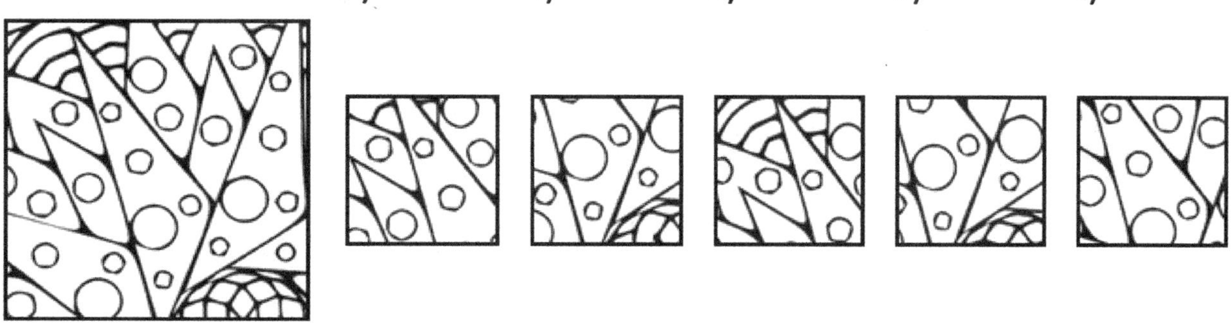

104)

A) B) C) D) E)

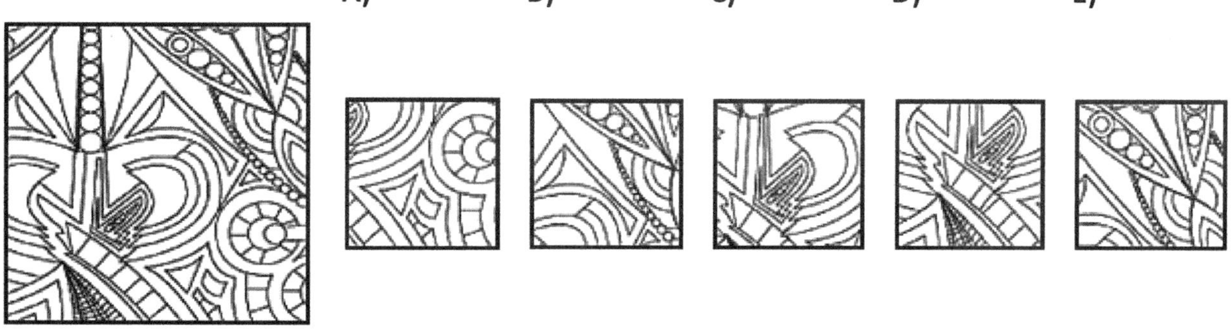

105)

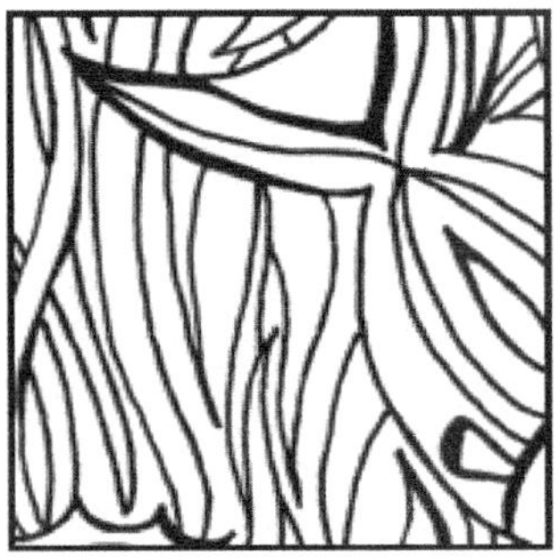

A)

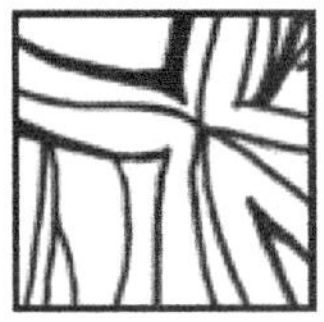

B)

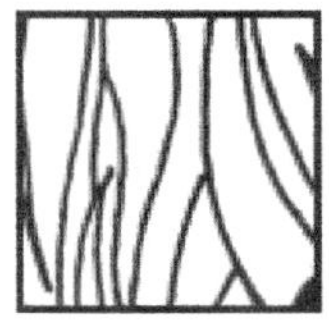

C)

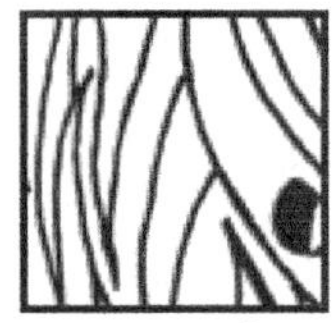

D)

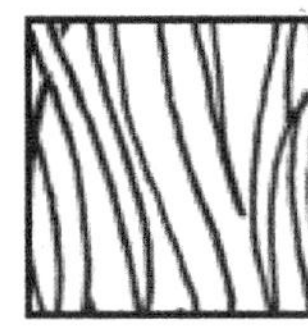

E)

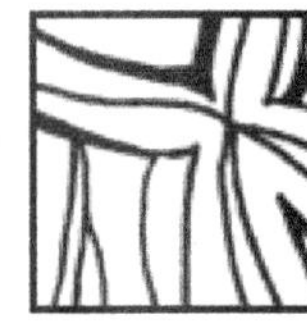

106)

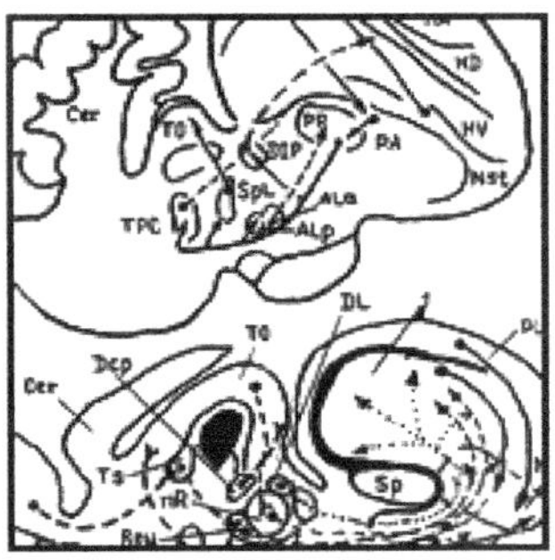

A)

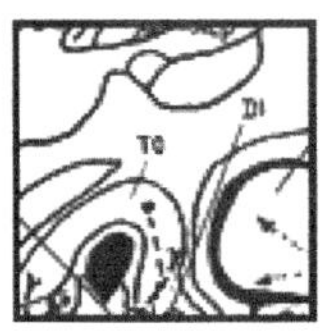

B)

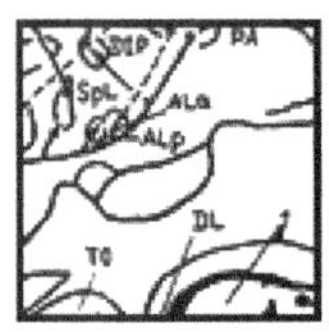

C)

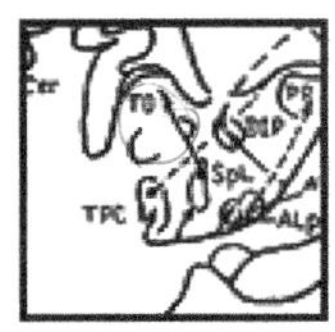

D)

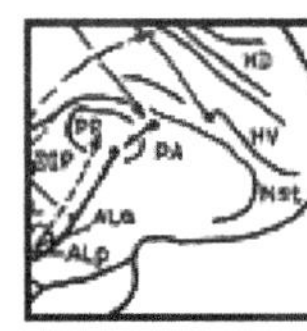

E)

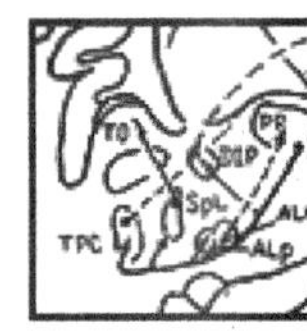

107)

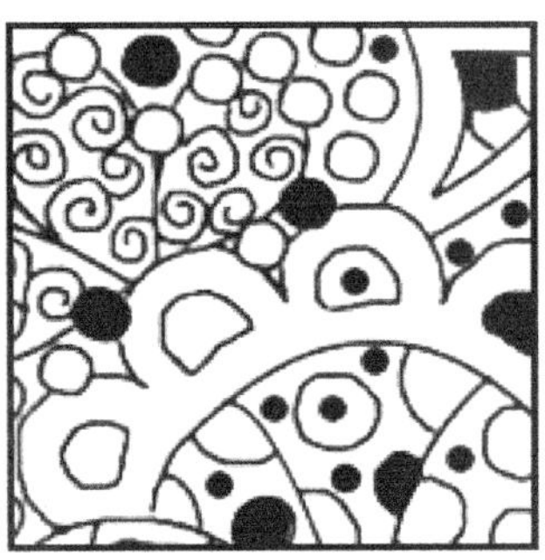

A)

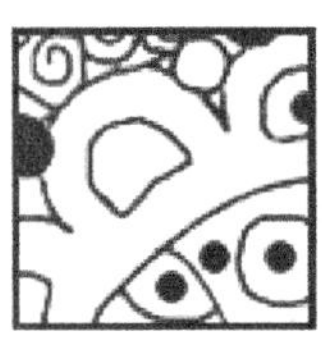

B)

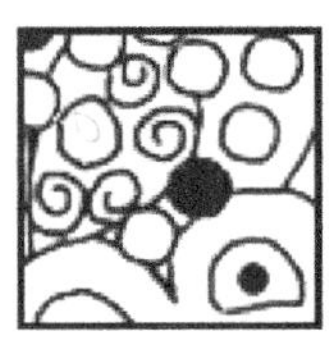

C)

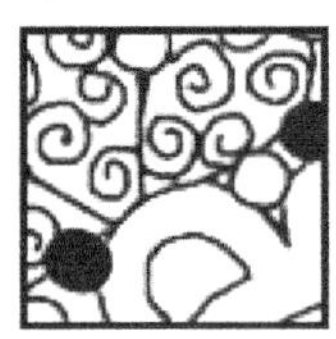

D)

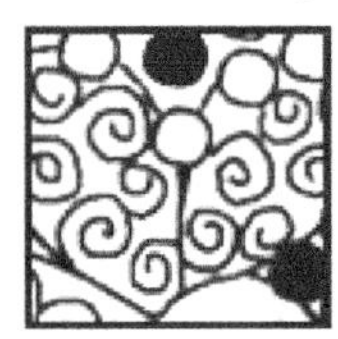

E)

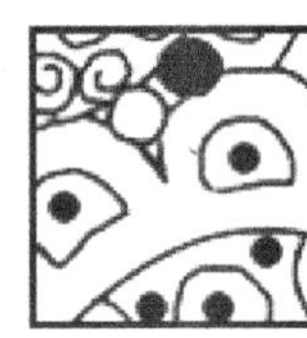

108)

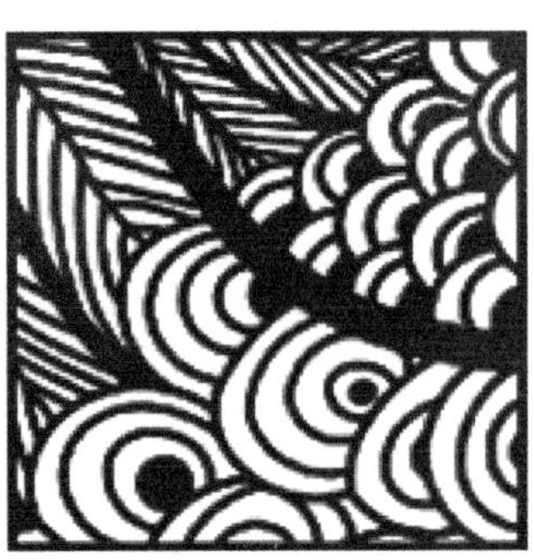

A)

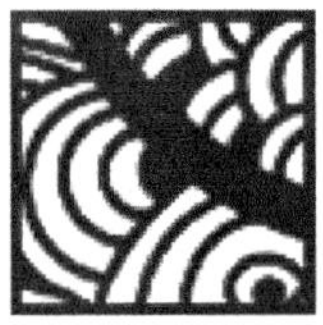

B)

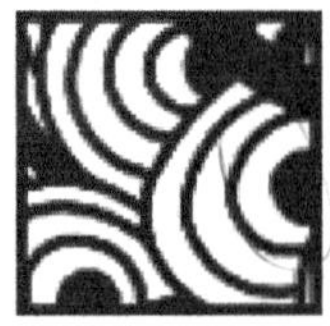

C)

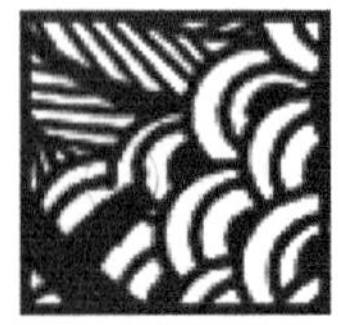

D)

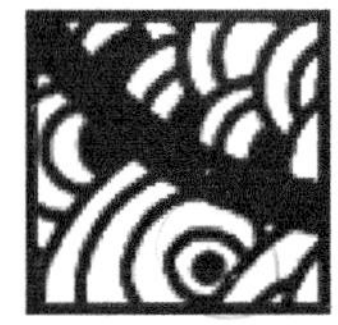

E)

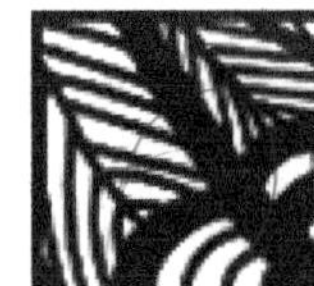

109)

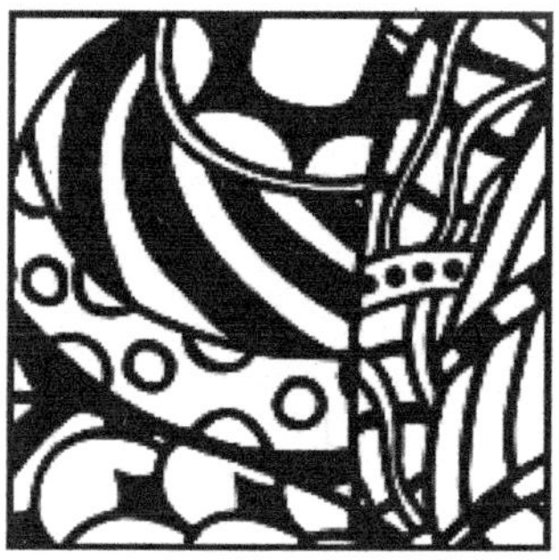

A)

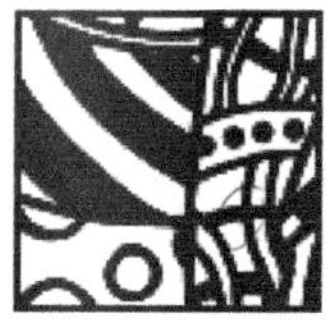

B)

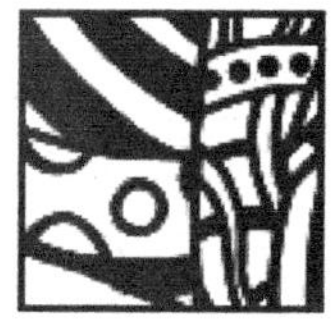

C)

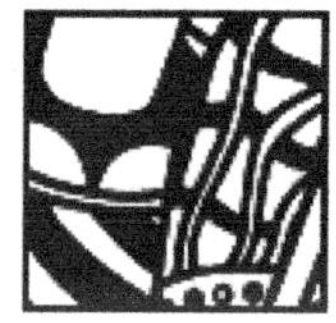

D)

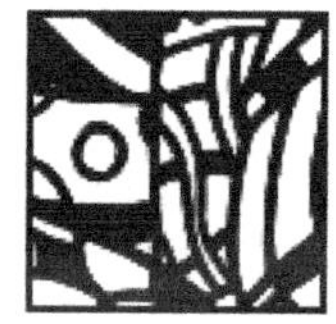

E)

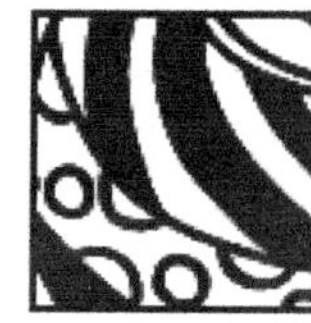

110)

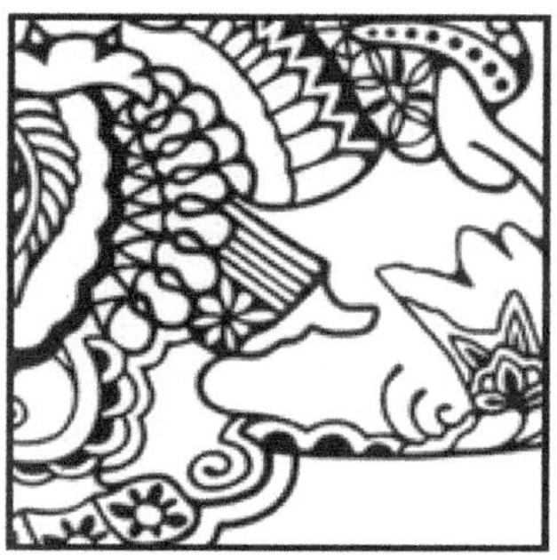

A)

B)

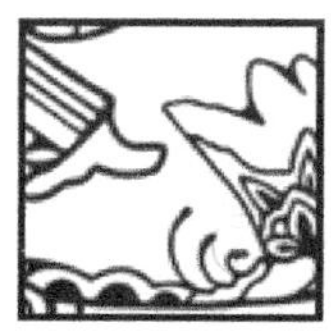

C)

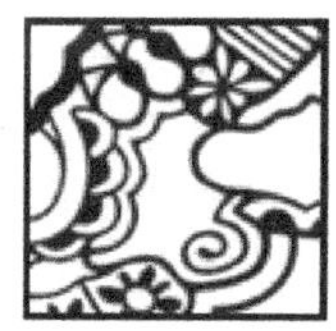

D)

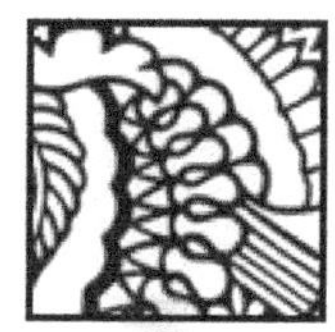

E)

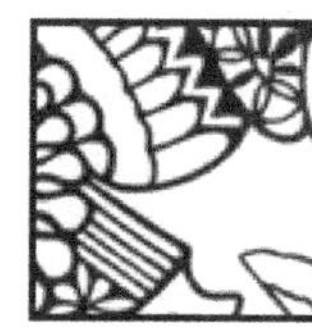

111)

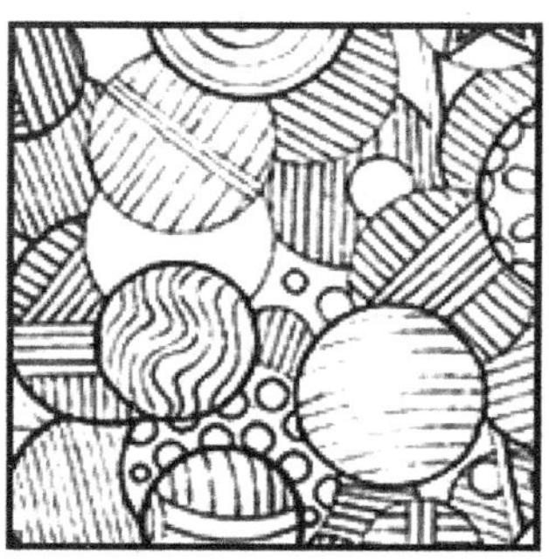

A)

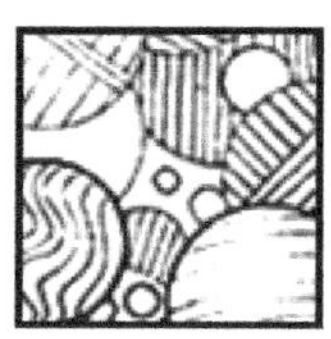

B)

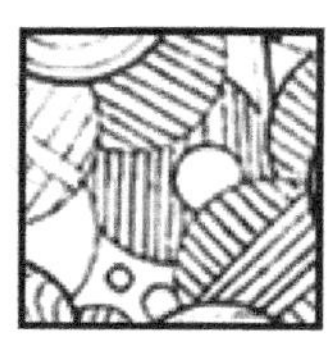

C)

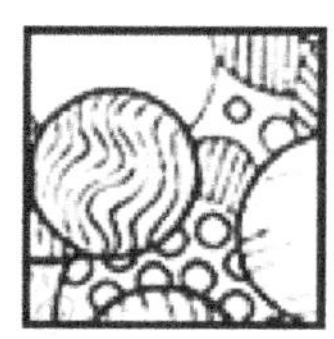

D)

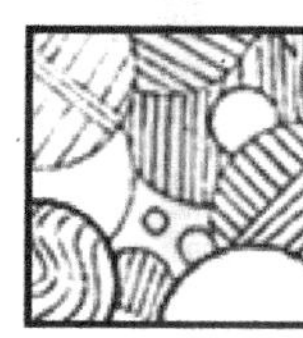

E)

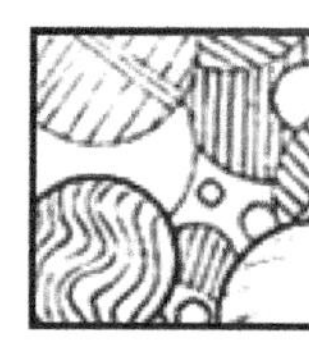

112)

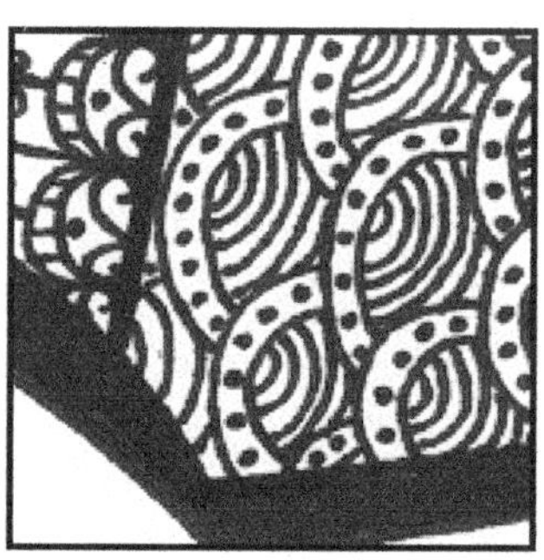

A)

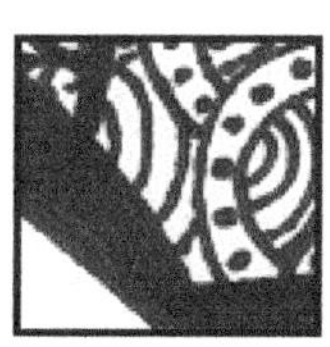

B)

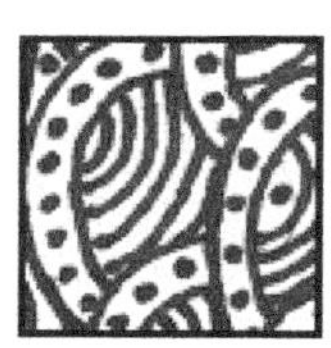

C)

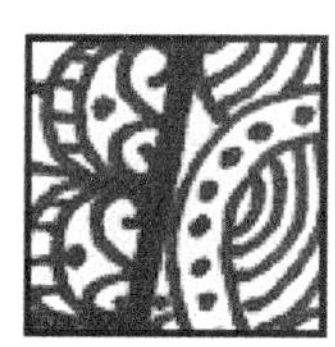

D)

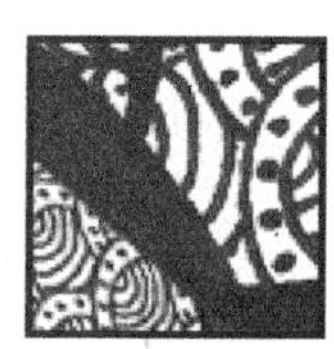

E)

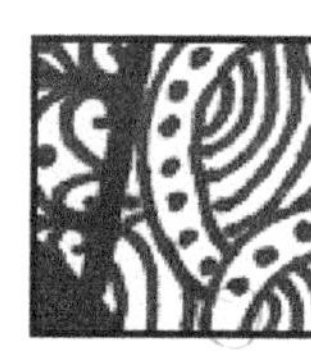

113)

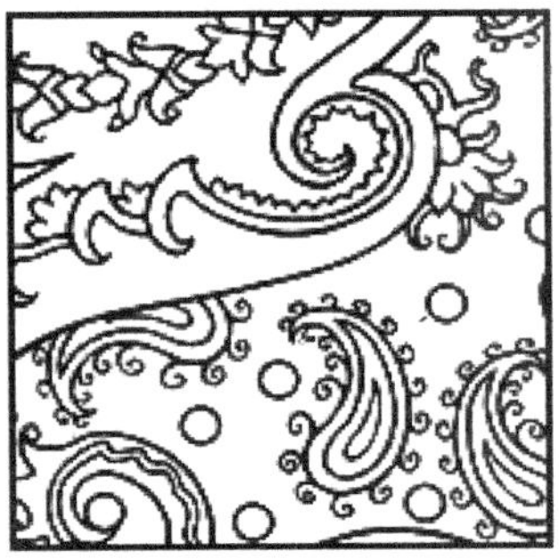

A)

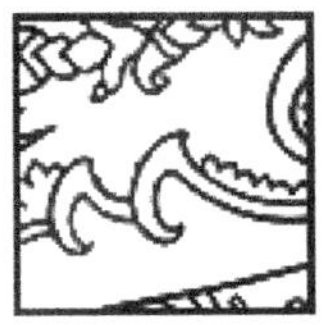

B)

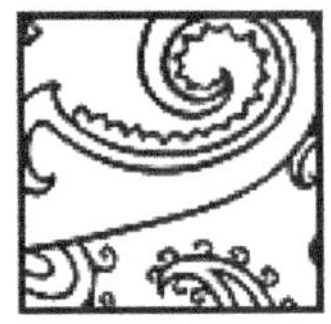

C)

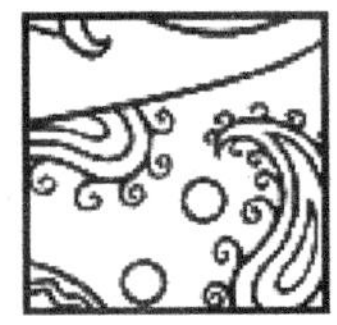

D)

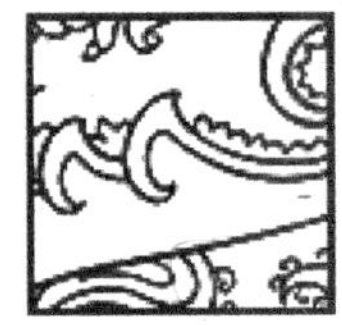

E)

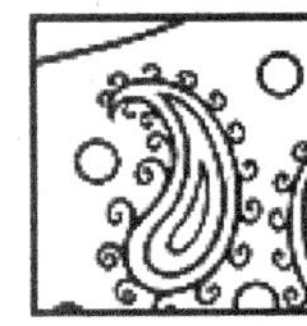

114)

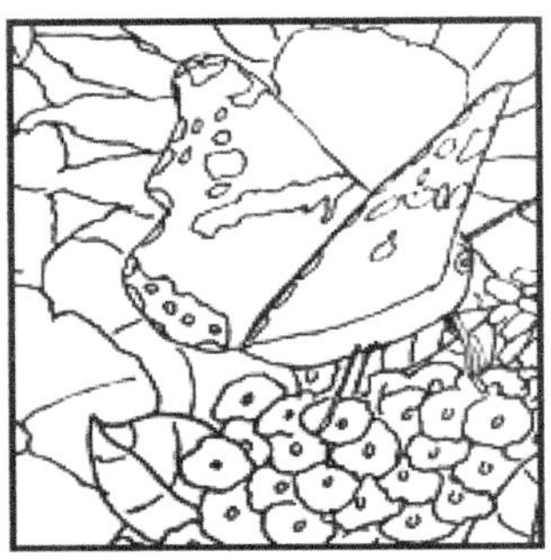

A)

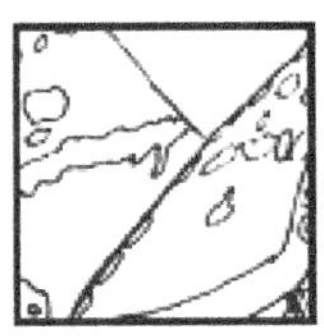

B)

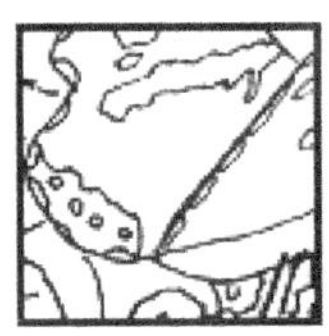

C)

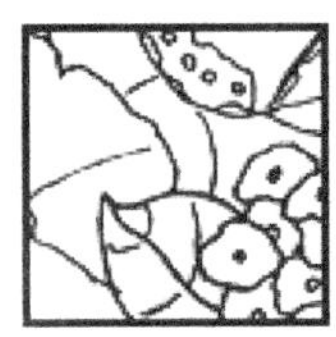

D)

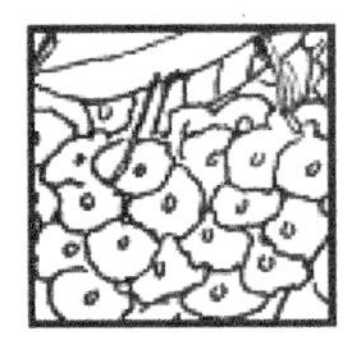

E)

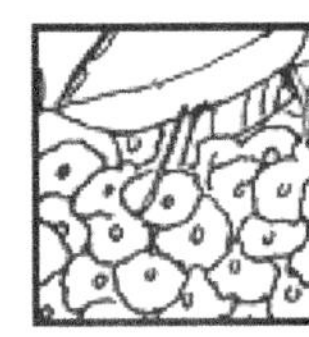

115)

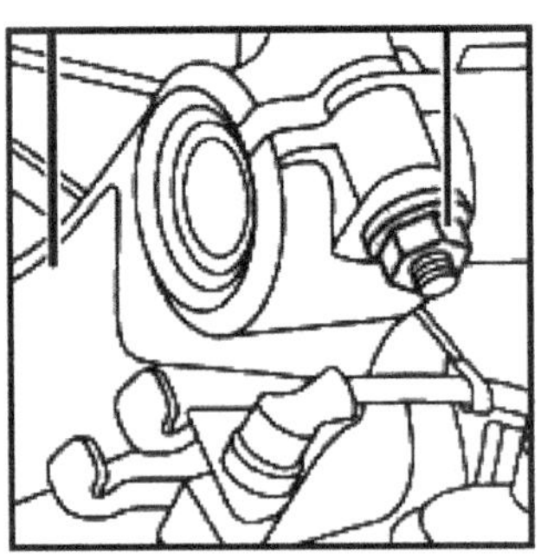

A)

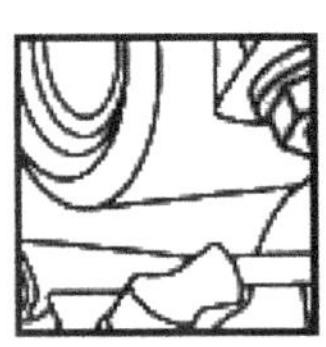

B)

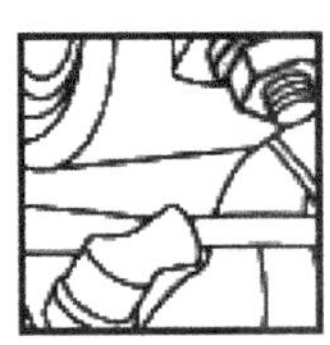

C)

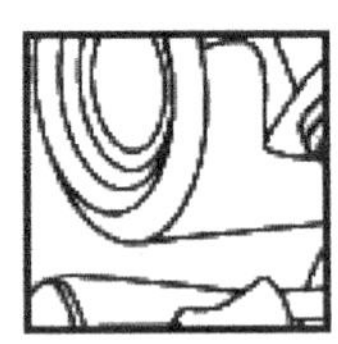

D)

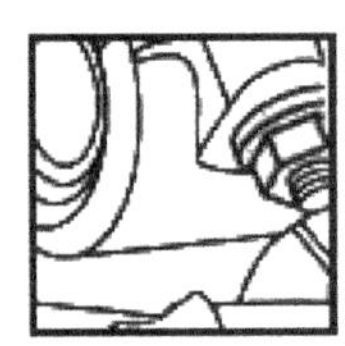

E)

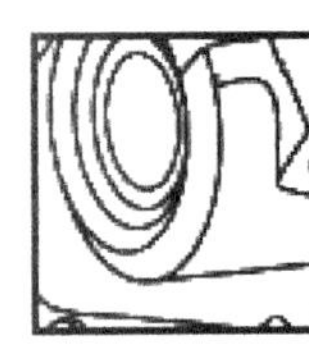

116)

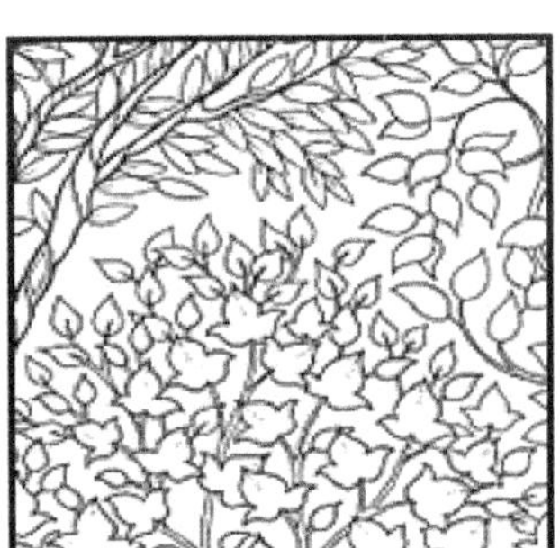

A)

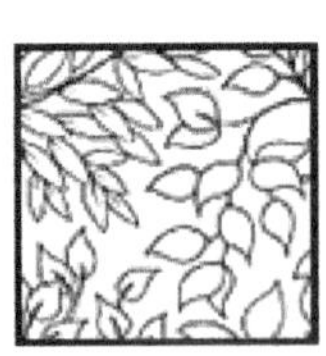

B)

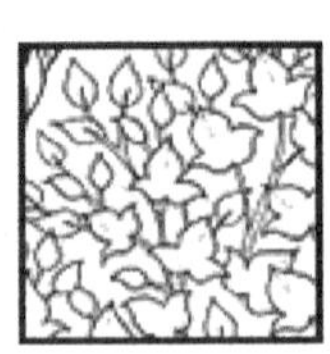

C)

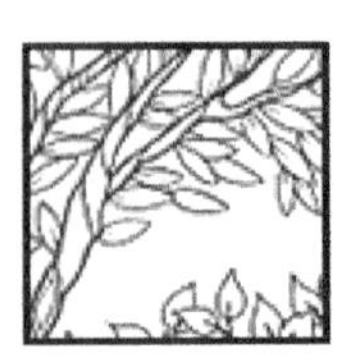

D)

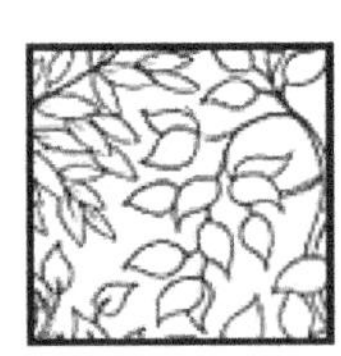

E)

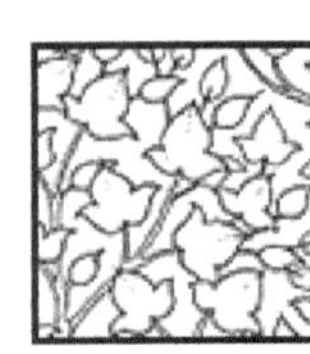

117) A) B) C) D) E)

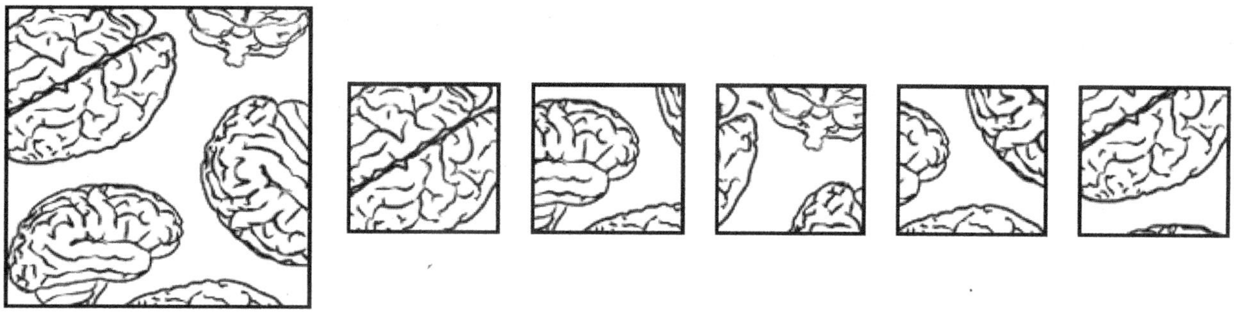

118) A) B) C) D) E)

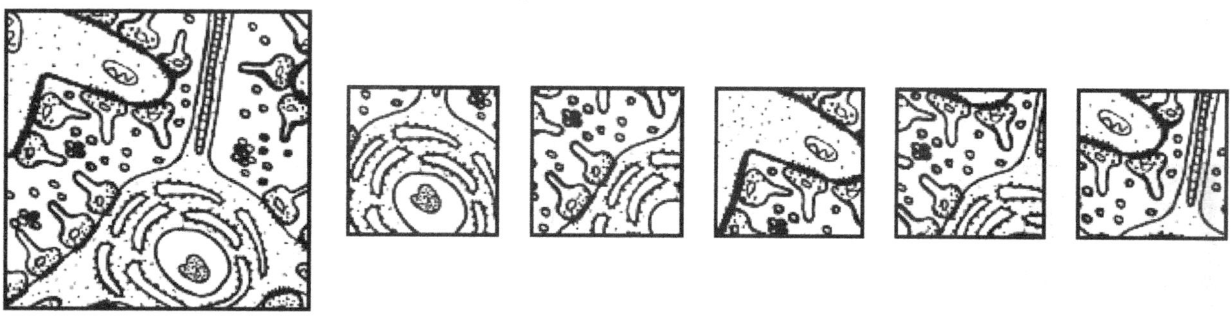

119) A) B) C) D) E)

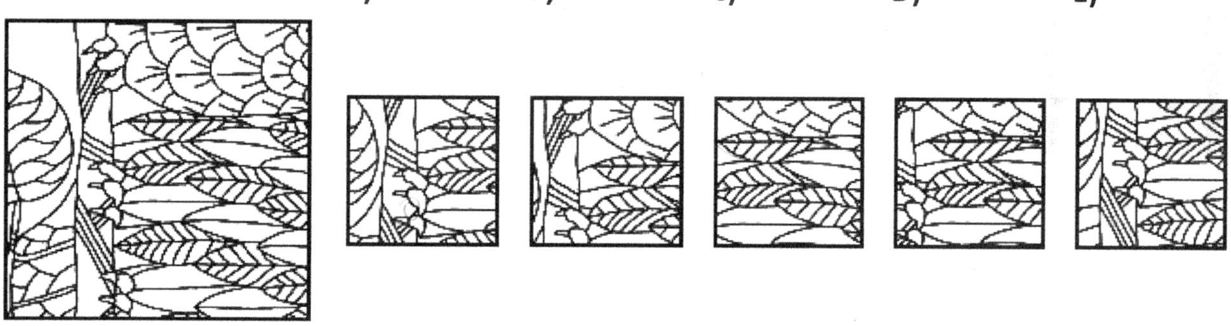

120) A) B) C) D) E)

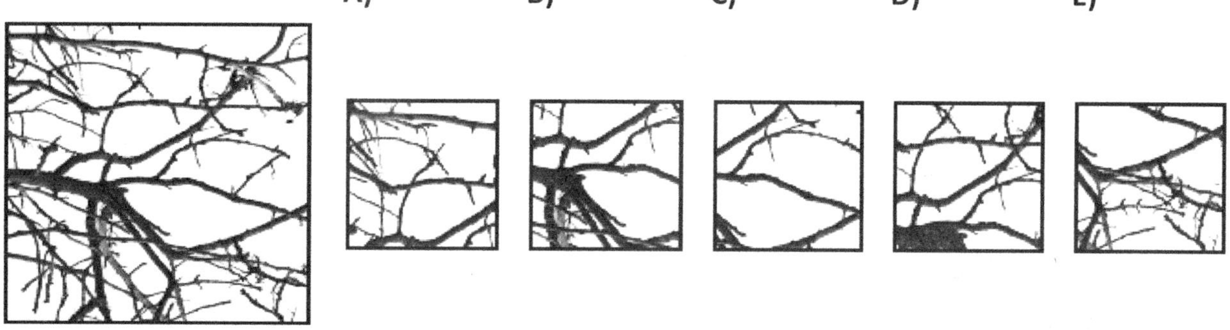

Serie 6 — Bearbeitungszeit: 22 Minuten

121)

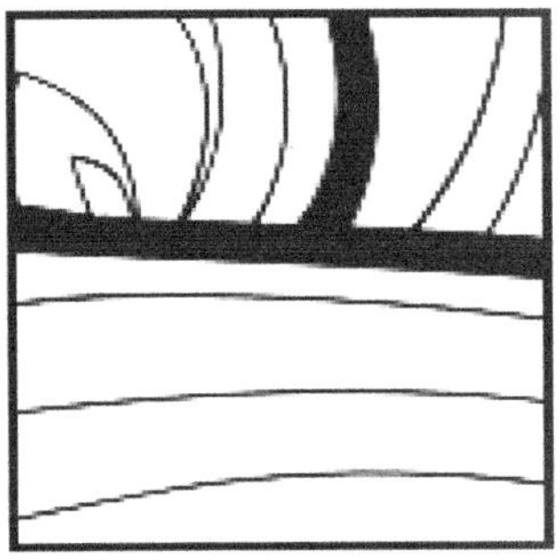

A)

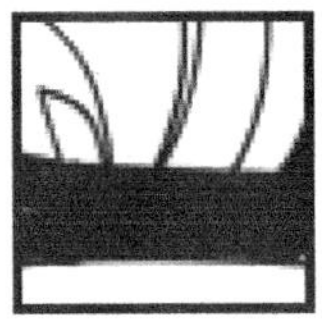

B)

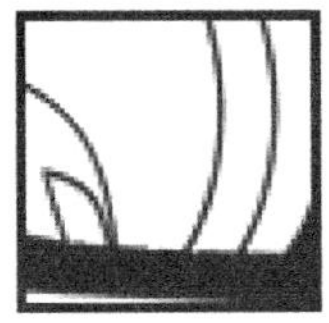

C)

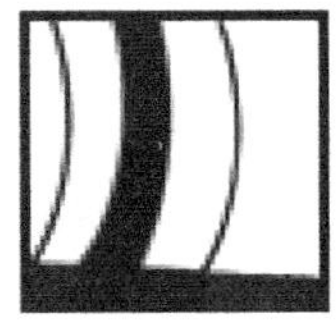

D)

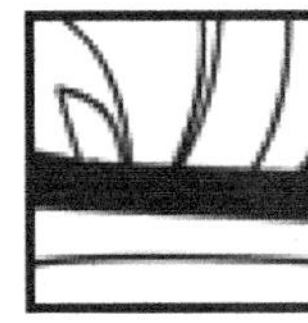

E)

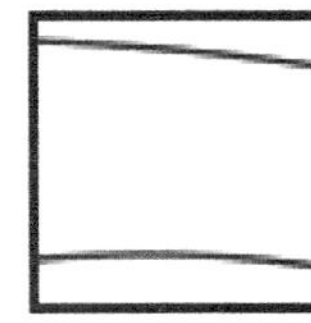

122)

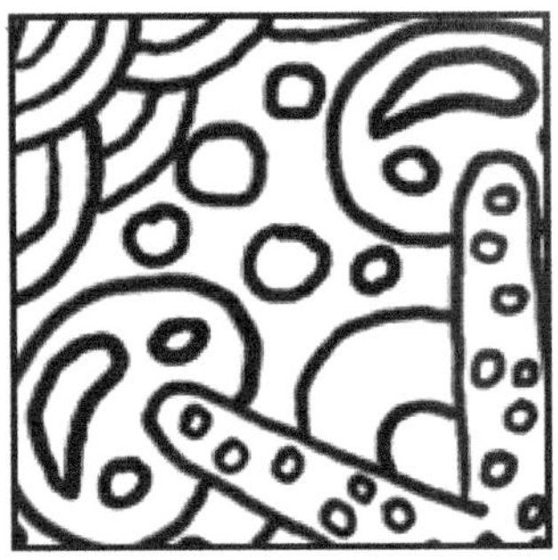

A)

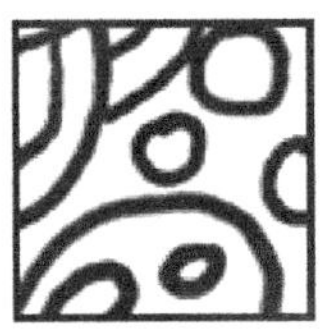

B)

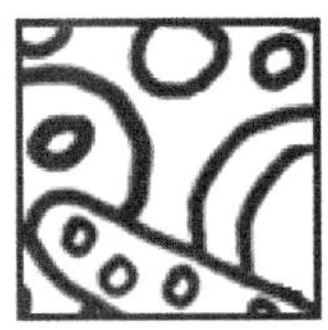

C)

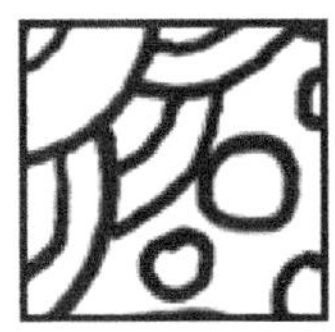

D)

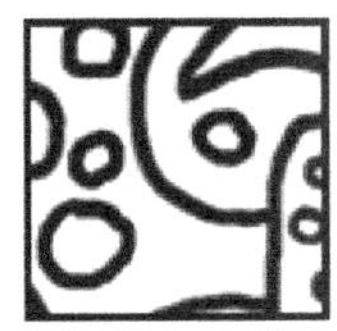

E)

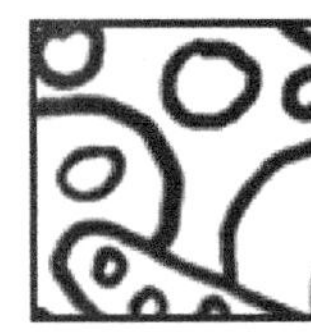

123)

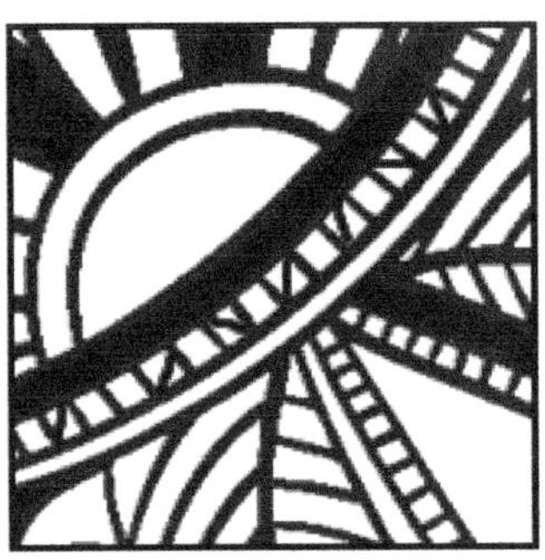

A)

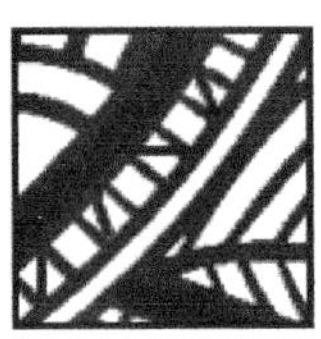

B)

C)

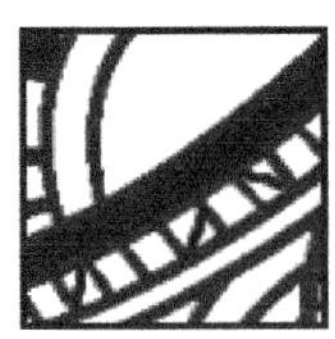

D)

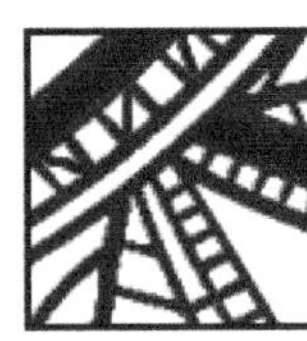

E)

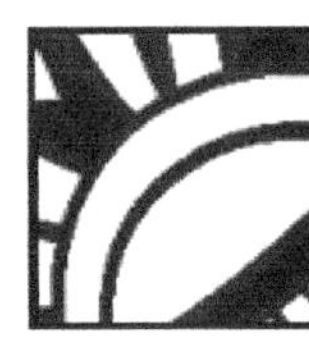

124)

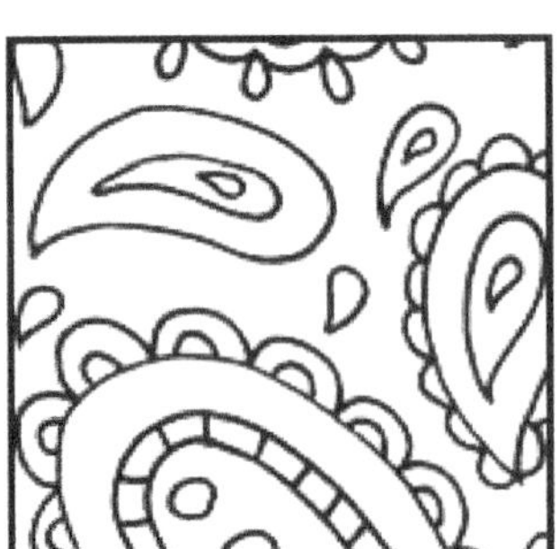

A)

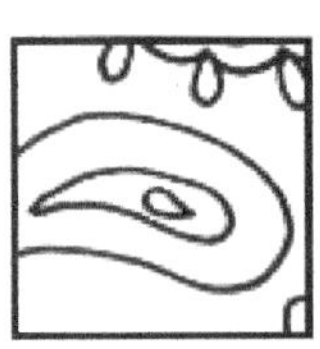

B)

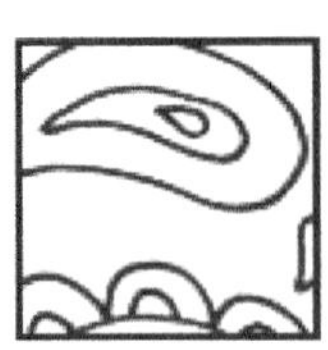

C)

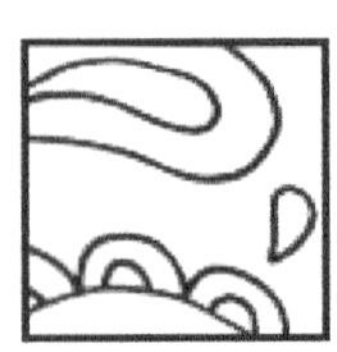

D)

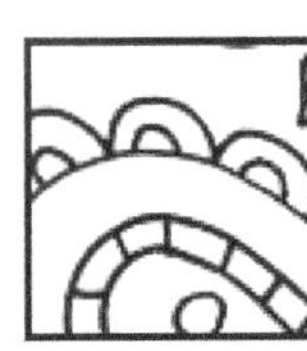

E)

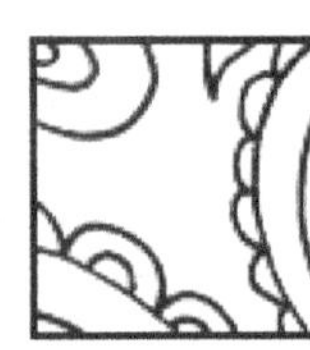

125)

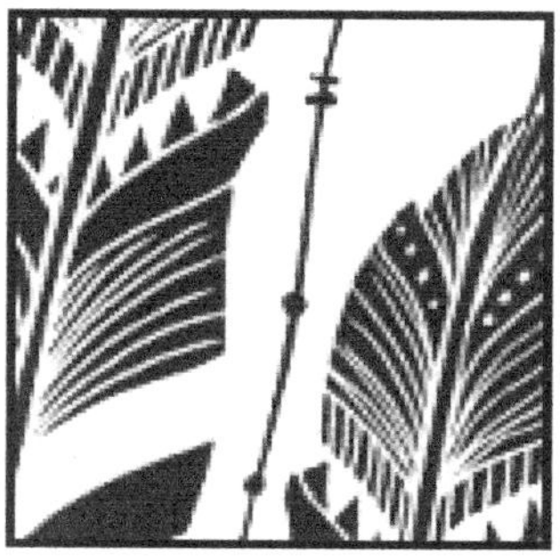

A)

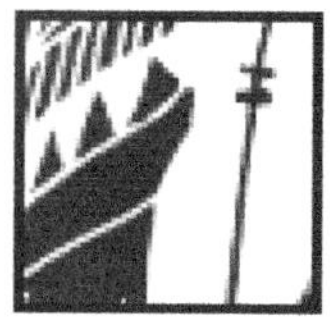

B)

C)

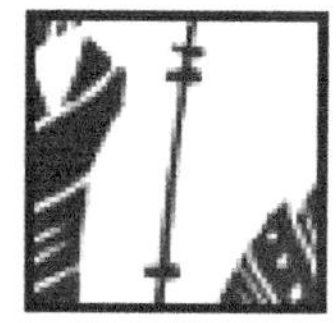

D)

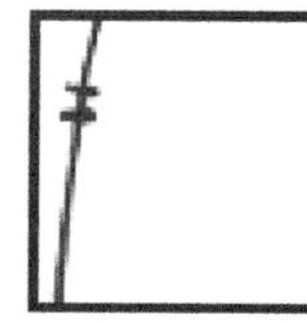

E)

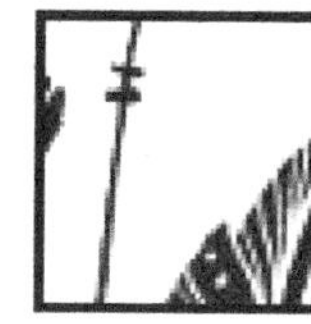

126)

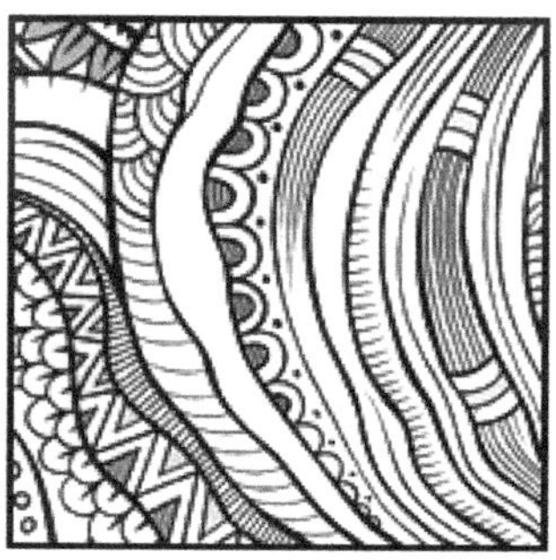

A)

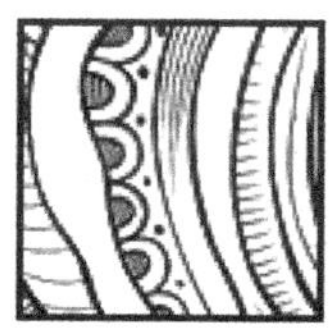

B)

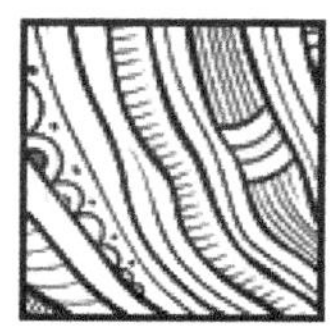

C)

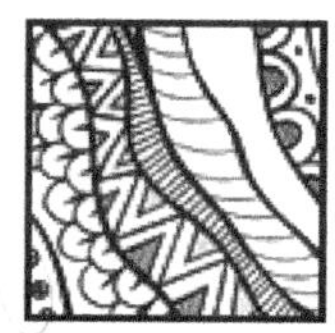

D)

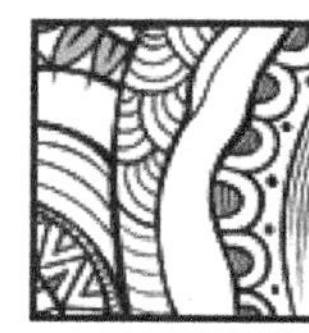

E)

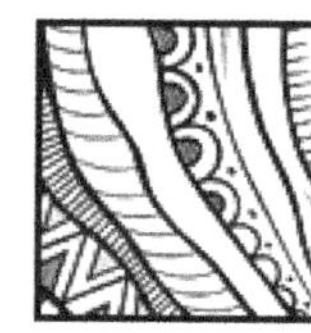

127)

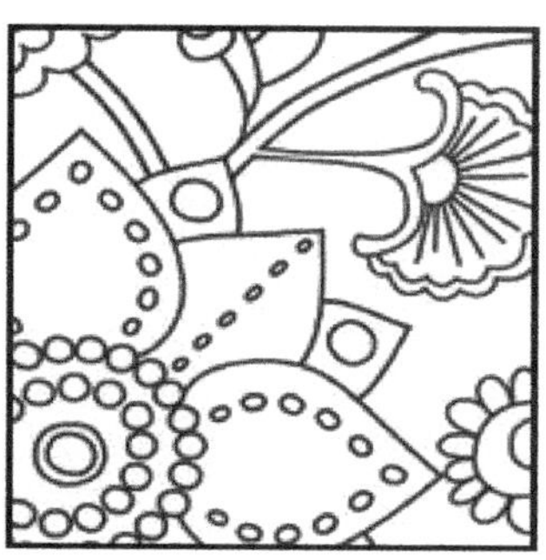

A)

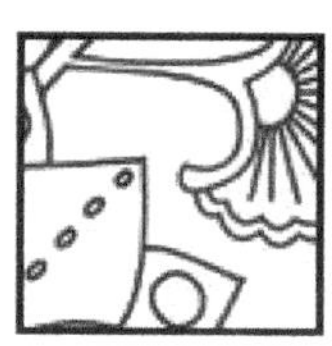

B)

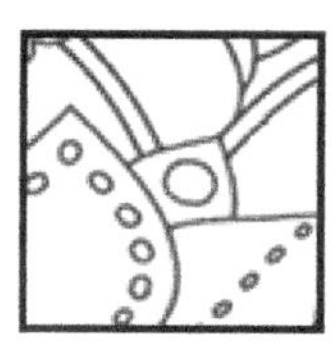

C)

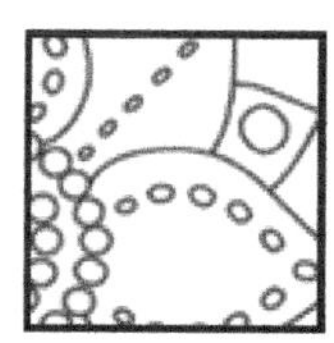

D)

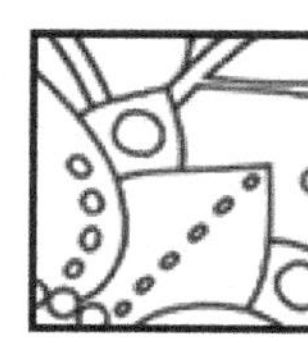

E)

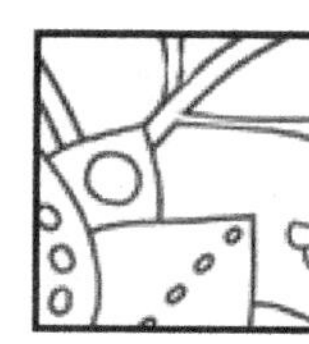

128)

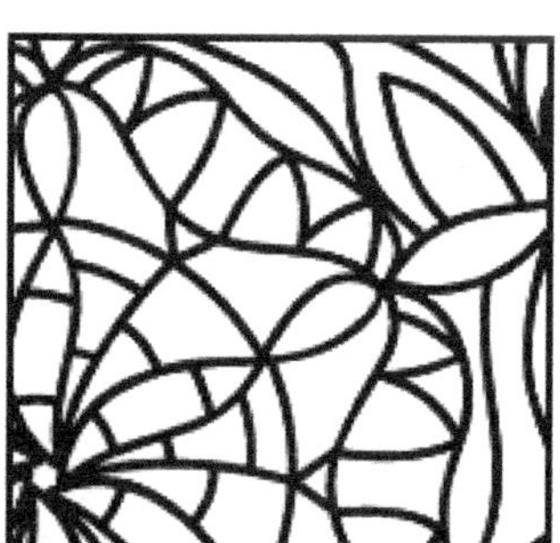

A)

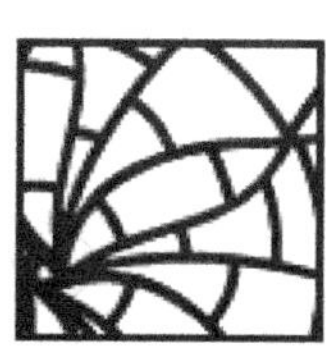

B)

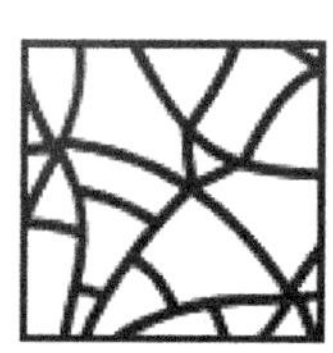

C)

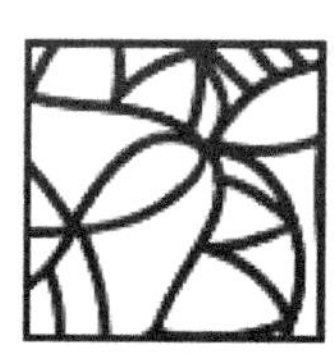

D)

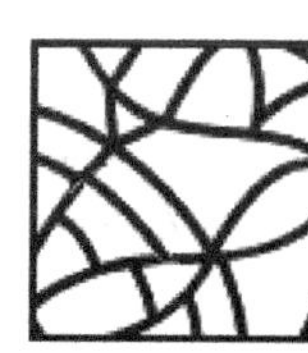

E)

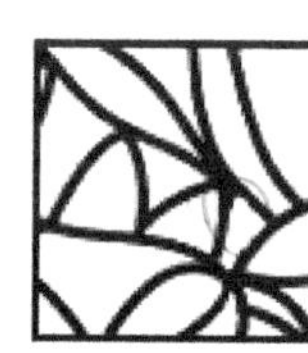

129)

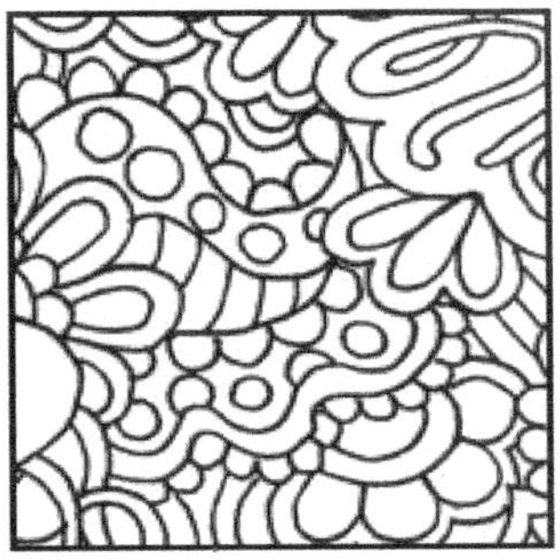

A)

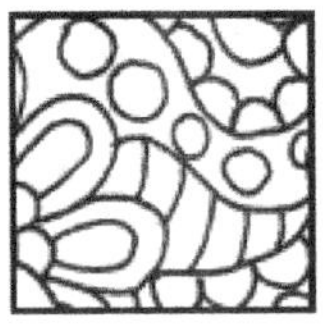

B)

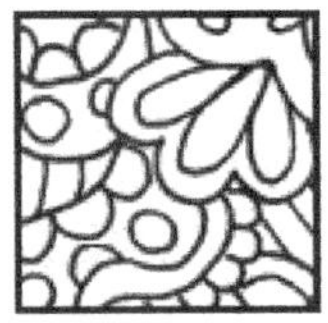

C)

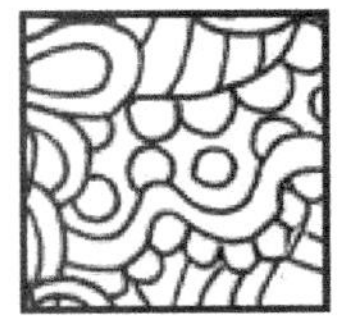

D)

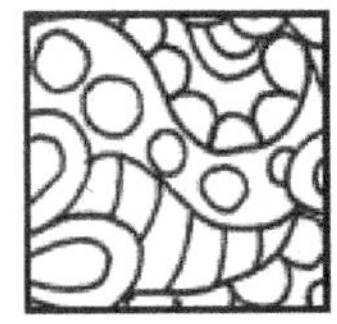

E)

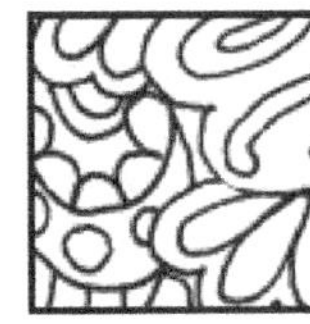

130)

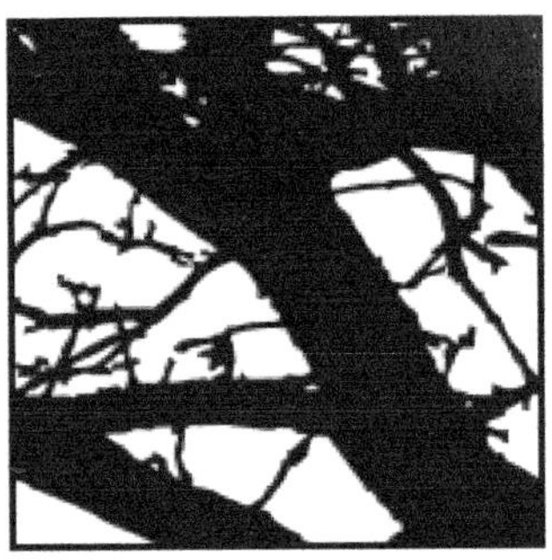

A)

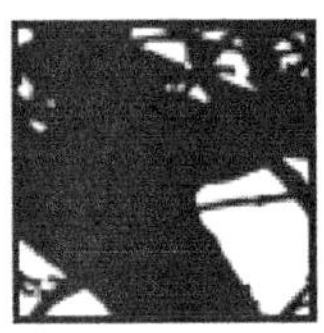

B)

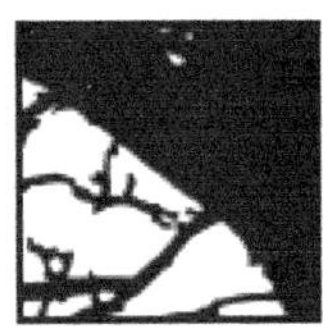

C)

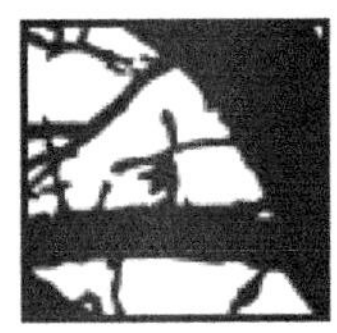

D)

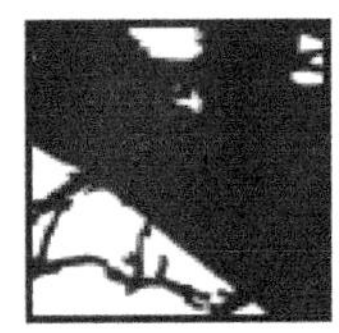

E)

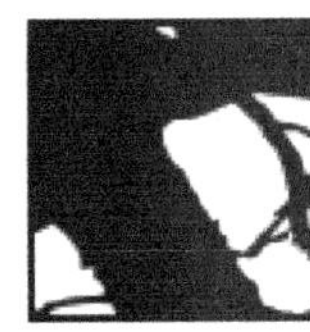

131)

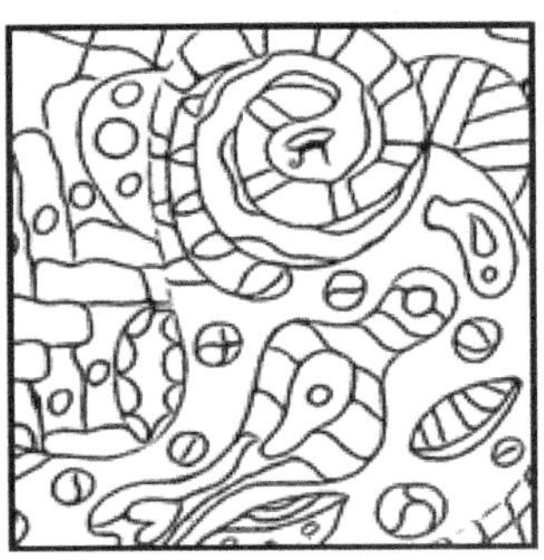

A)

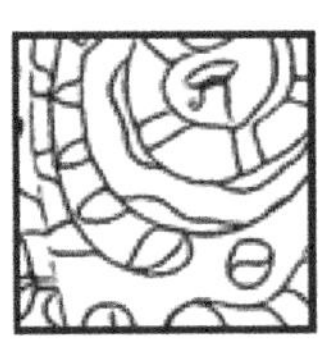

B)

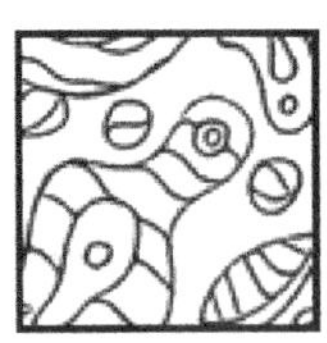

C)

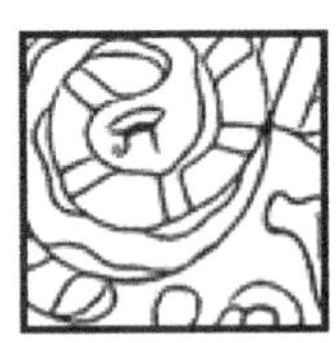

D)

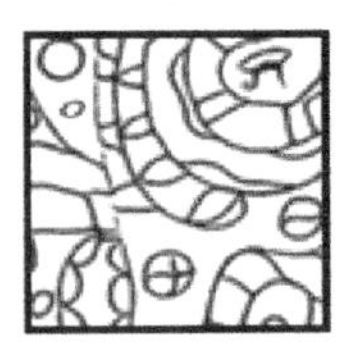

E)

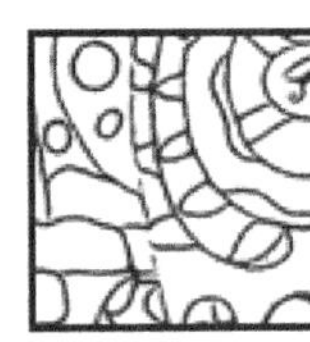

132)

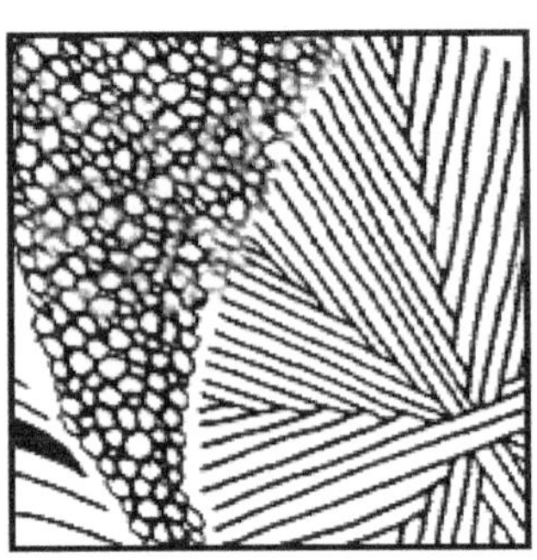

A)

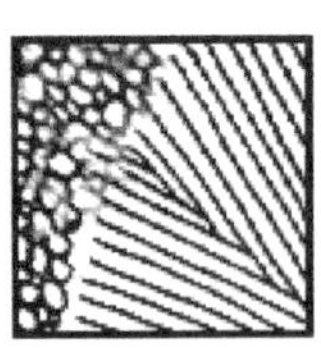

B)

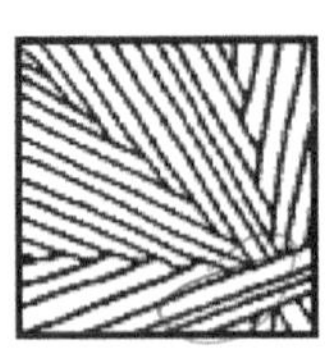

C)

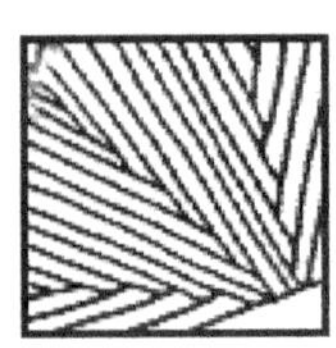

D)

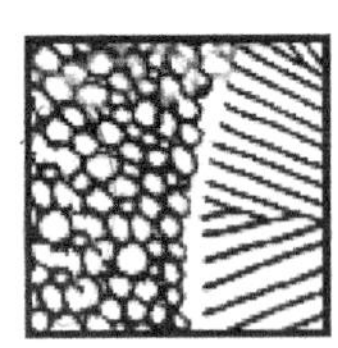

E)

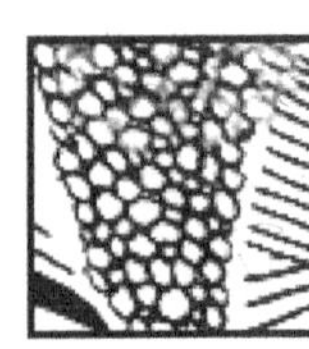

133)

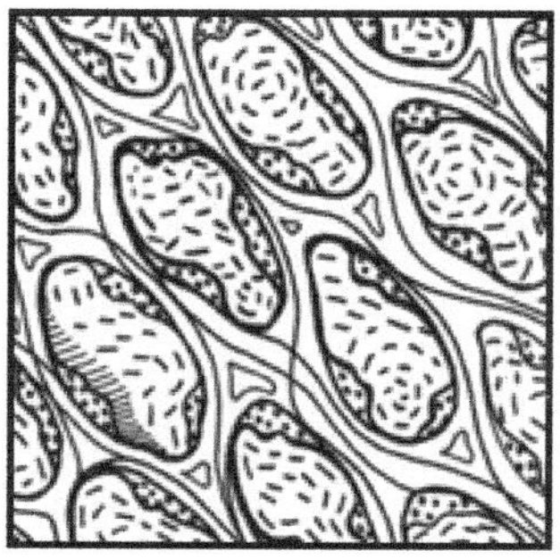

A)

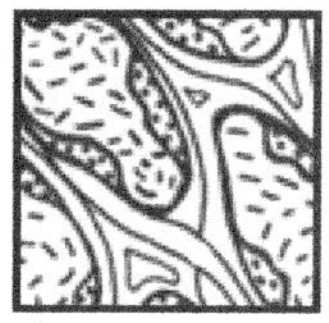

B)

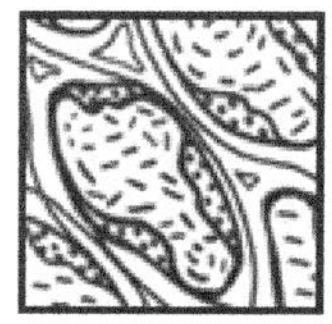

C)

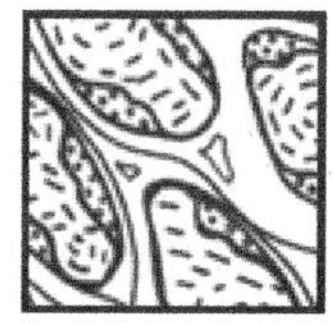

D)

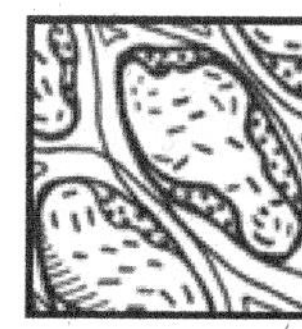

E)

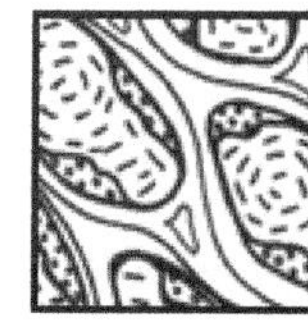

134)

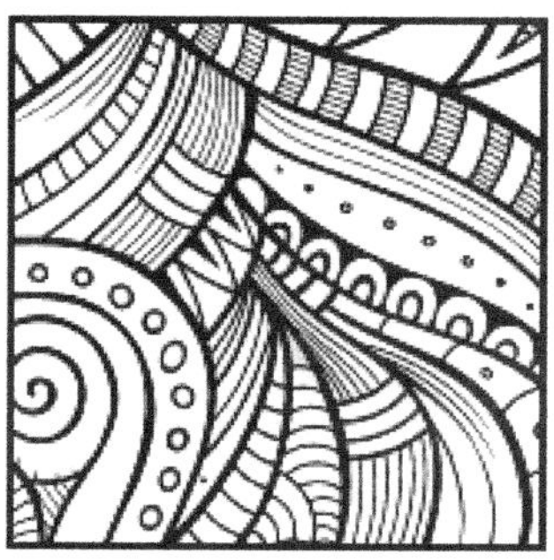

A)

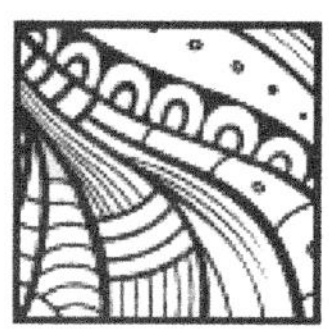

B)

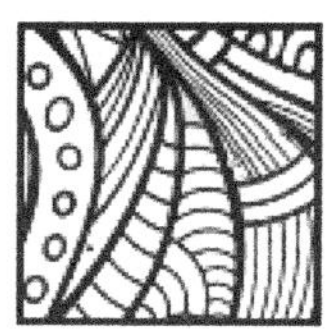

C)

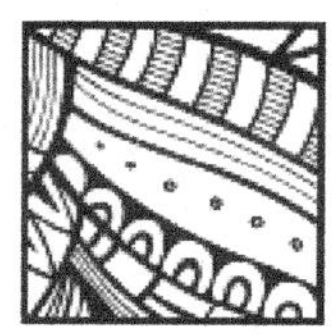

D)

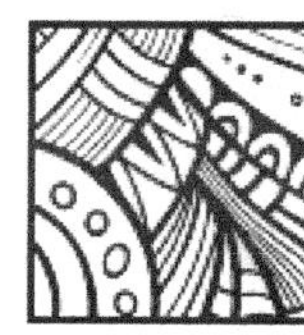

E)

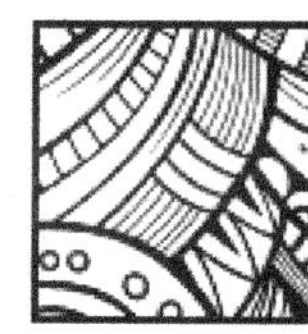

135)

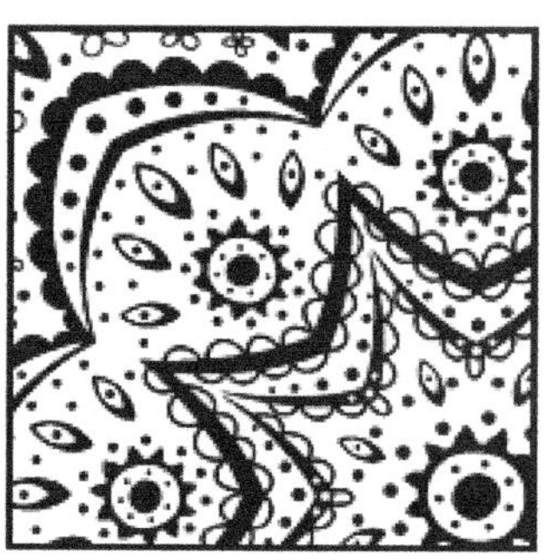

A)

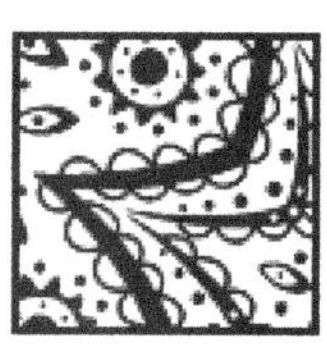

B)

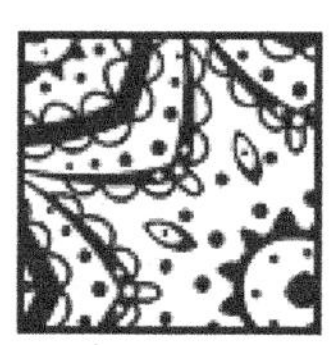

C)

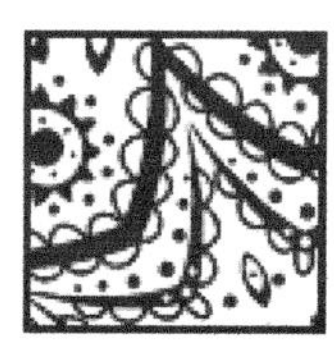

D)

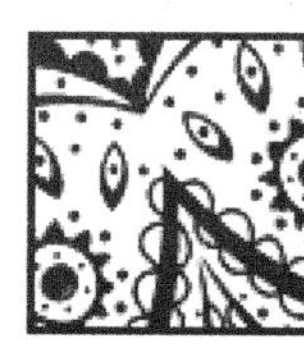

E)

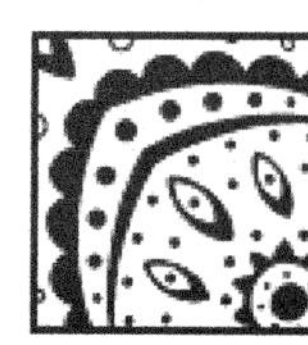

136)

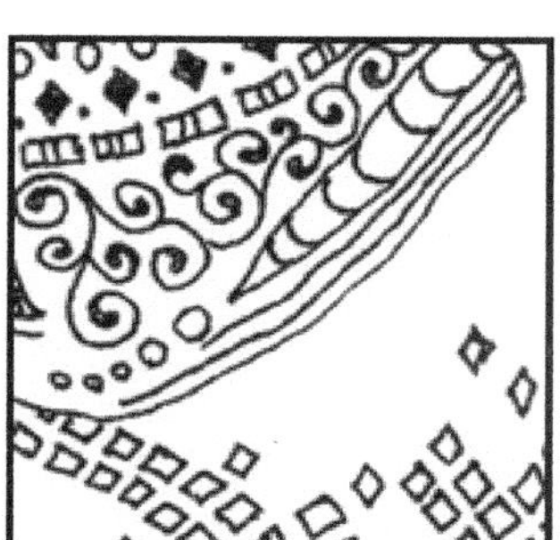

A)

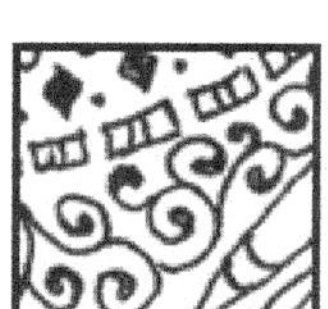

B)

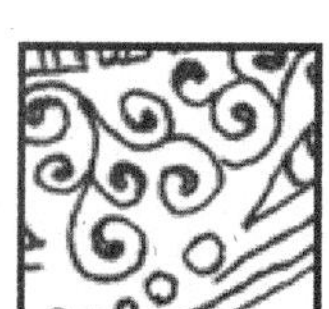

C)

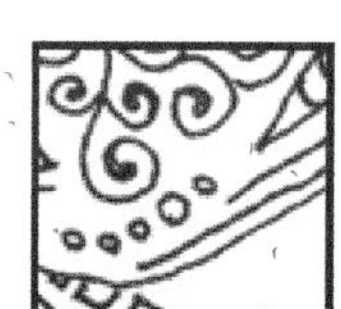

D)

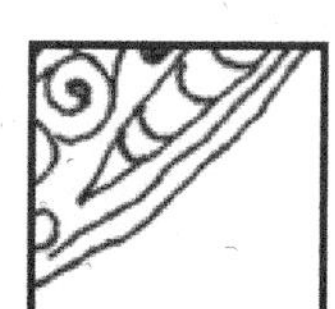

E)

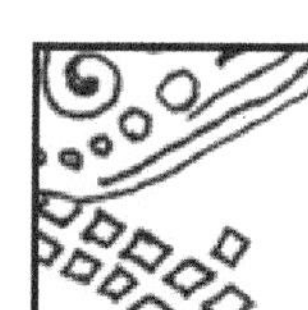

137) A) B) C) D) E)

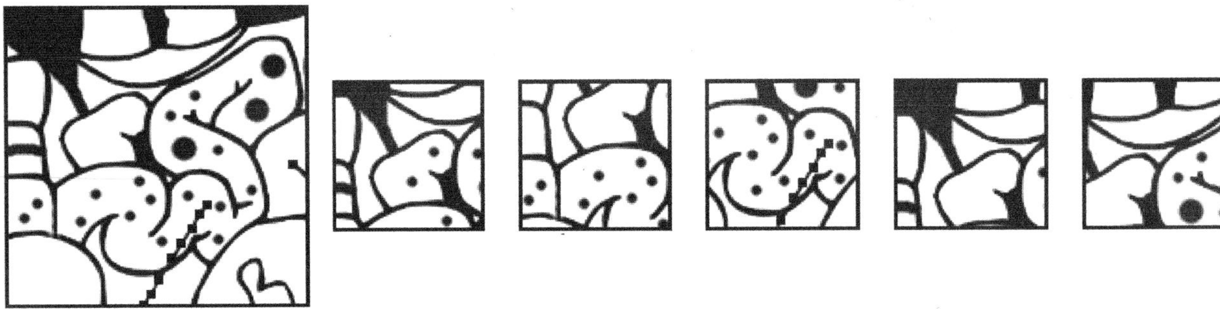

138) A) B) C) D) E)

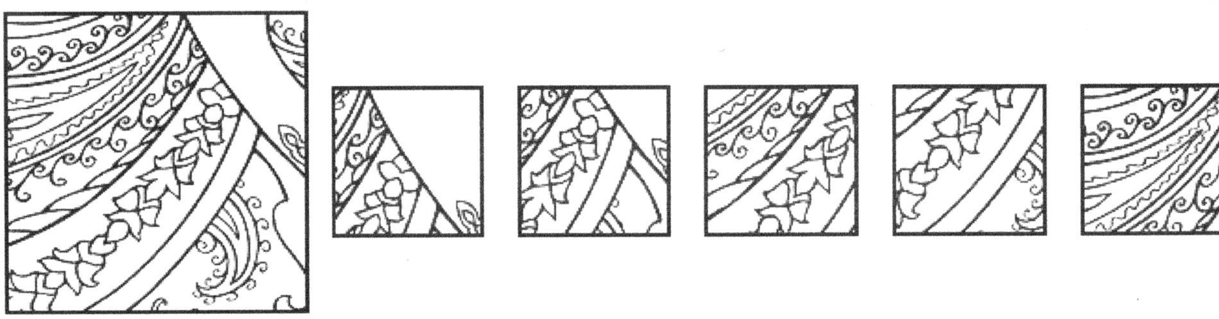

139) A) B) C) D) E)

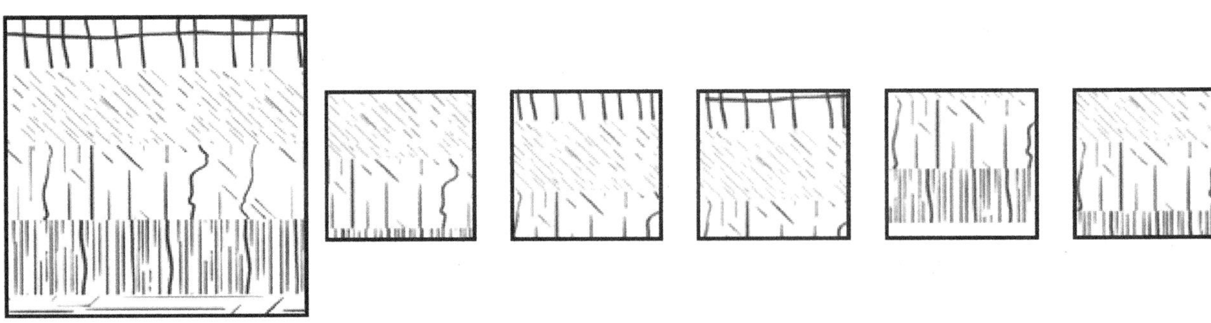

140) A) B) C) D) E)

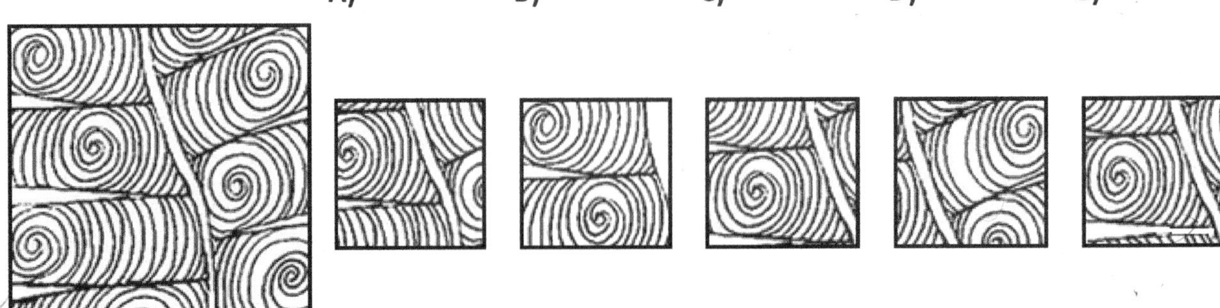

141)

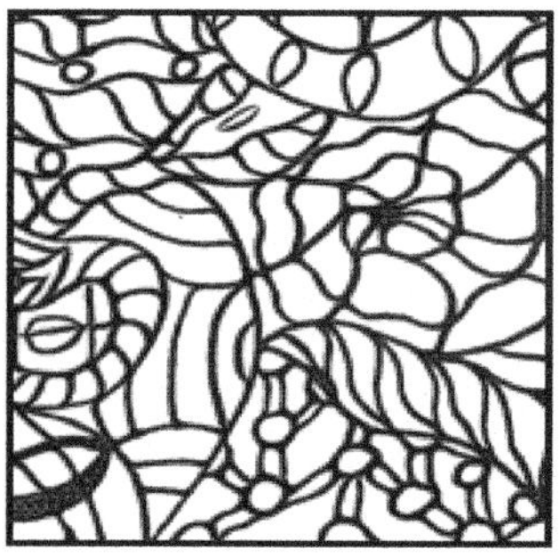

A) 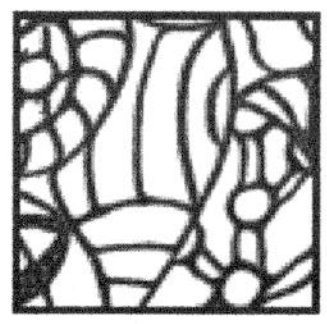

B) 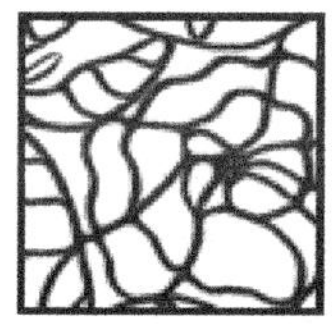

C) 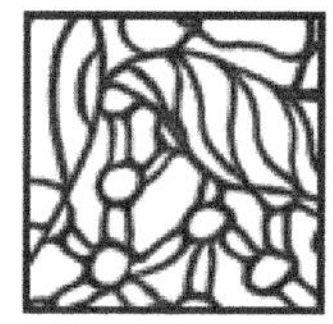

D) 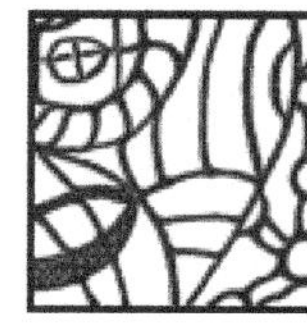

E) 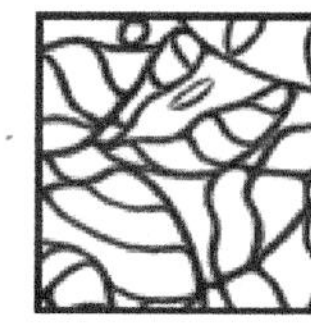

142)

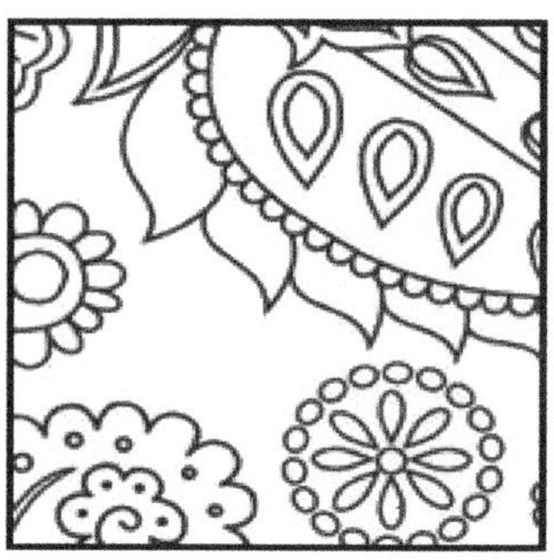

A) 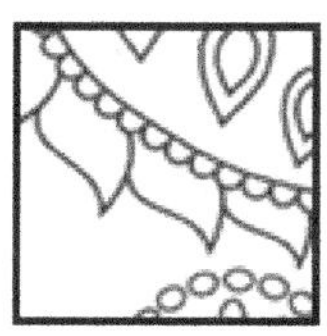

B) 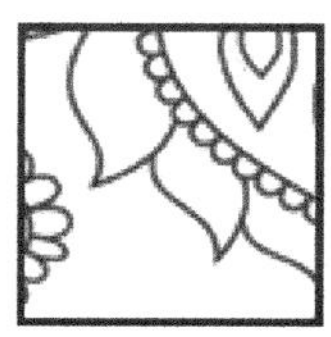

C) 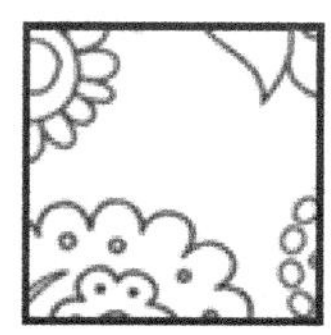

D) 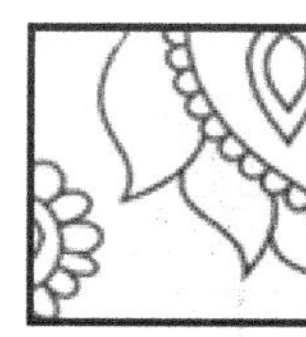

E) 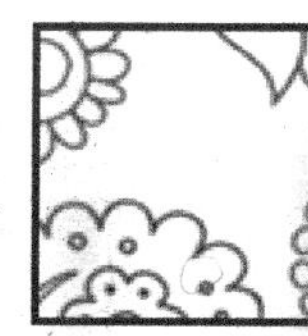

143)

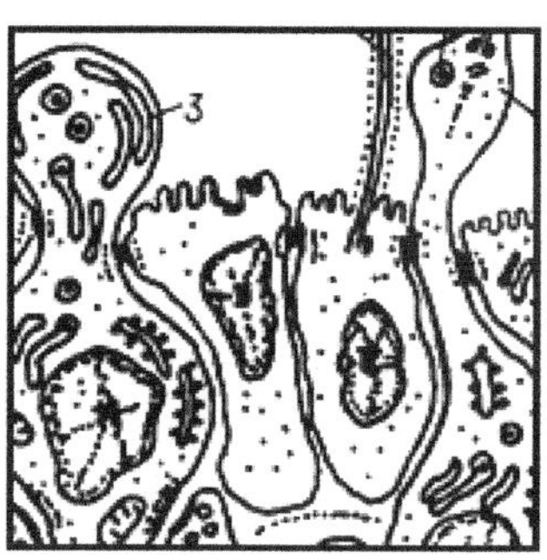

A) 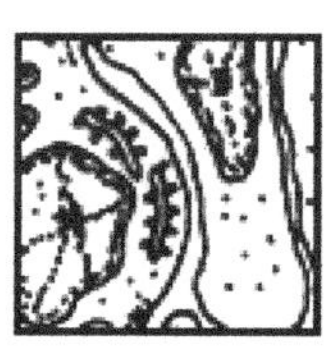

B) 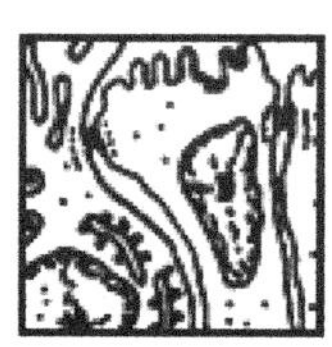

C) 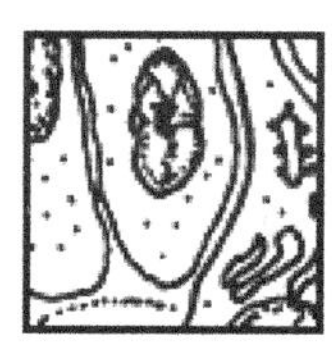

D) 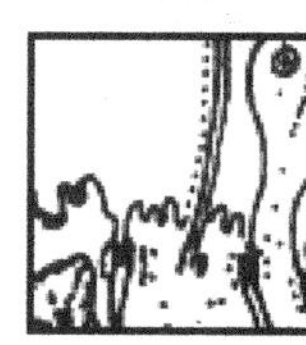

E) 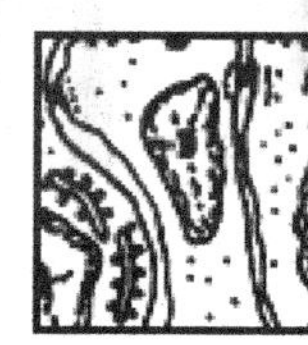

144)

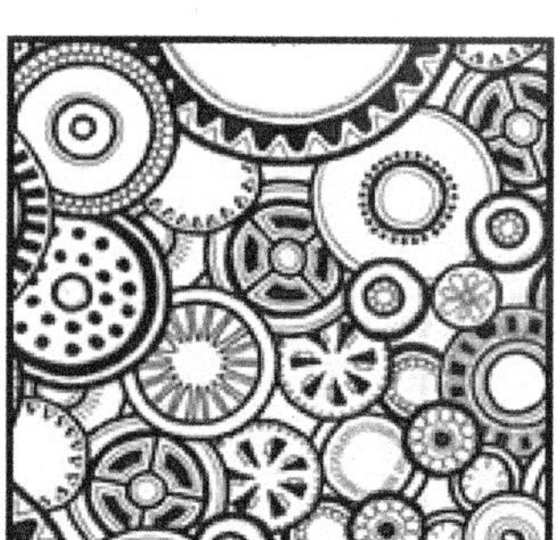

A) 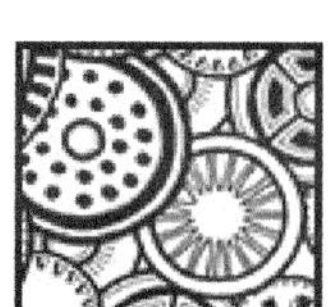

B) 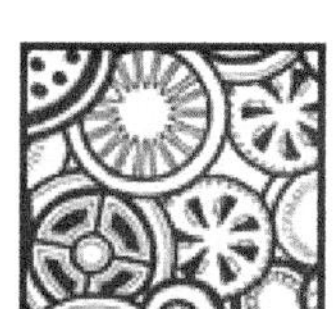

C) 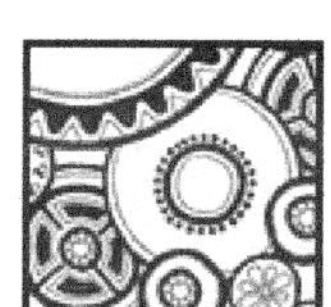

D) 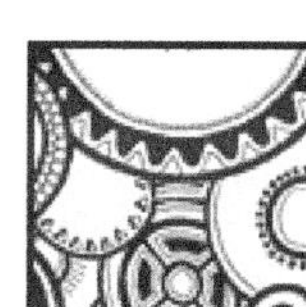

E) 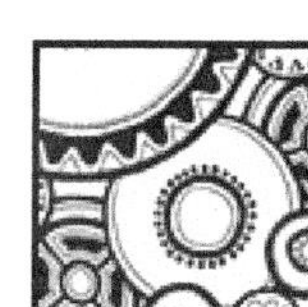

STOP Nicht weiterblättern.

145) A) B) C) D) E)

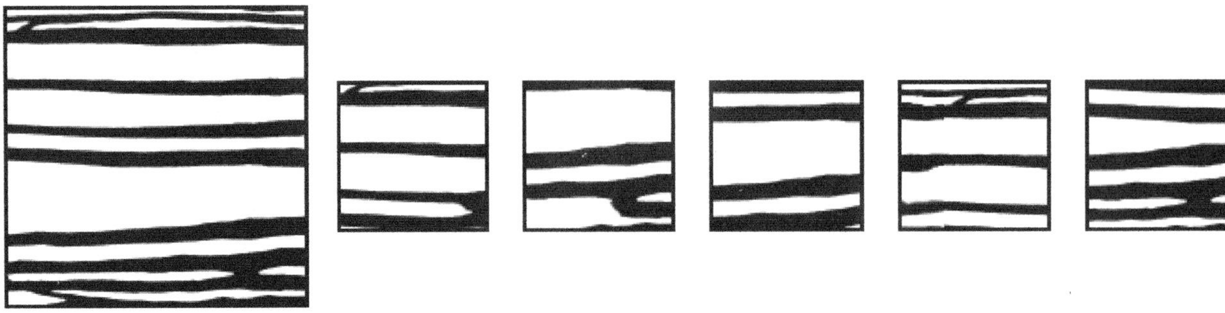

146) A) B) C) D) E)

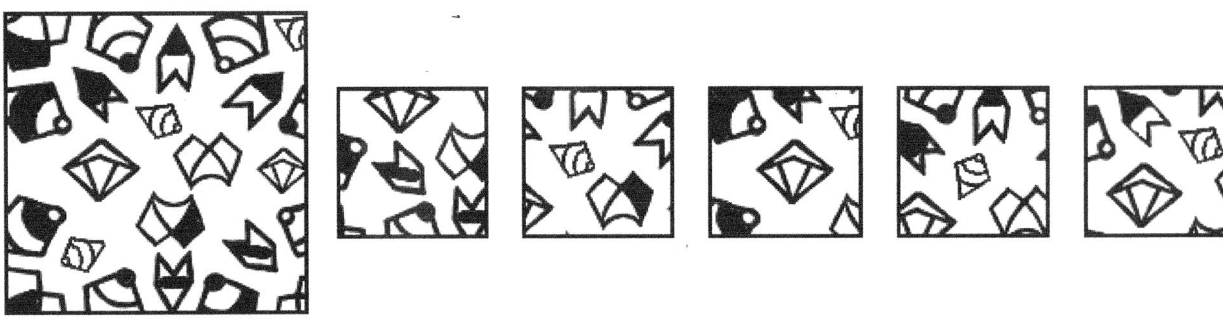

147) A) B) C) D) E)

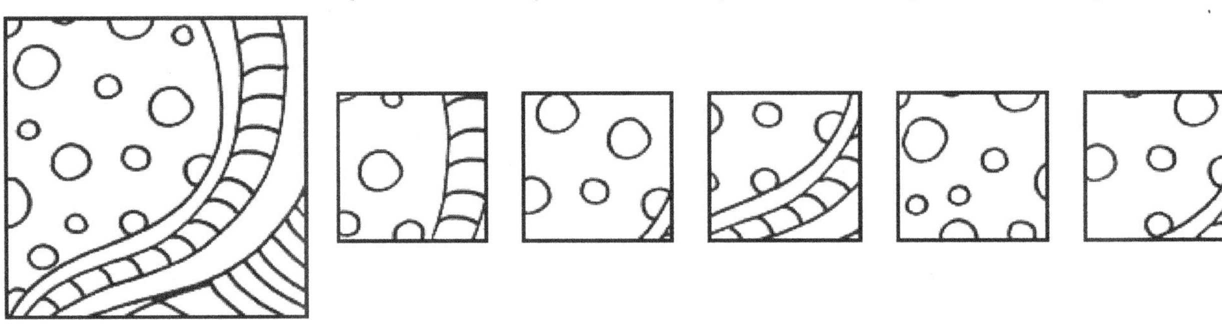

148) A) B) C) D) E)

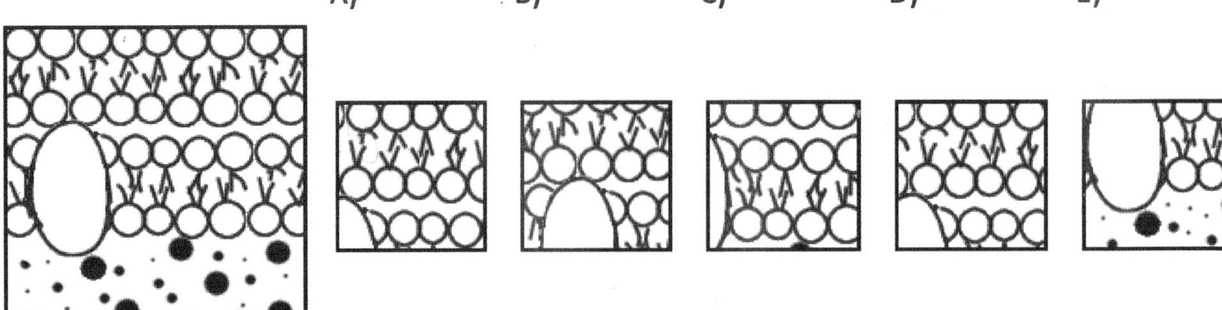

149)

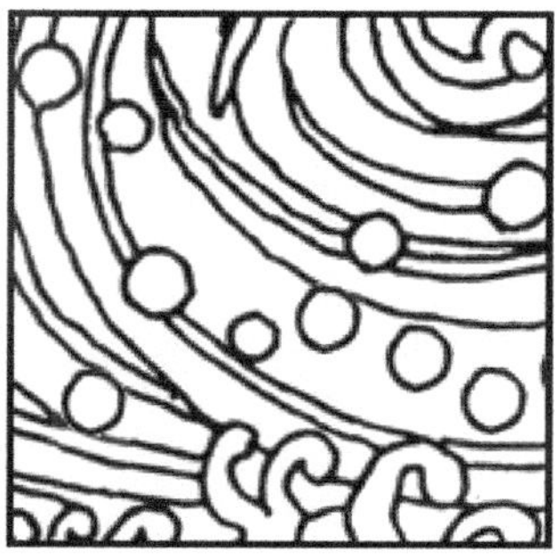

A)

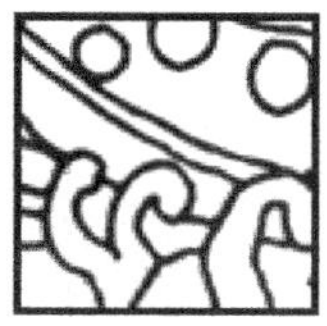

B)

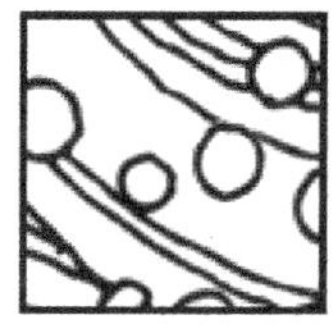

C)

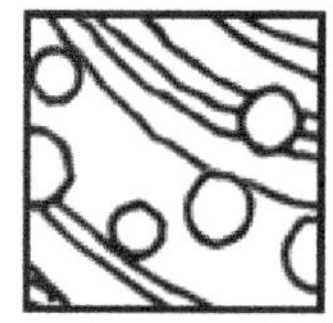

D)

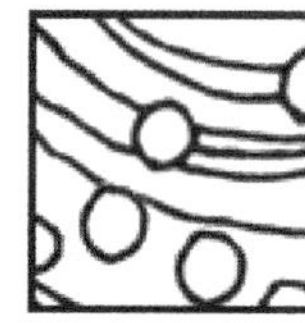

E)

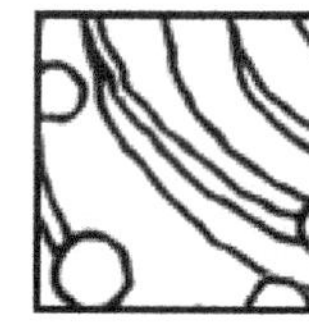

150)

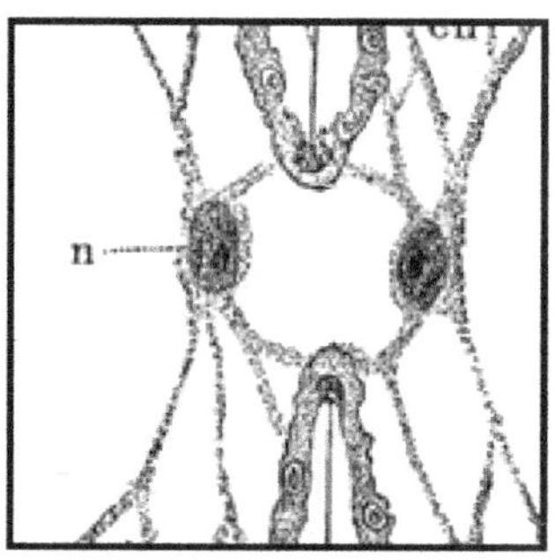

A)

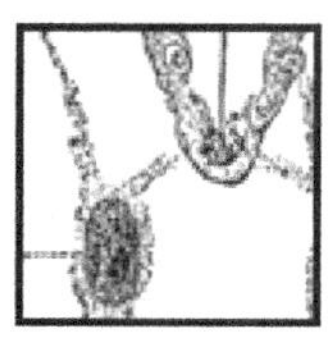

B)

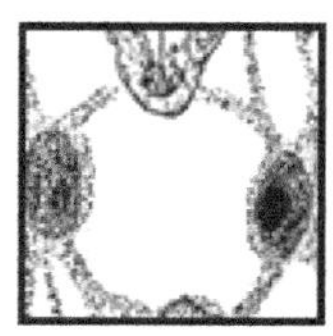

C)

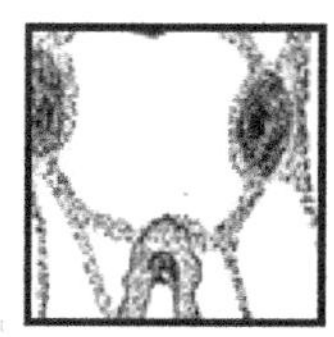

D)

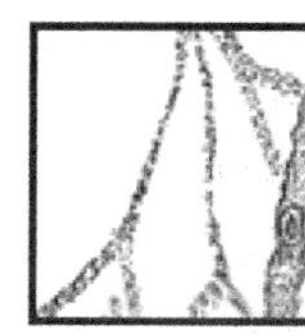

E)

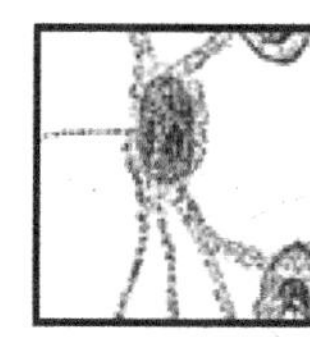

151)

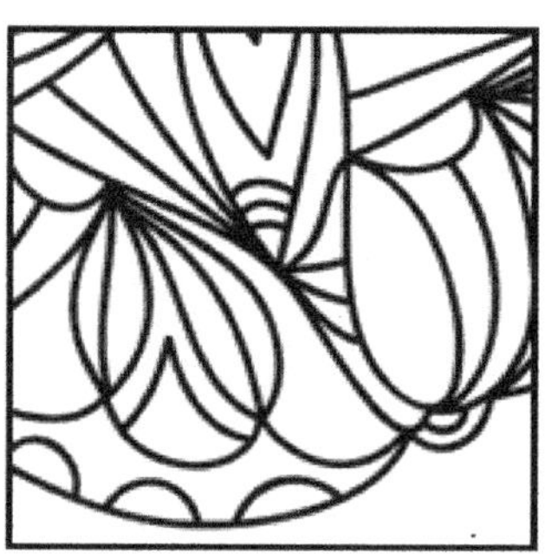

A)

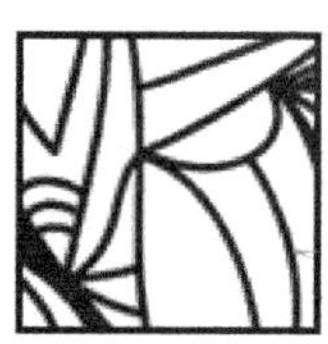

B)

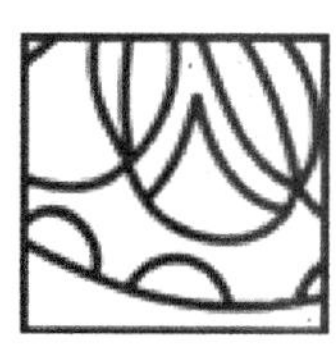

C)

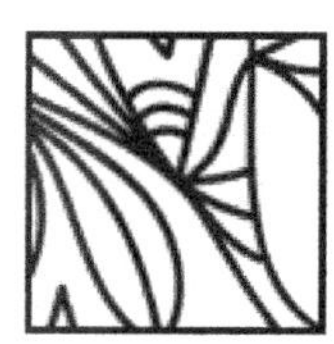

D)

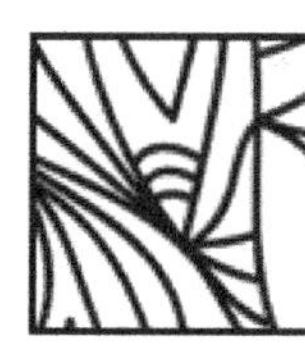

E)

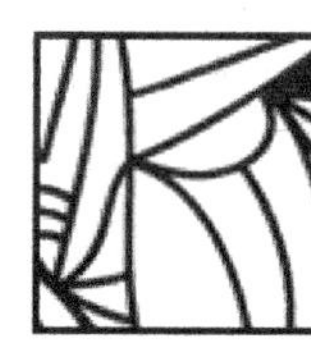

152)

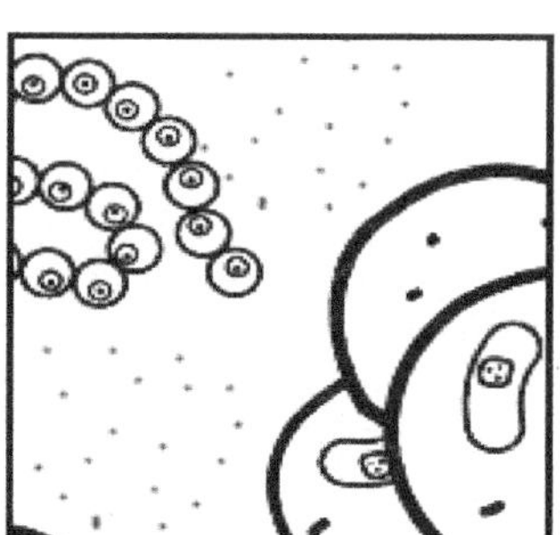

A)

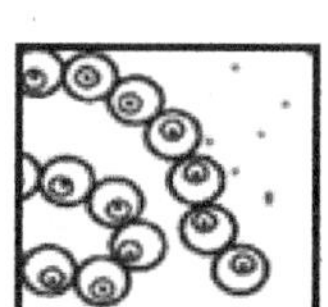

B)

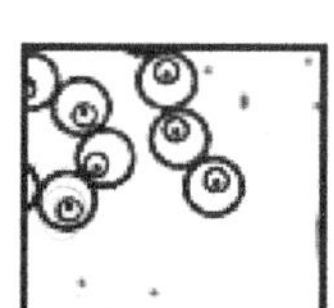

C)

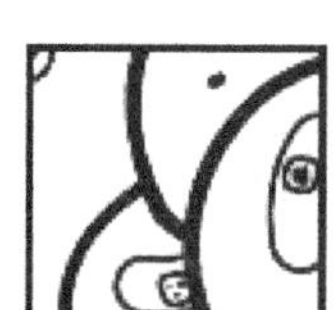

D)

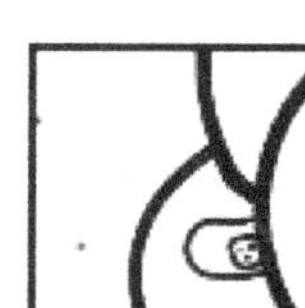

E)

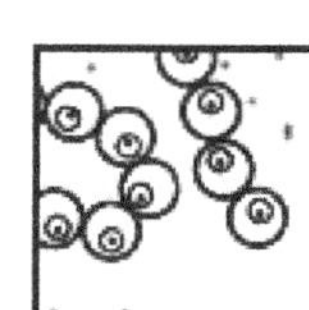

153)

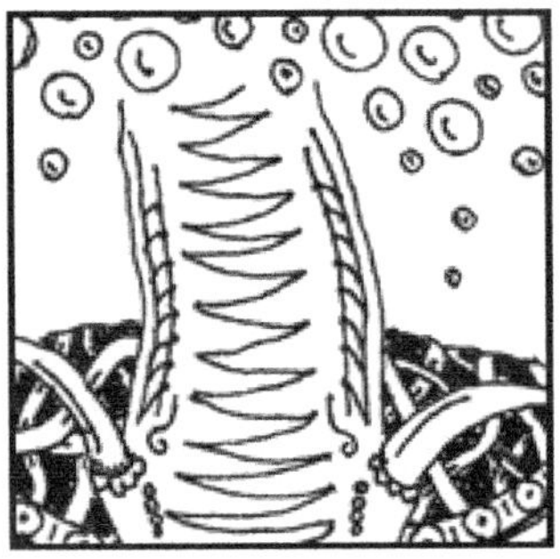

A)

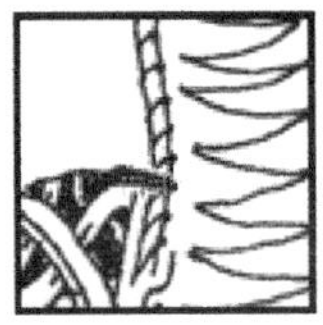

B)

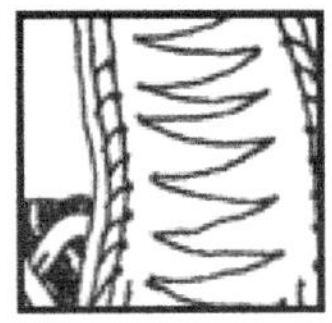

C)

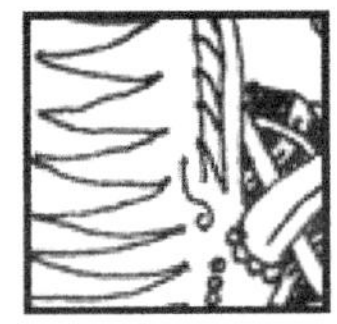

D)

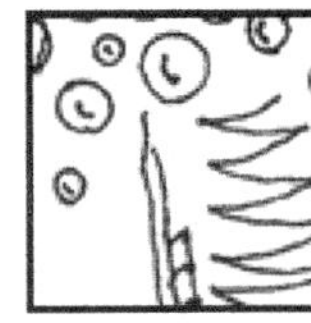

E)

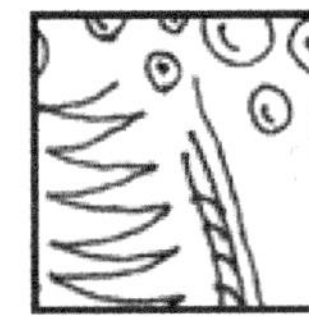

154)

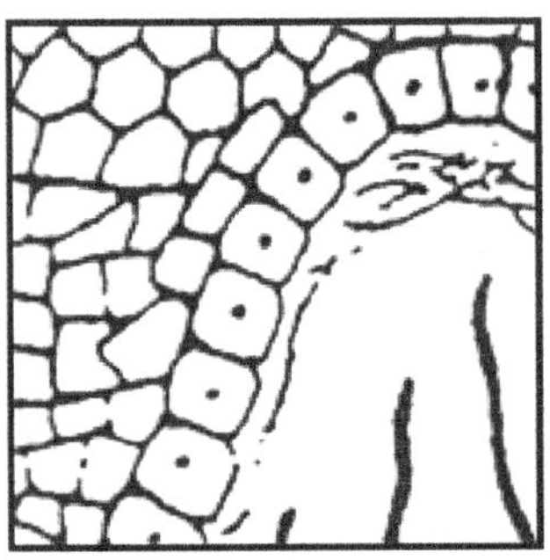

A)

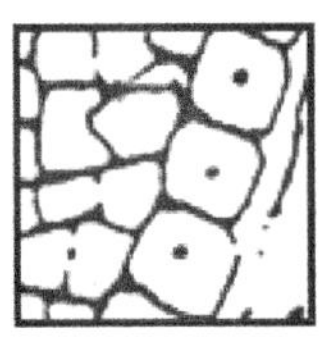

B)

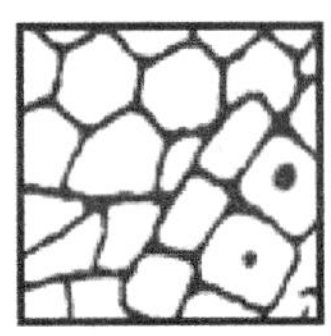

C)

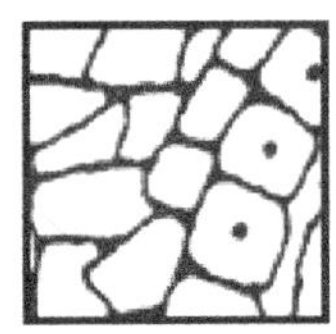

D)

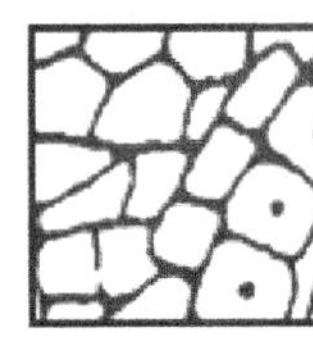

E)

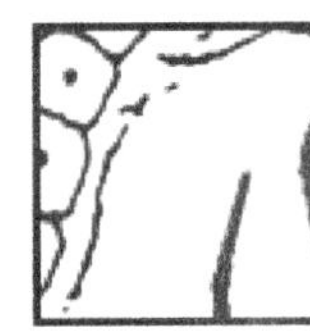

155)

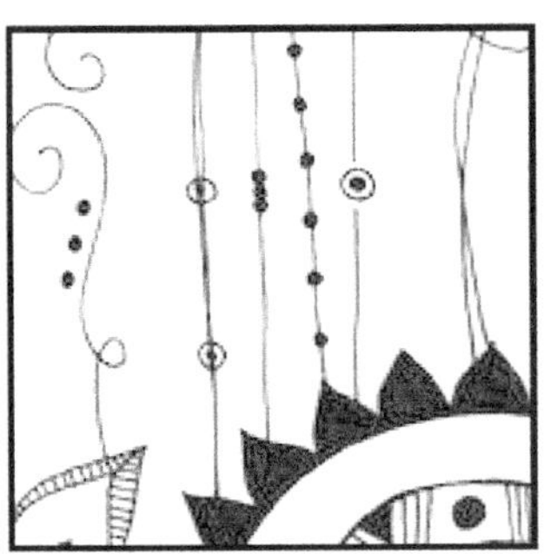

A)

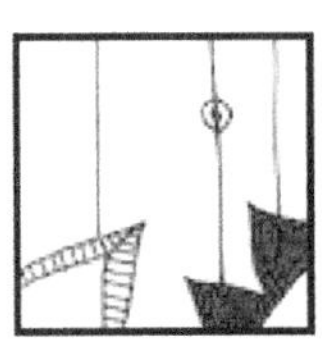

B)

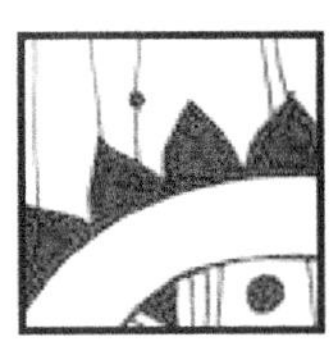

C)

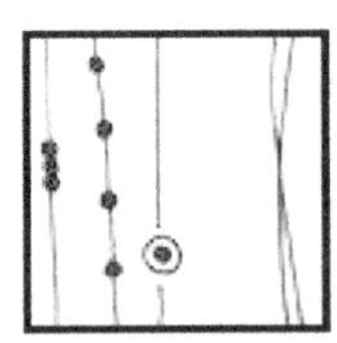

D)

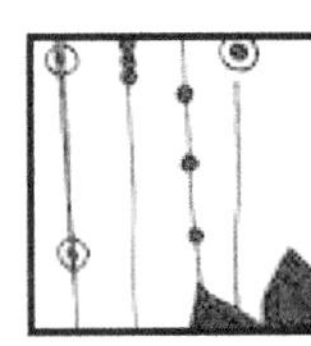

E)

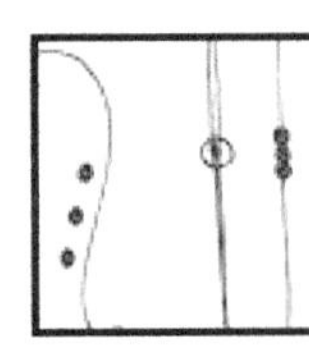

156)

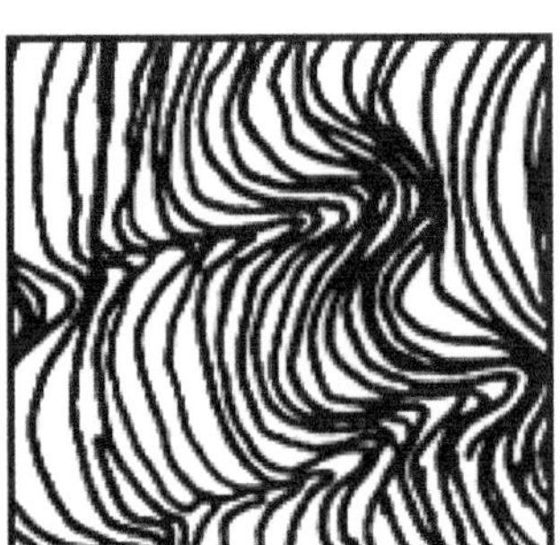

A)

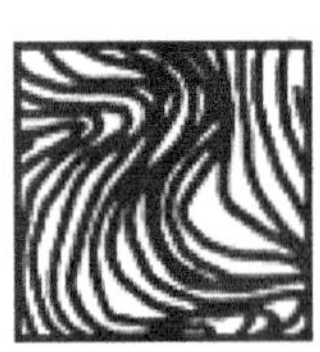

B)

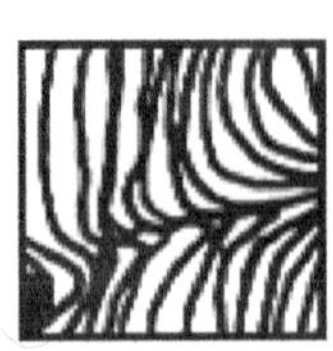

C)

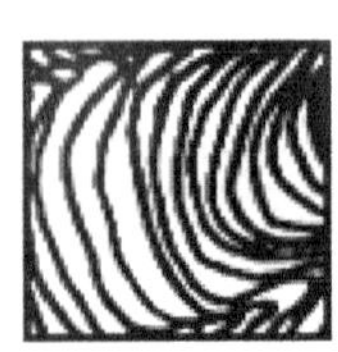

D)

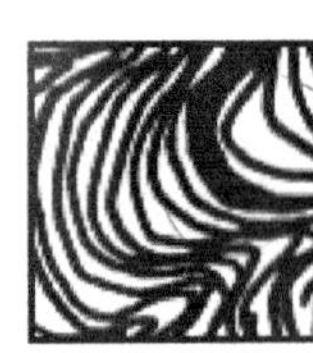

E)

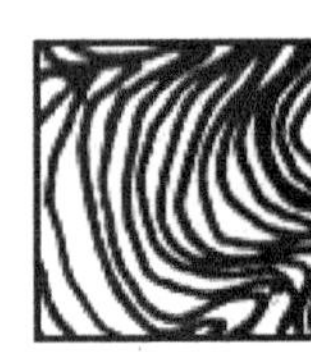

157)

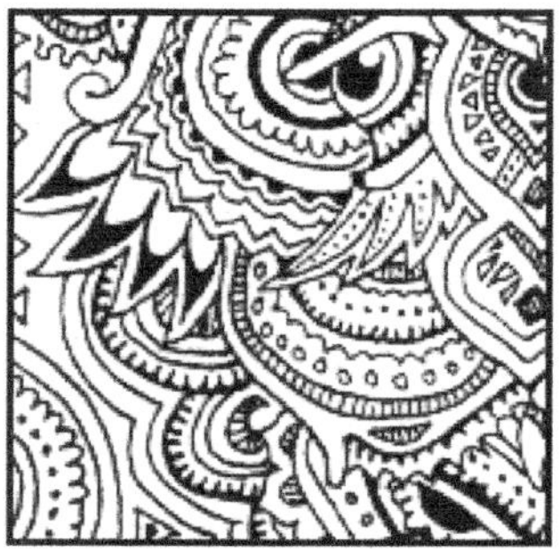

A)

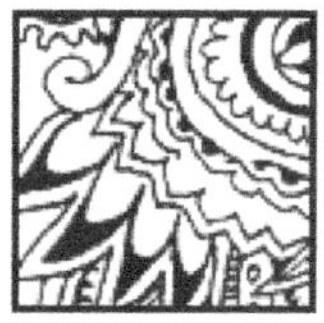

B)

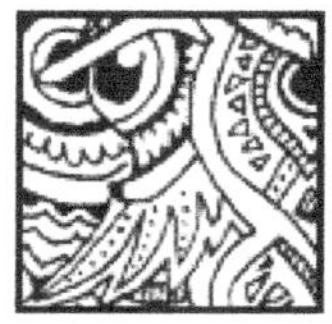

C)

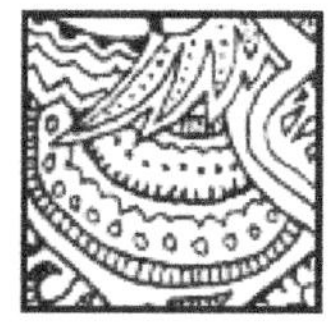

D)

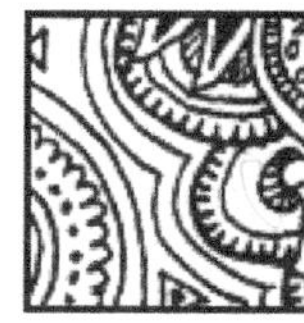

E)

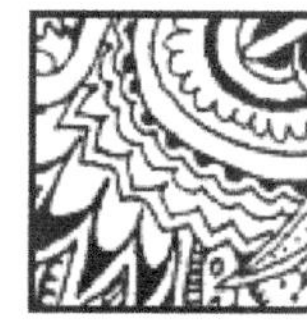

158)

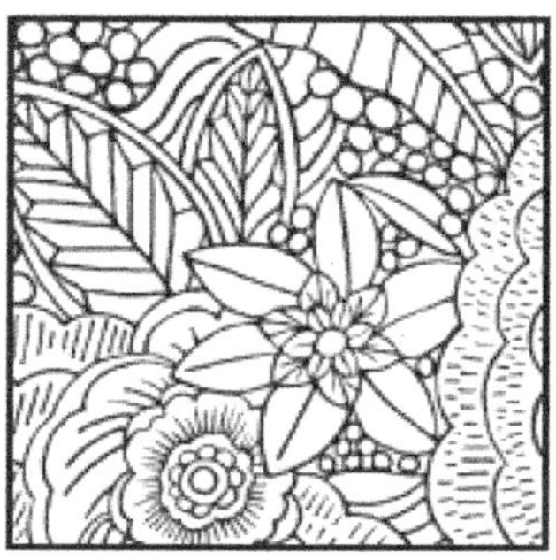

A)

B)

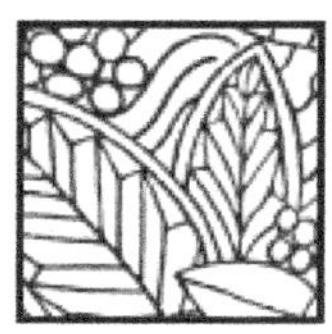

C)

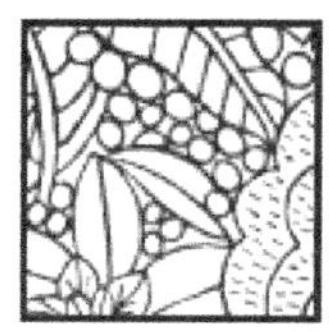

D)

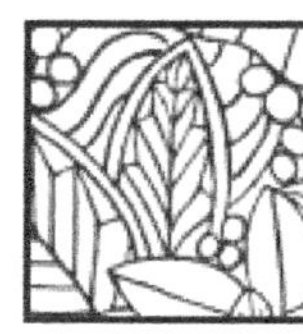

E)

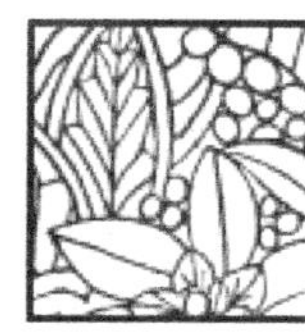

159)

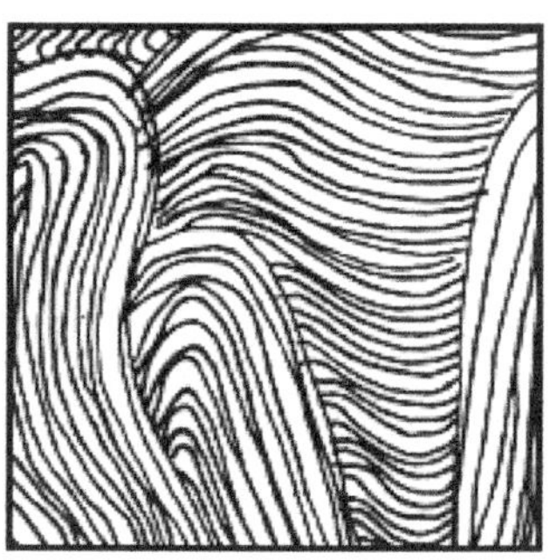

A)

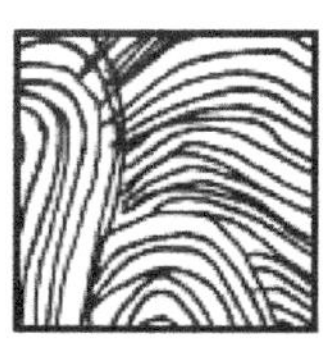

B)

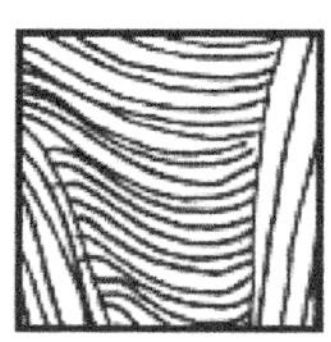

C)

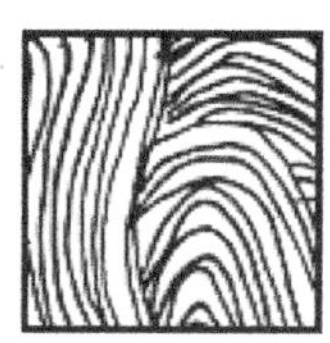

D)

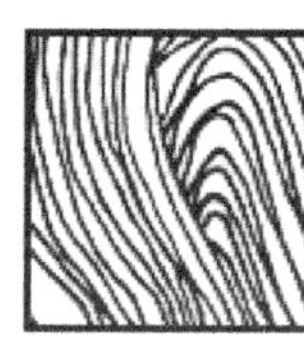

E)

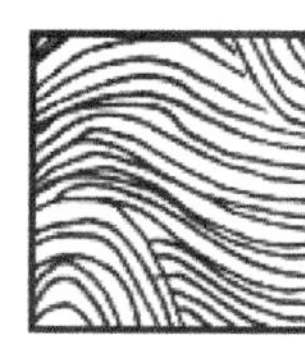

160)

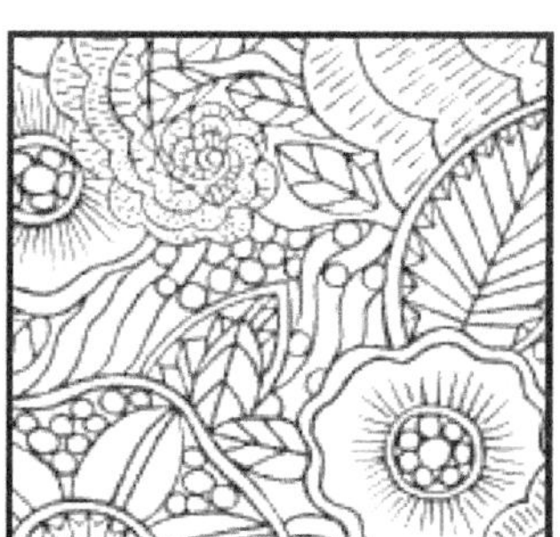

A)

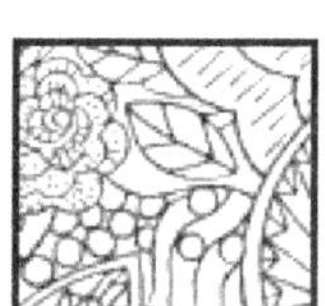

B)

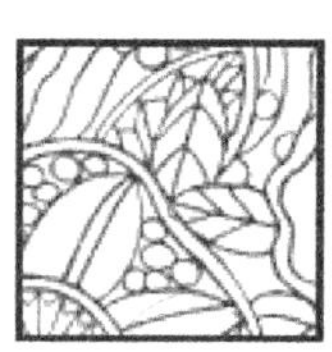

C)

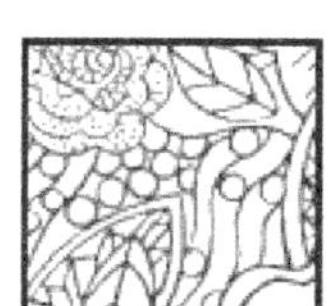

D)

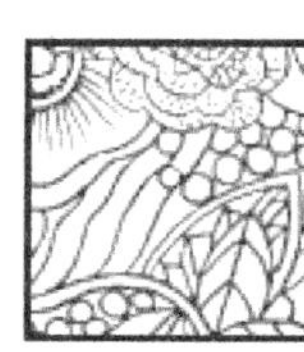

E)

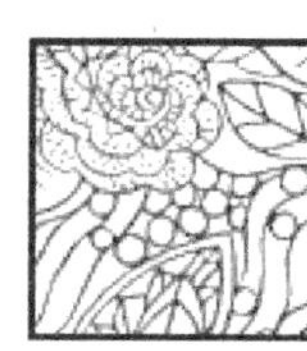

161)

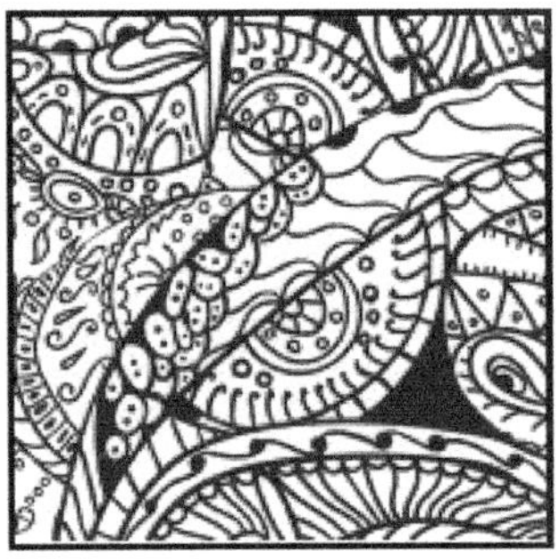

A) 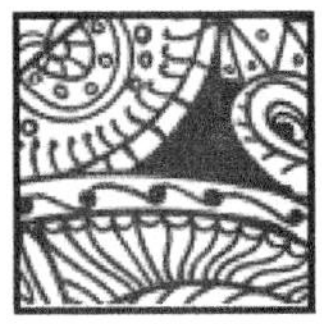

B) 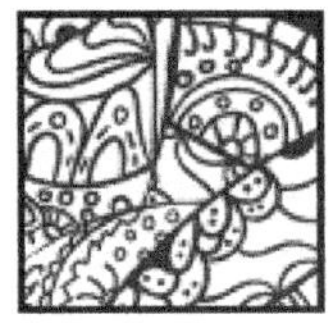

C) 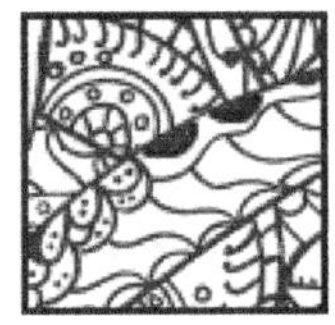

D) 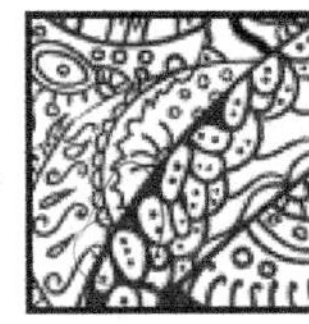

E) 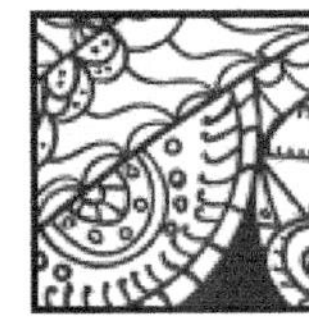

162)

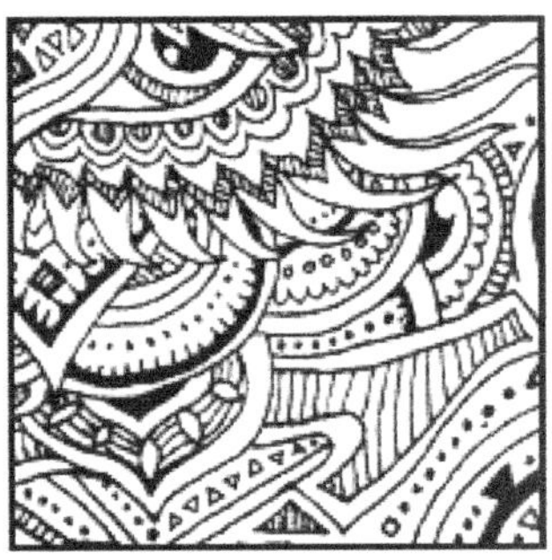

A) 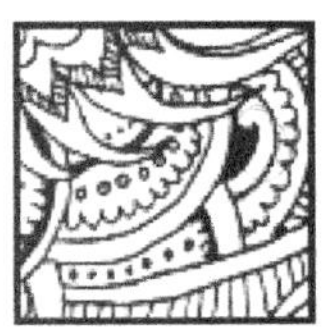

B) 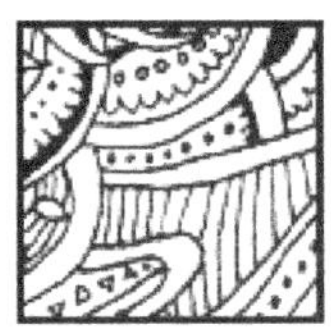

C) 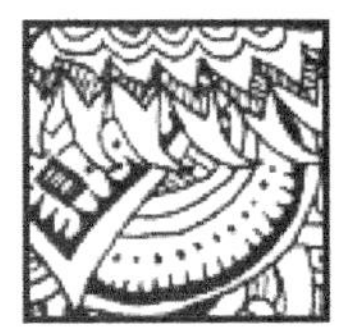

D) 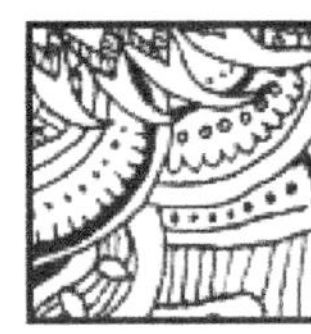

E) 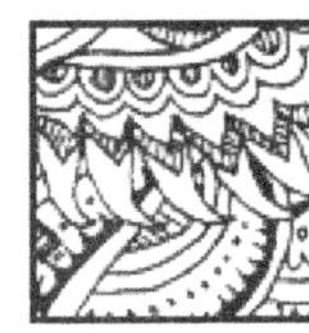

163)

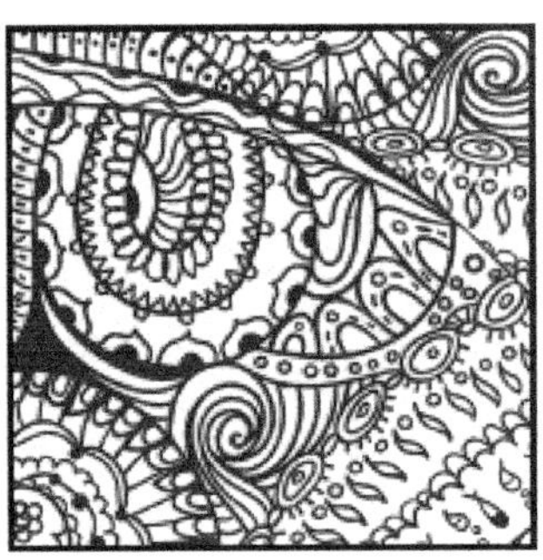

A) 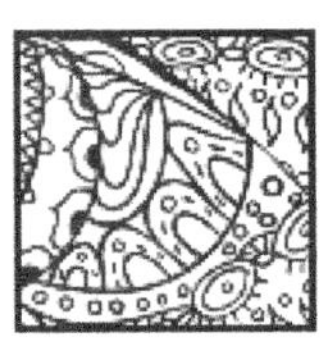

B) 

C) 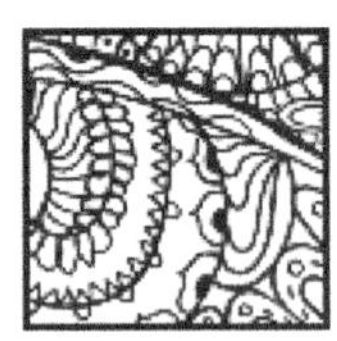

D) 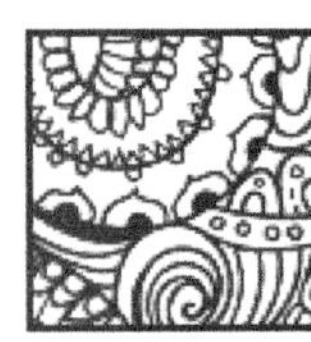

E) 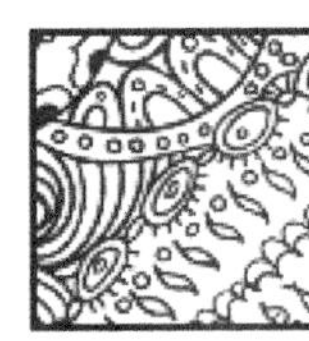

164)

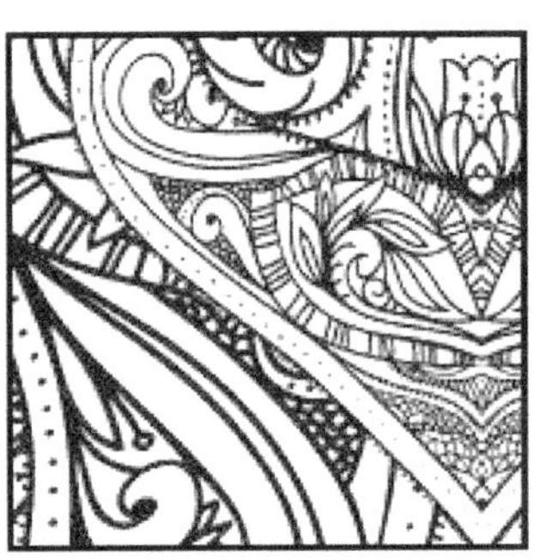

A) 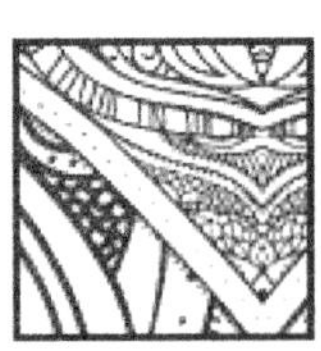

B) 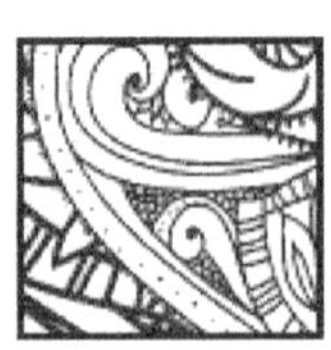

C) 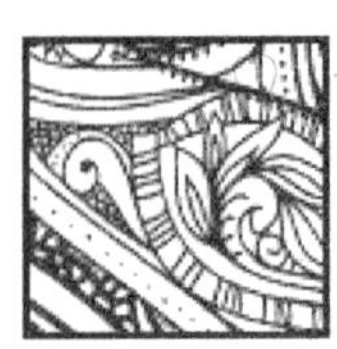

D) 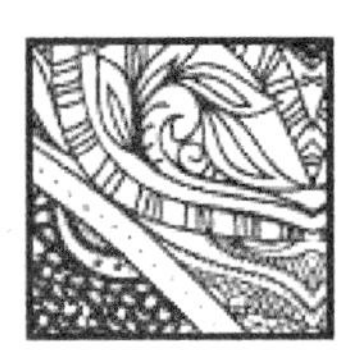

E) 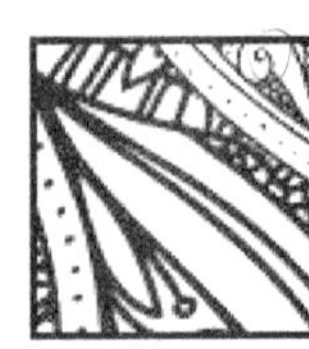

165)

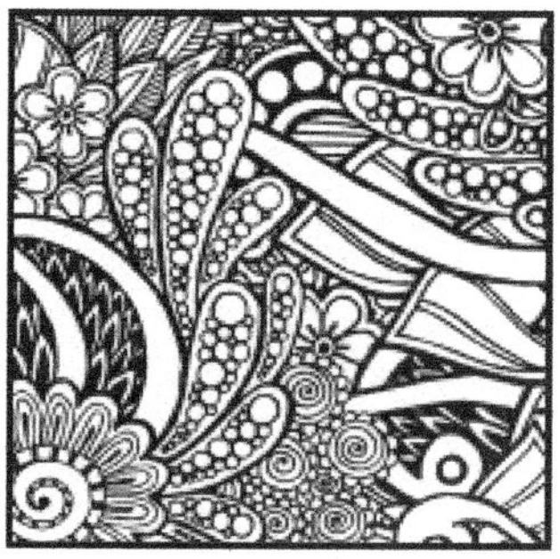

A) 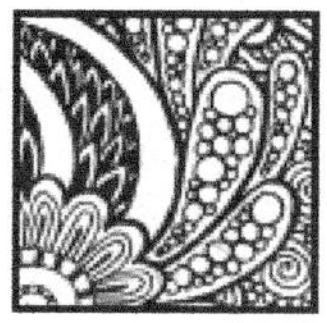

B) 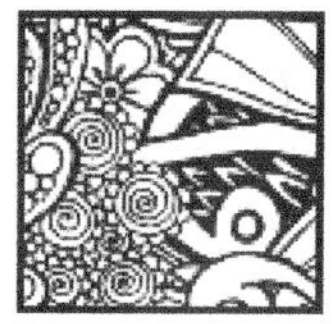

C) 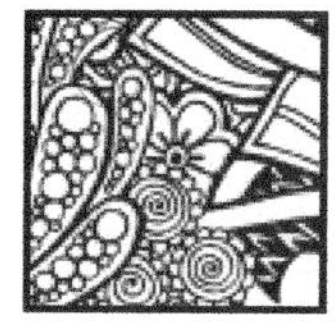

D) 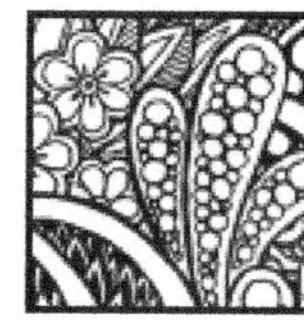

E) 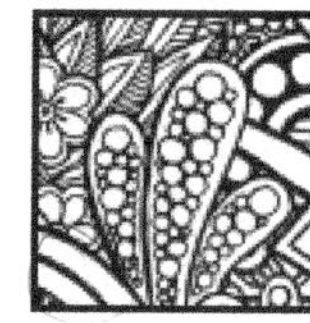

166)

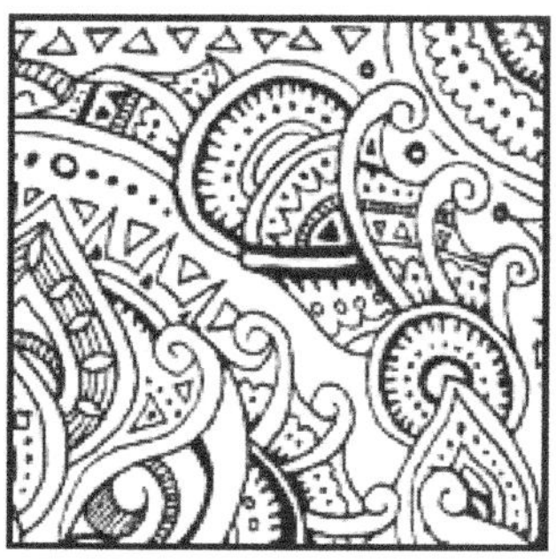

A) 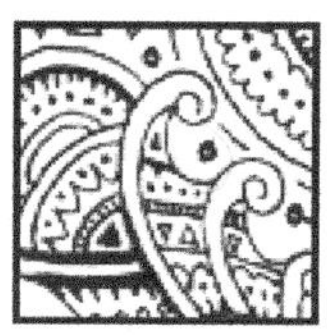

B) 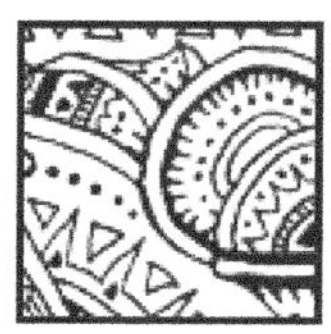

C) 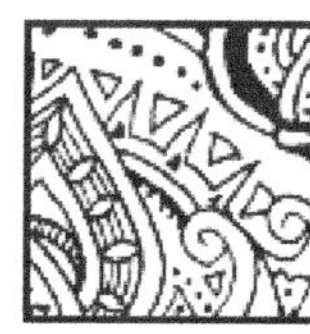

D) 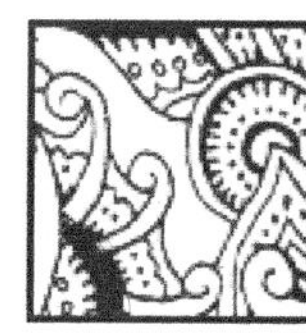

E) 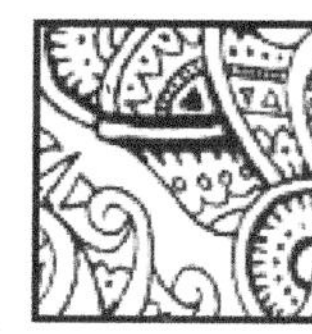

167)

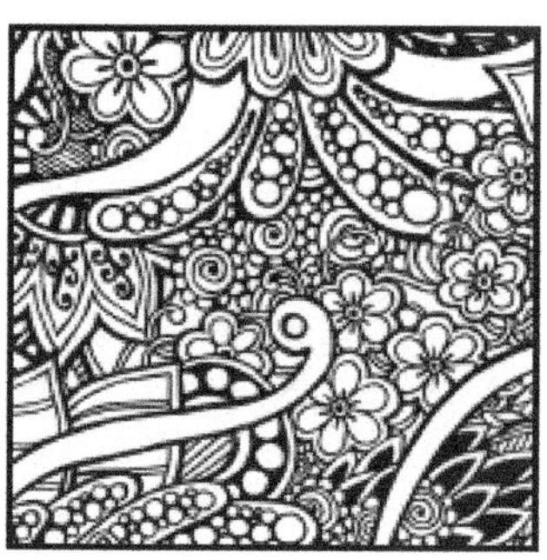

A) 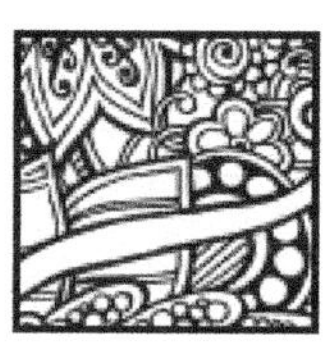

B) 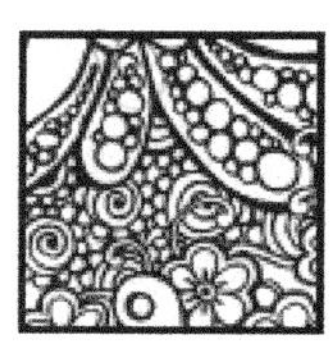

C) 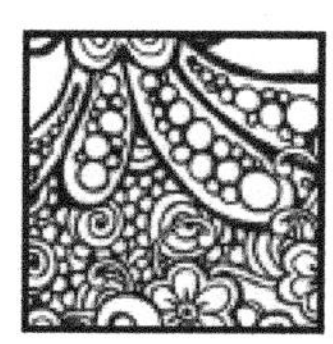

D) 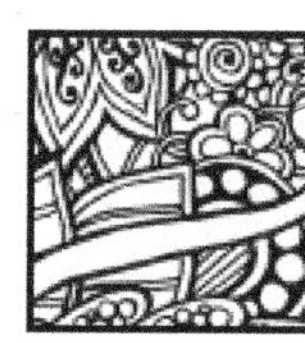

E) 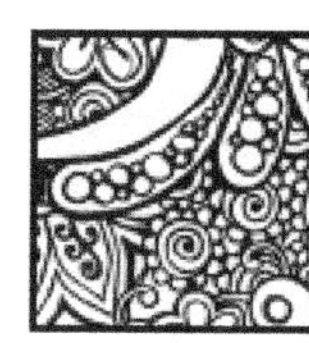

168)

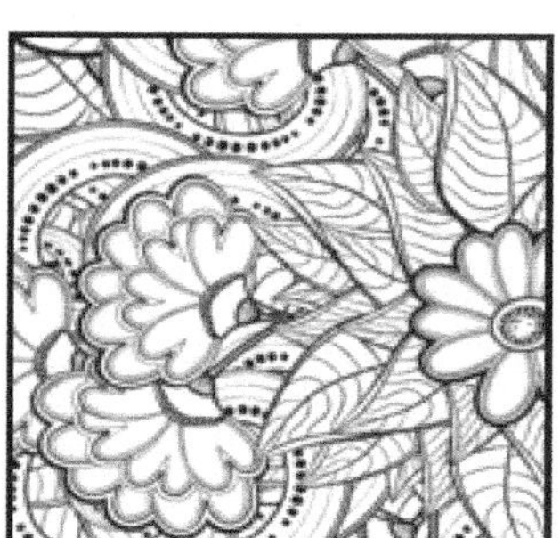

A) 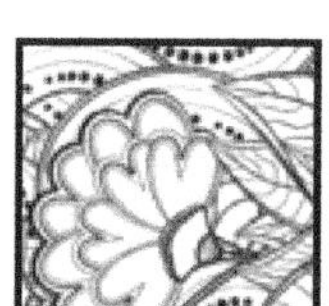

B) 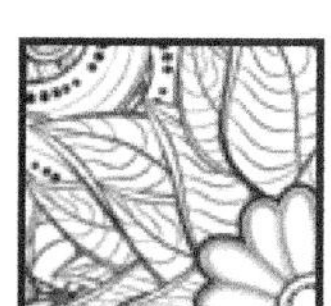

C) 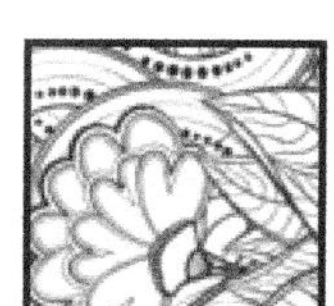

D) 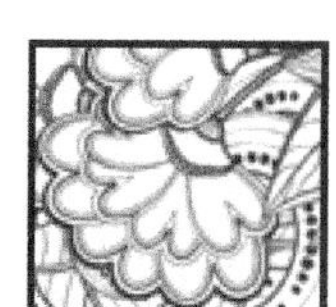

E) 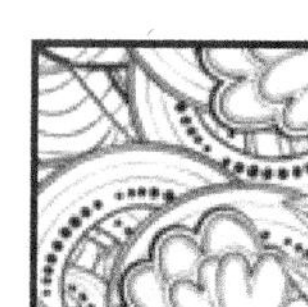

STOP Nicht weiterblättern.

Serie 8 — Bearbeitungszeit: 22 Minuten

169)

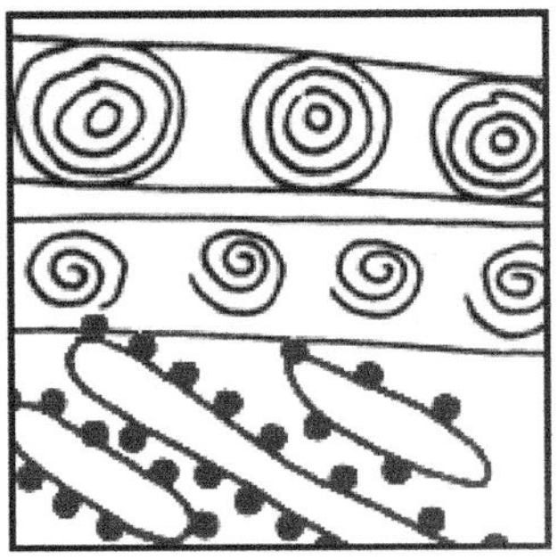

A)

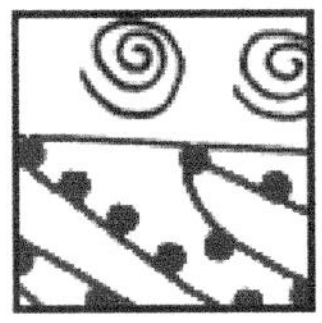

B)

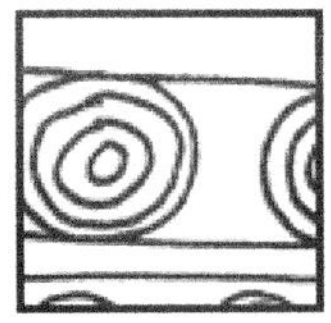

C)

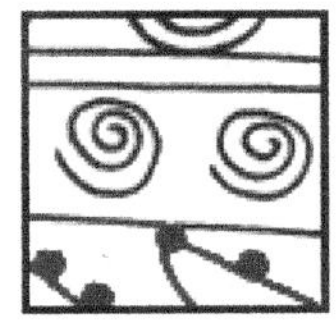

D)

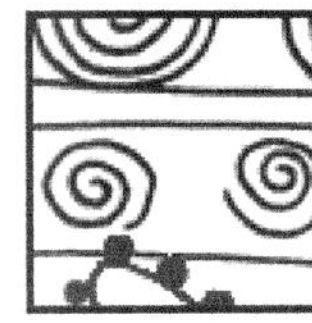

E)

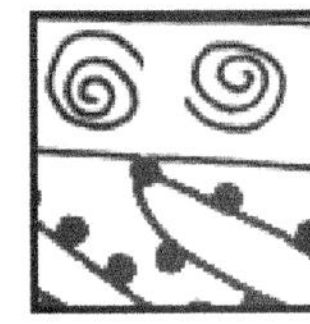

170)

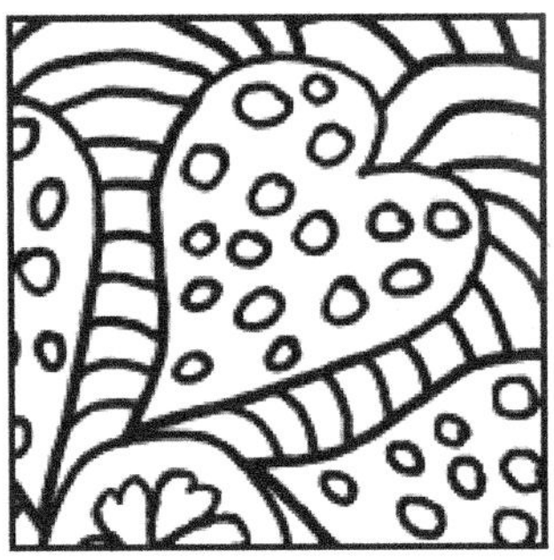

A)

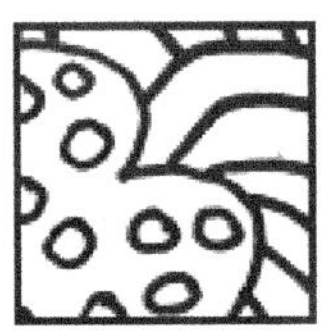

B)

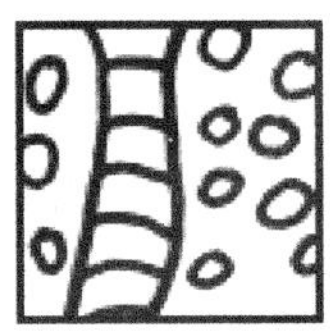

C)

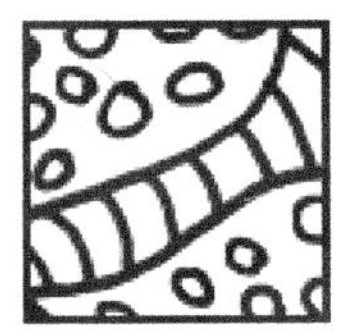

D)

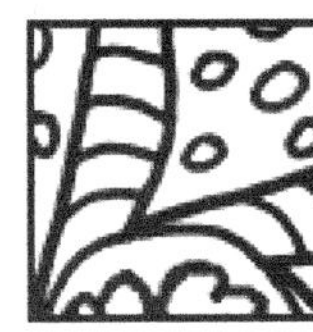

E)

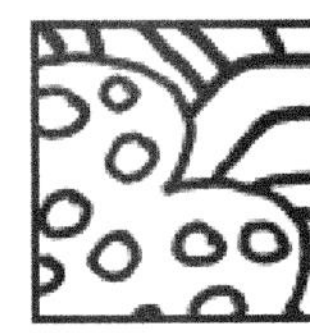

171)

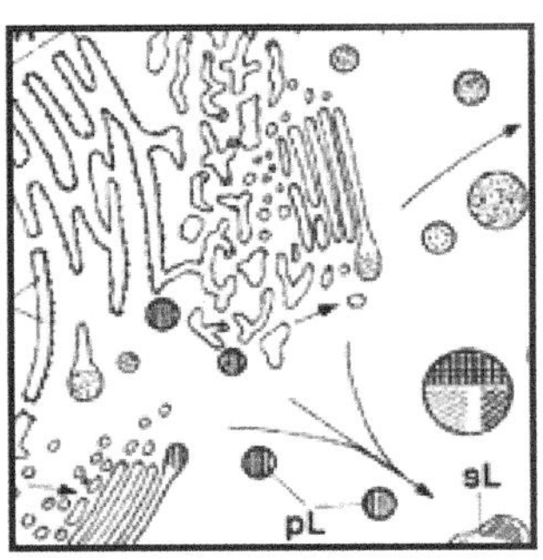

A)

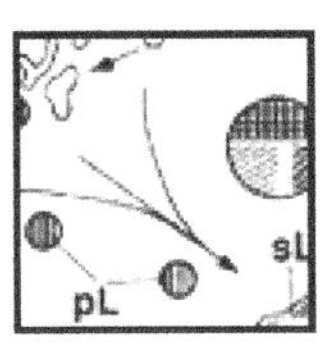

B)

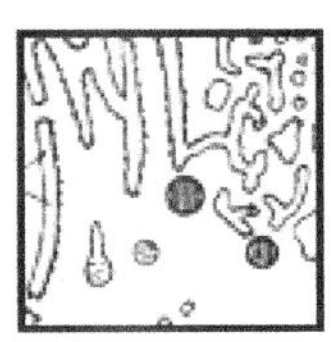

C)

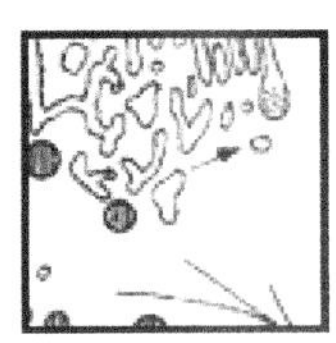

D)

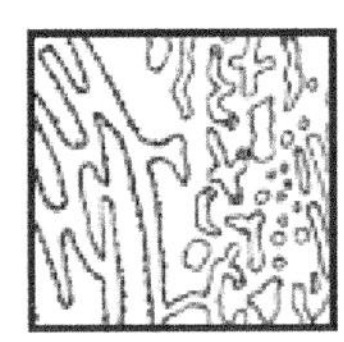

E)

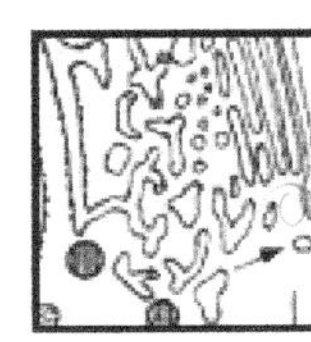

172)

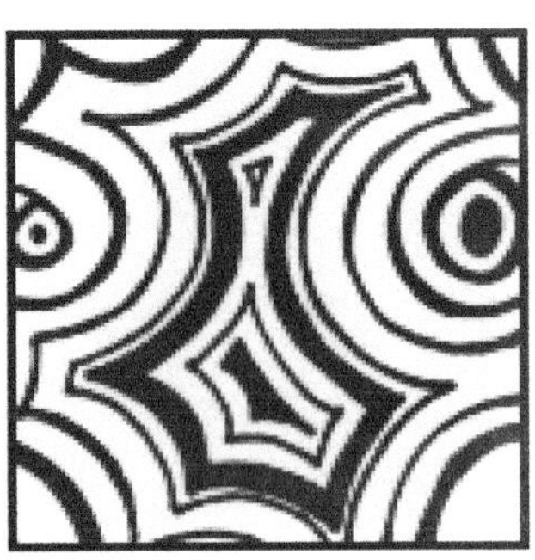

A)

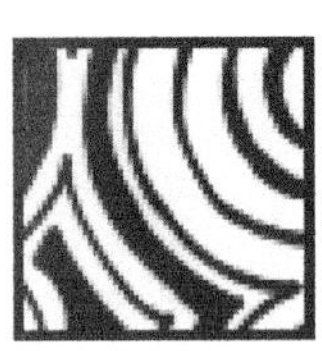

B)

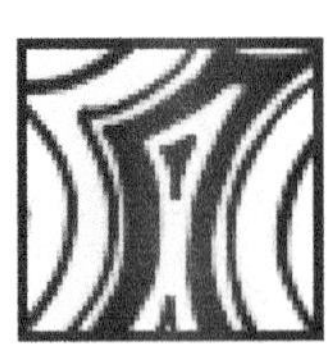

C)

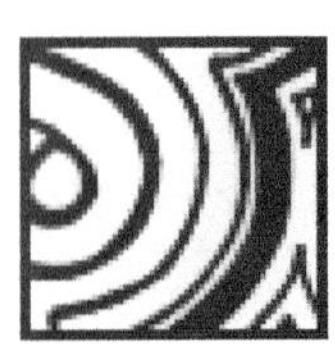

D)

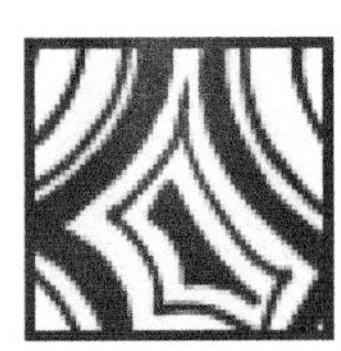

E)

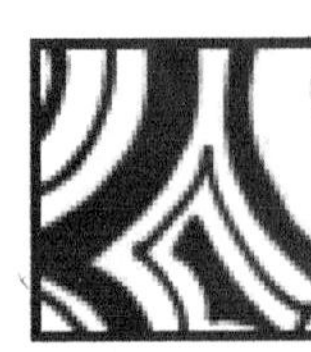

173)

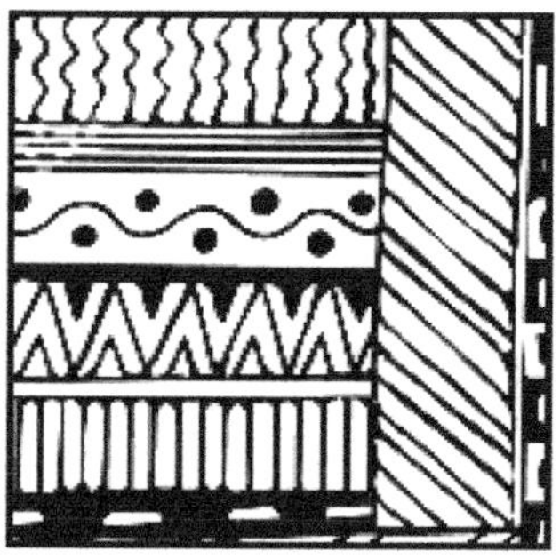

A) B) C) D) E)

174)

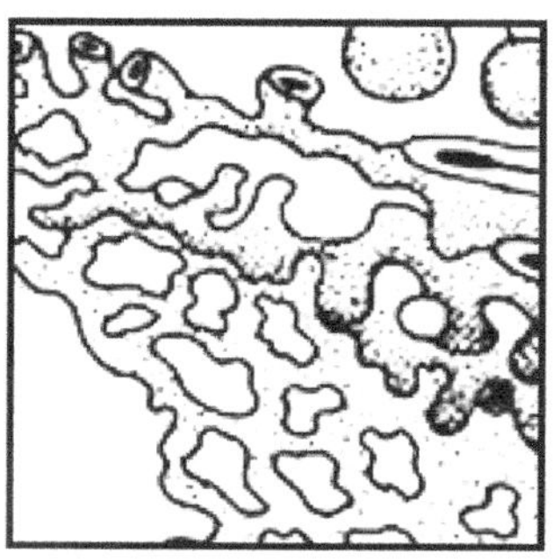

A) B) C) D) E)

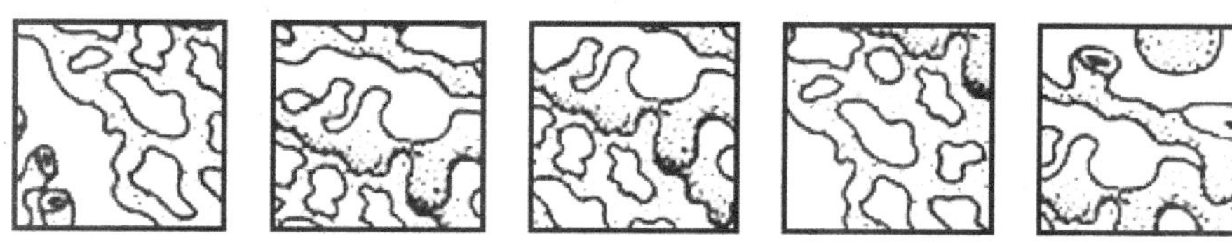

175)

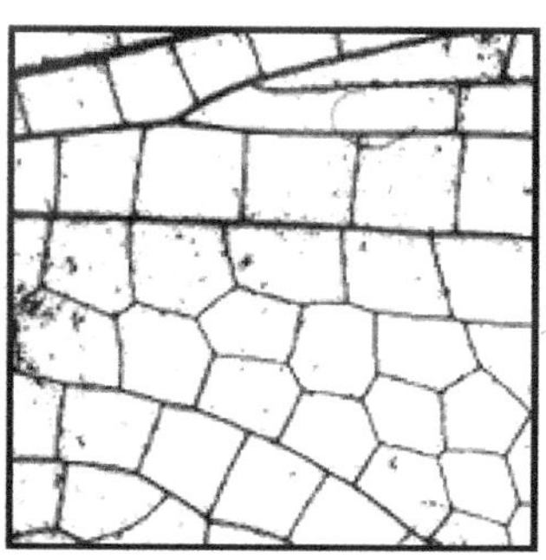

A) B) C) D) E)

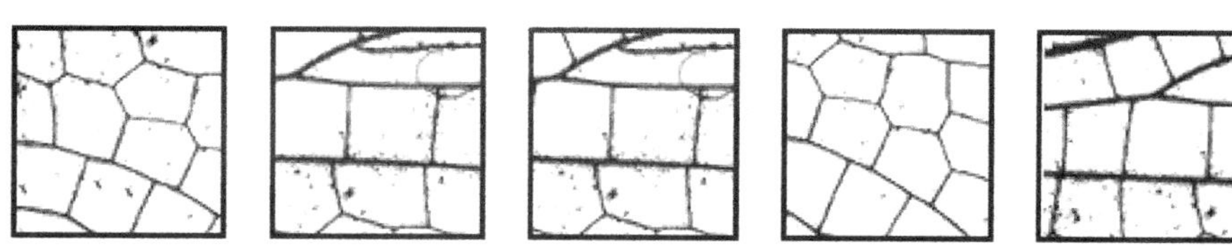

176)

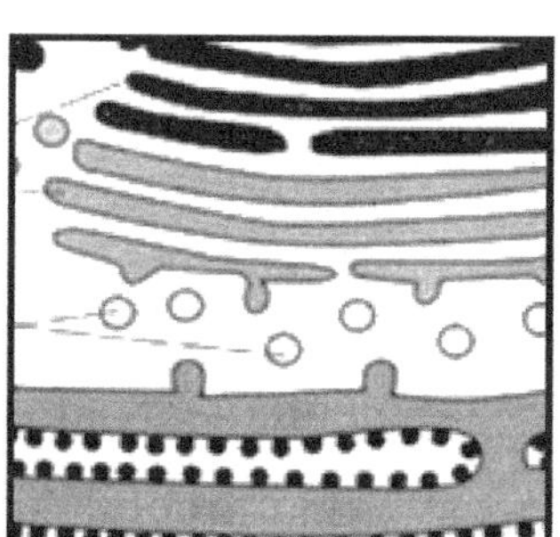

A) B) C) D) E)

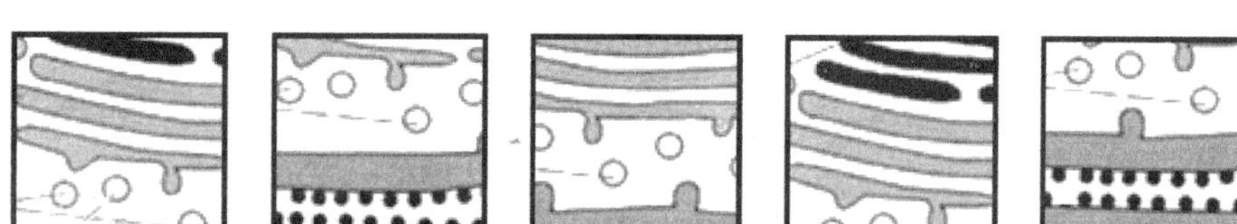

177)

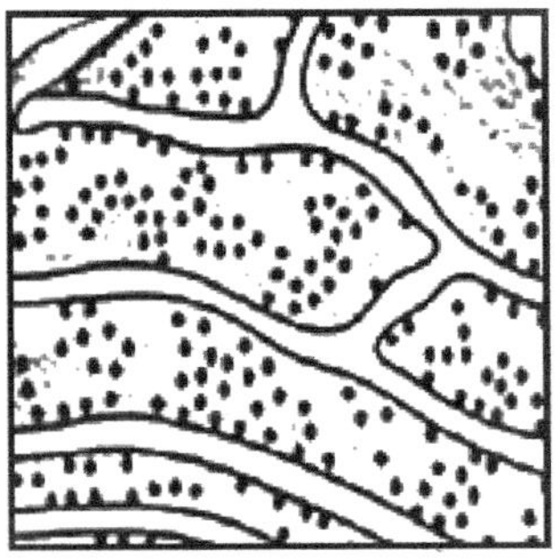

A) 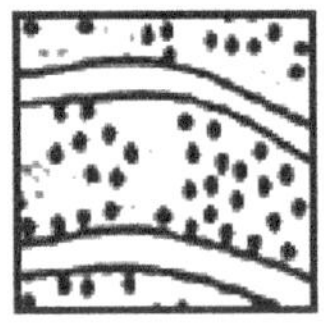

B) 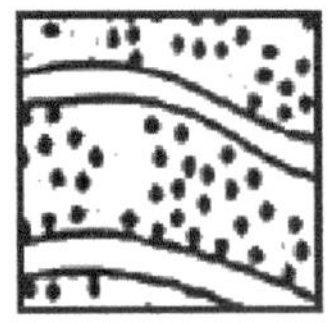

C) 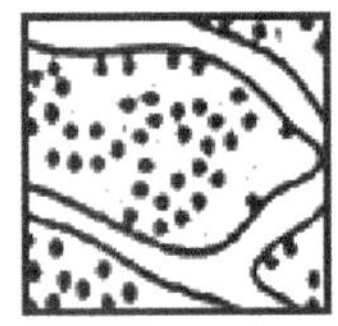

D) 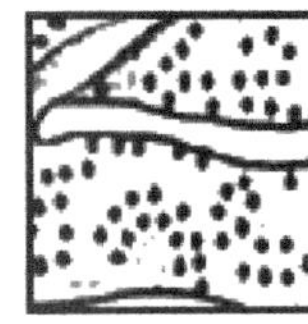

E) 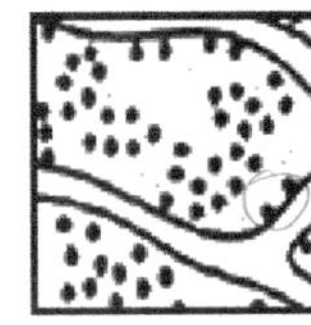

178)

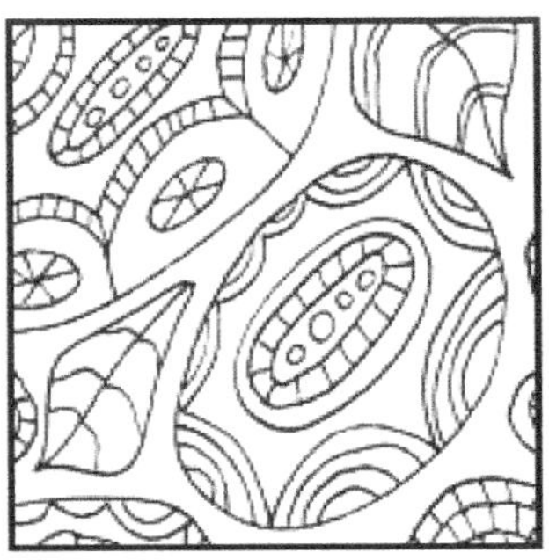

A) 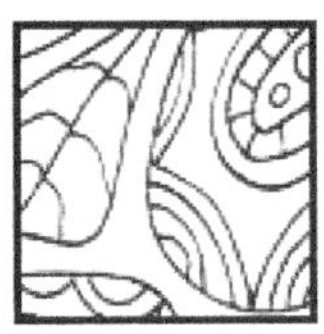

B) 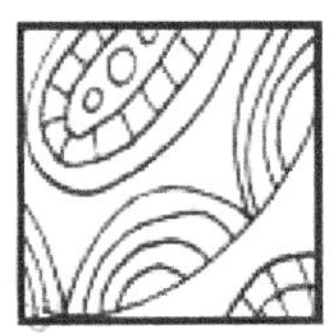

C) 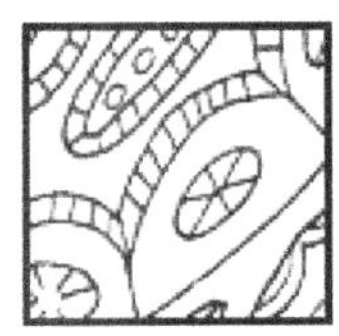

D) 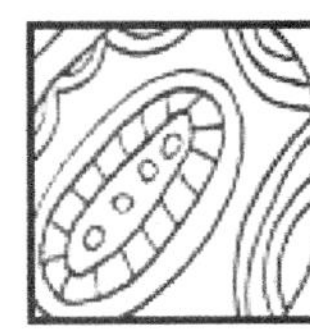

E) 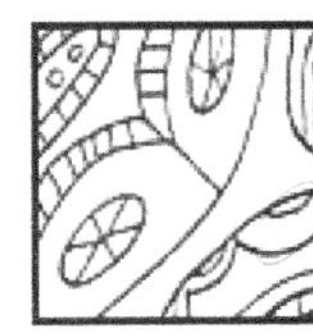

179)

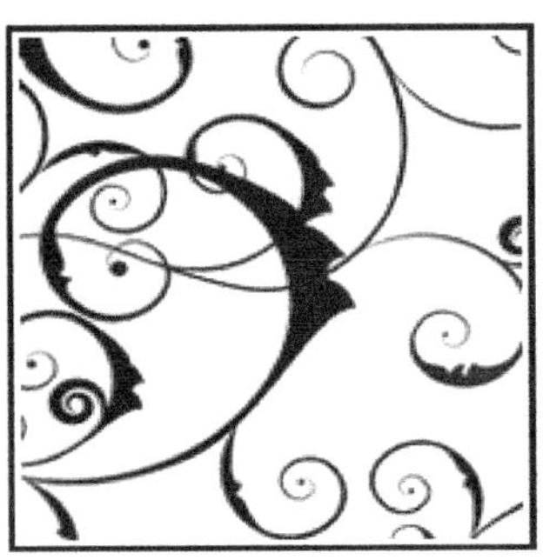

A) 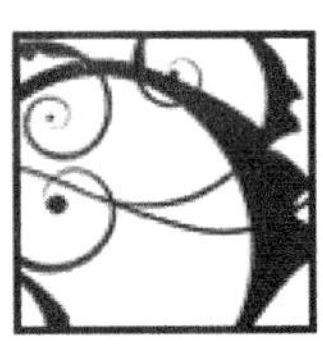

B) 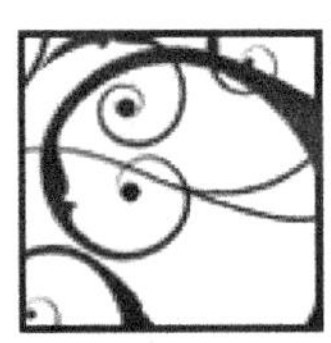

C) 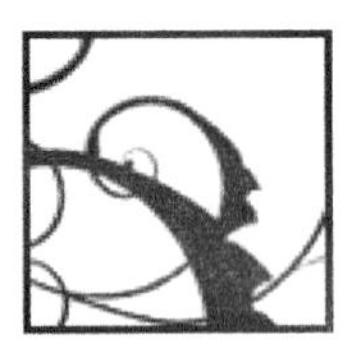

D) 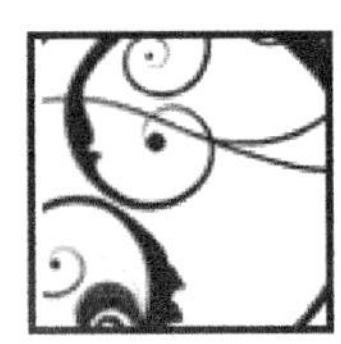

E) 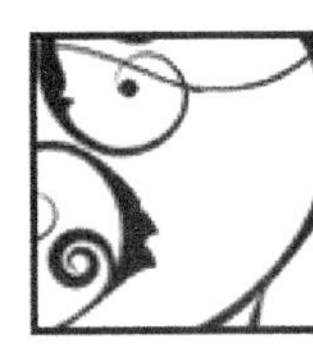

180)

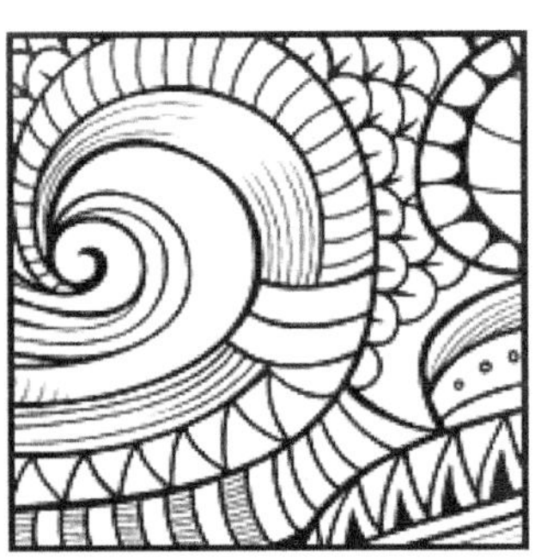

A) 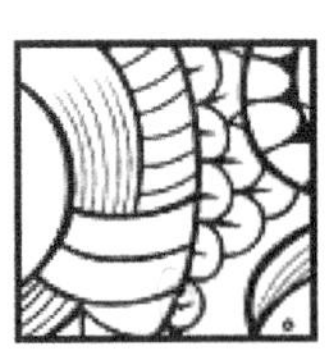

B) 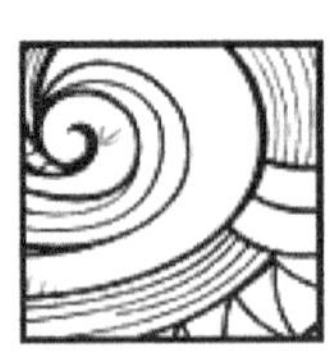

C) 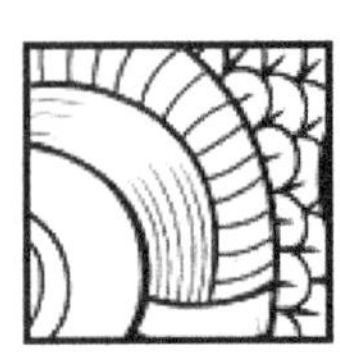

D) 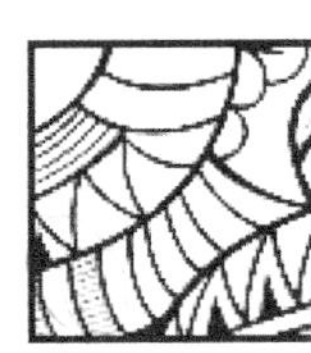

E) 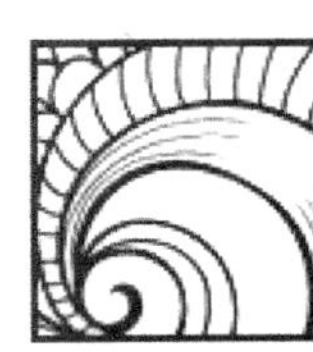

181)

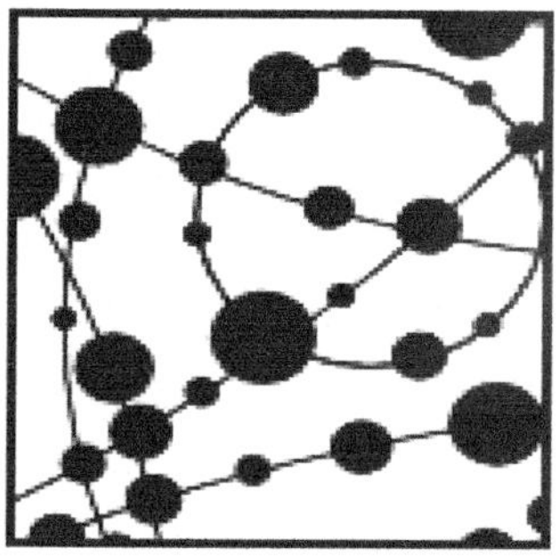

A)

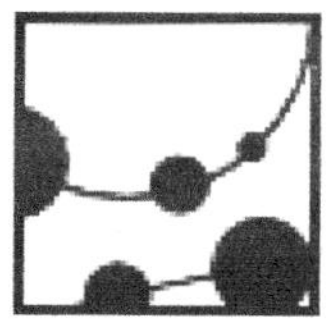

B)

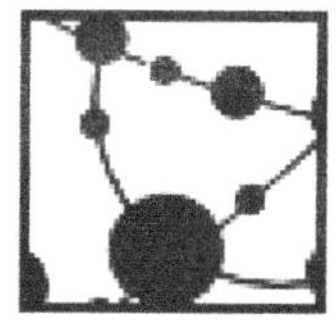

C)

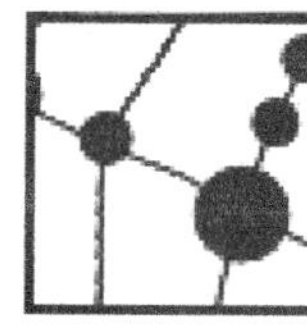

D)

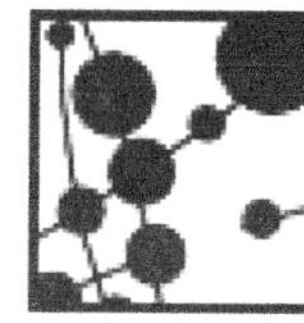

E)

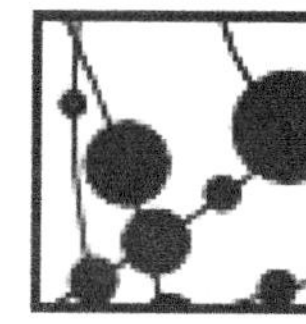

182)

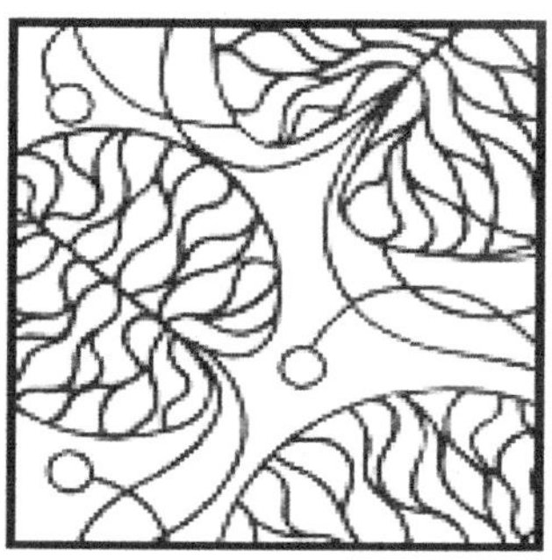

A)

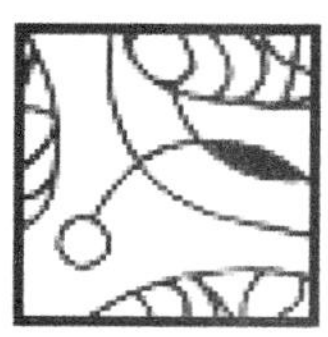

B)

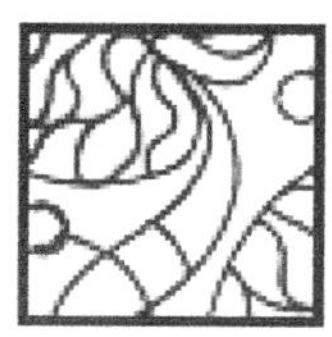

C)

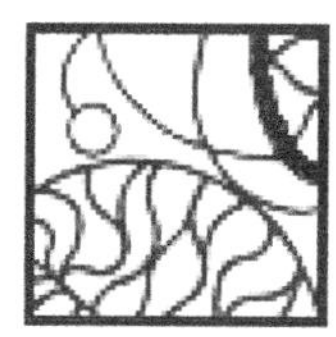

D)

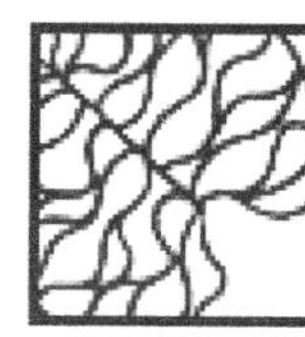

E)

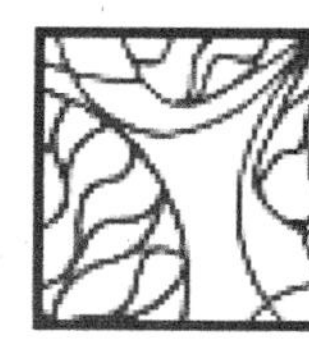

183)

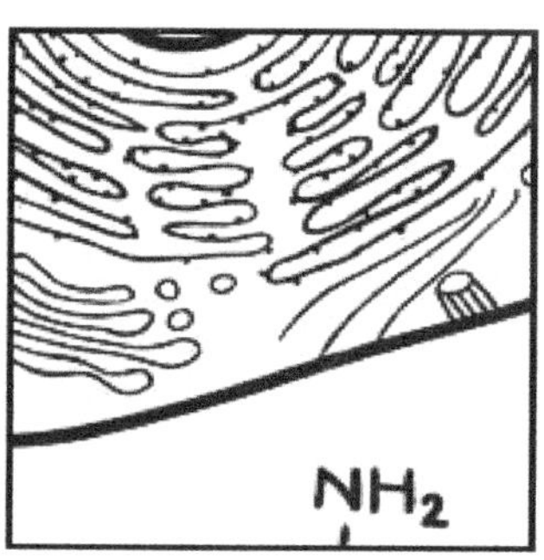

A)

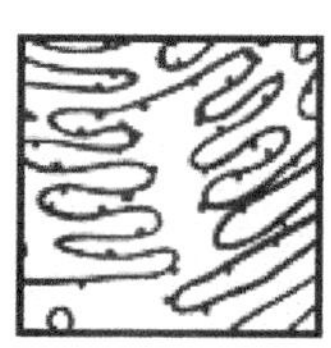

B)

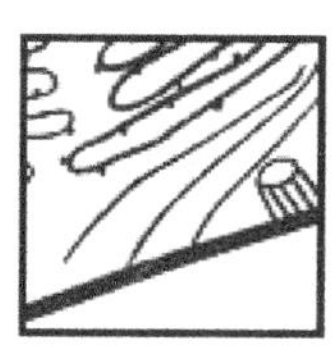

C)

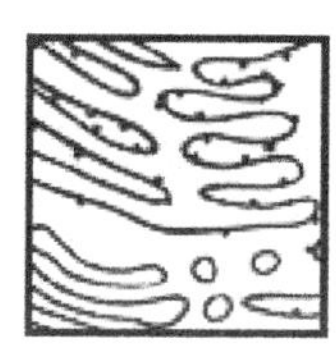

D)

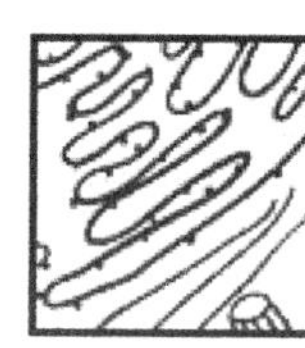

E)

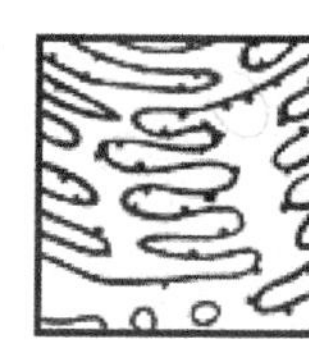

184)

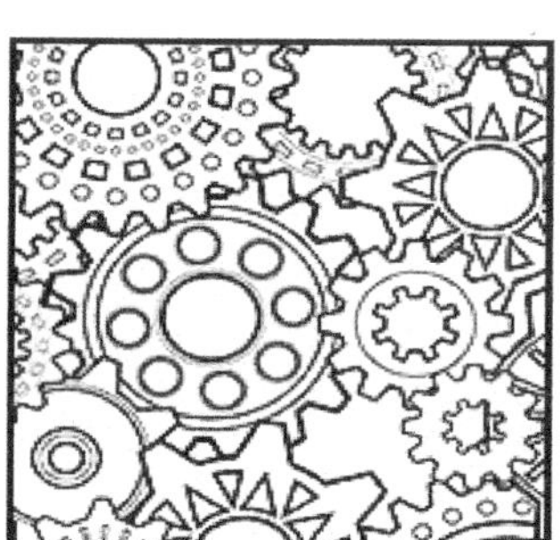

A)

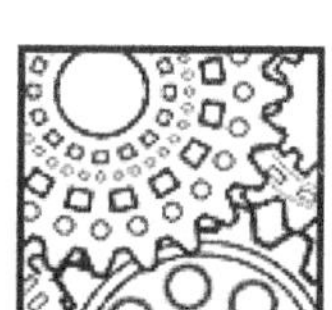

B)

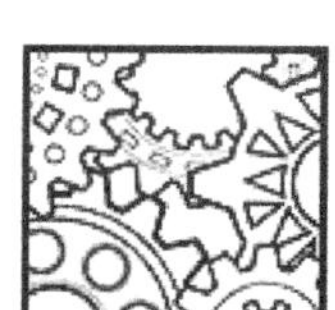

C)

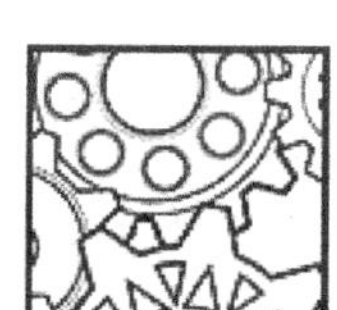

D)

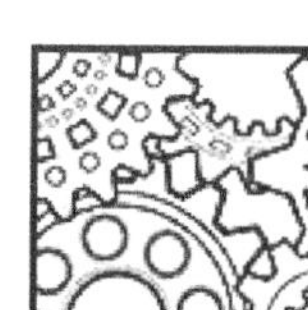

E)

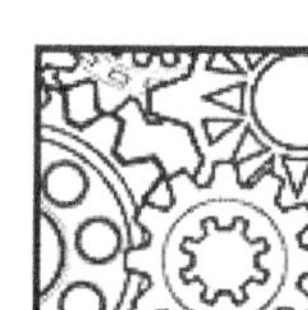

185)

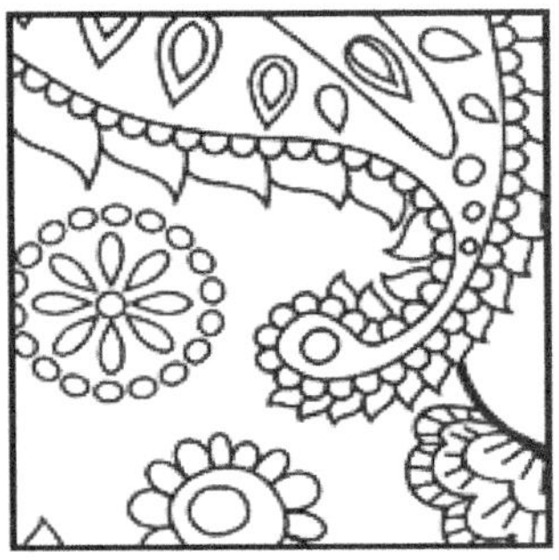

A) 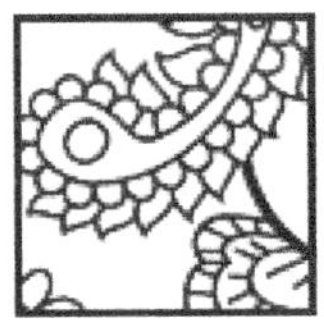

B) 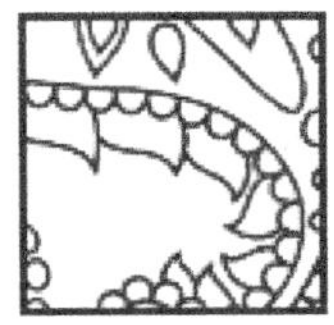

C) 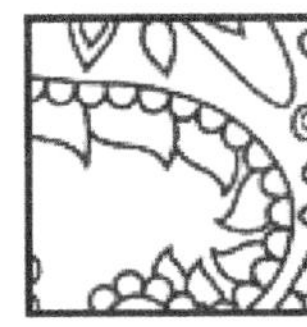

D) 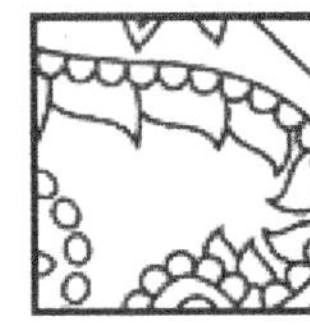

E) 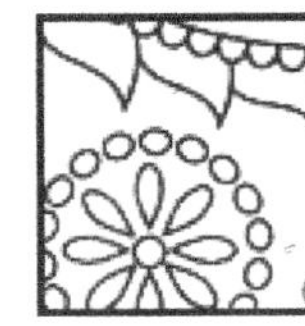

186)

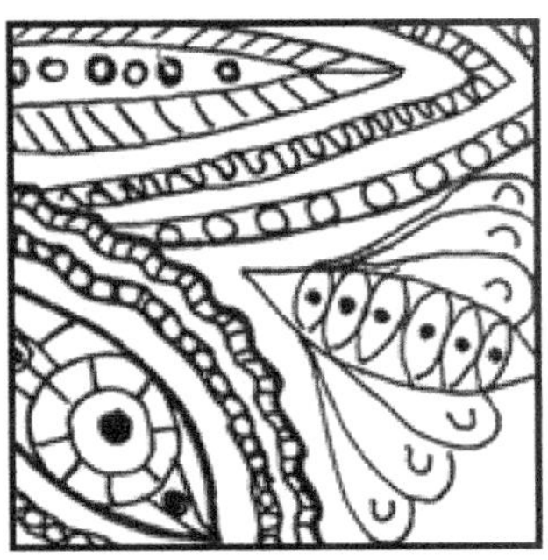

A) 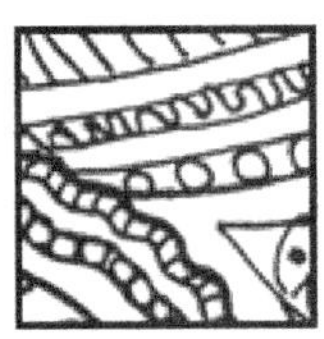

B) 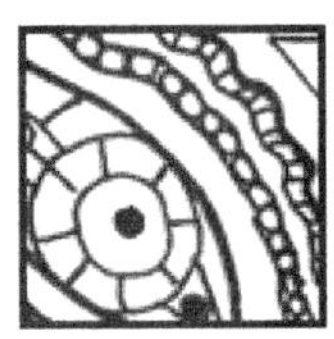

C) 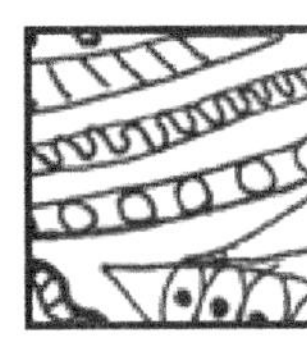

D) 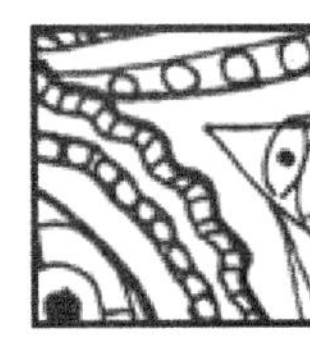

E) 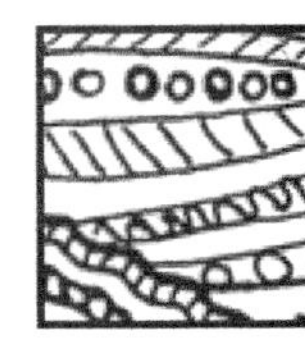

187)

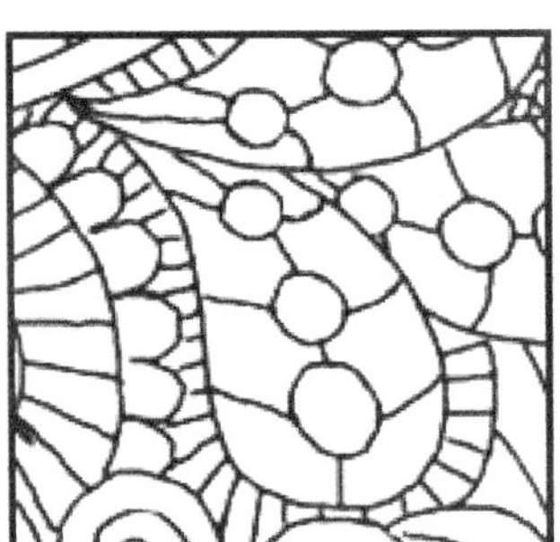

A) 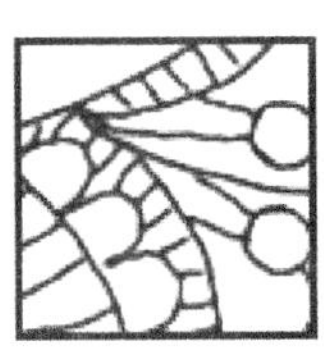

B) 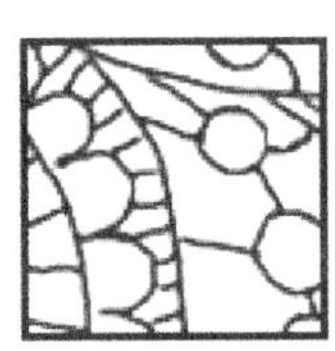

C) 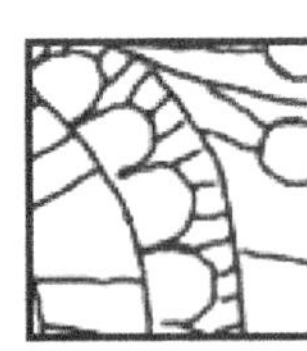

D) 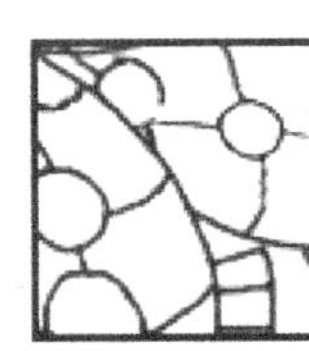

E) 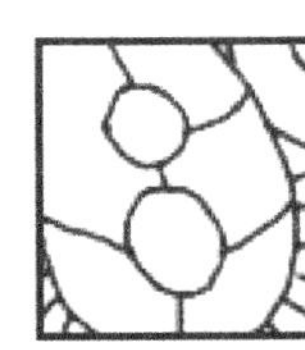

188)

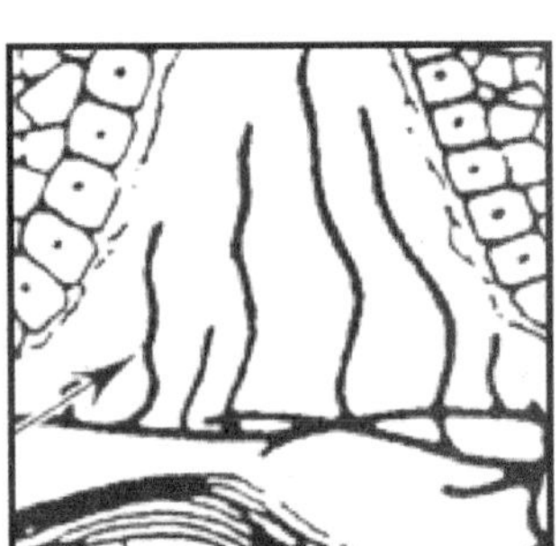

A) 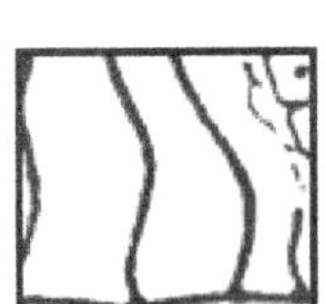

B) 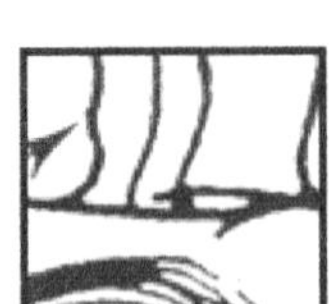

C) 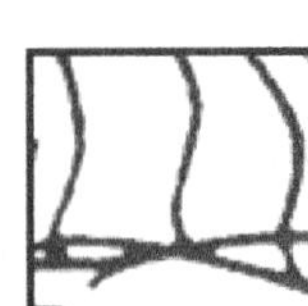

D) 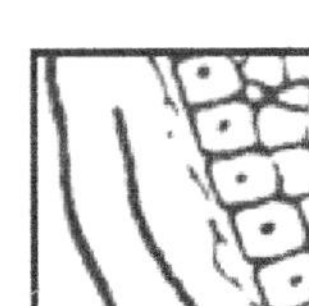

E) 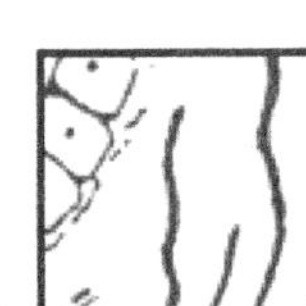

189) A) B) C) D) E)

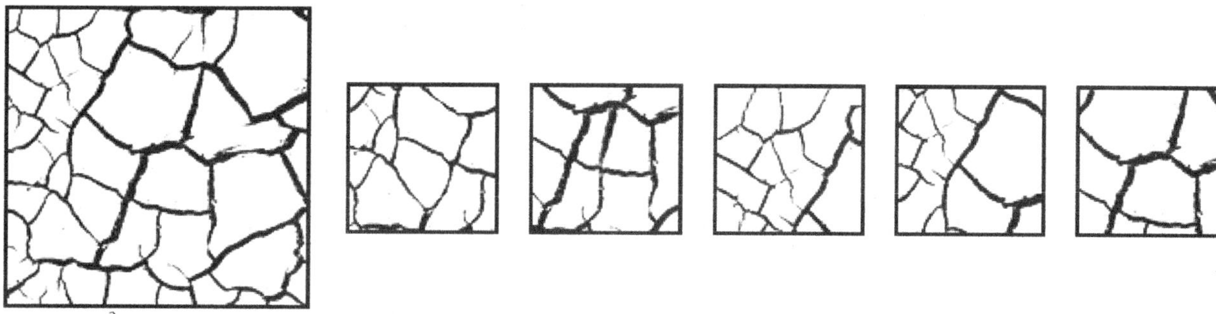

190) A) B) C) D) E)

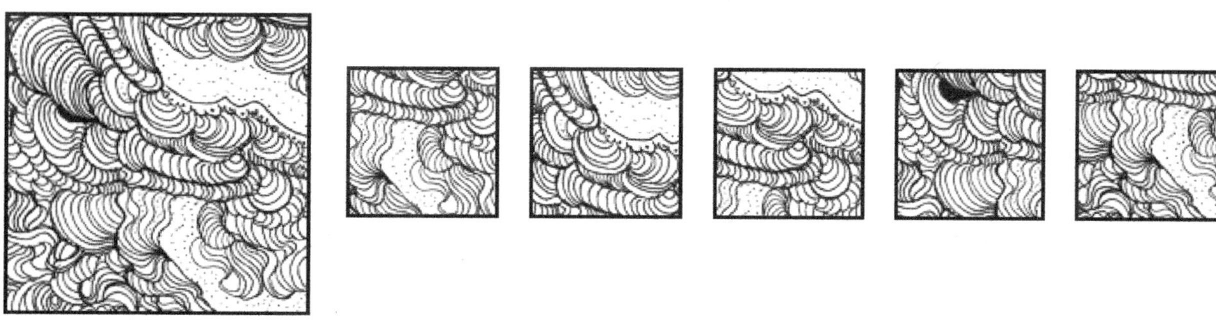

191) A) B) C) D) E)

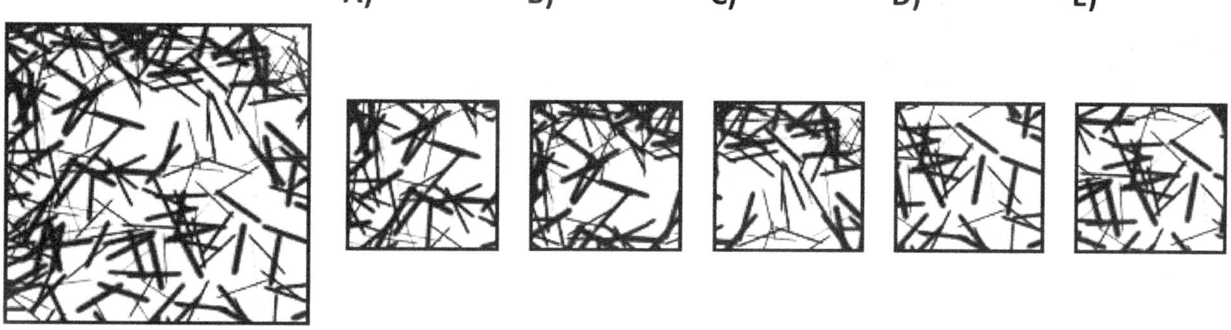

192) A) B) C) D) E)

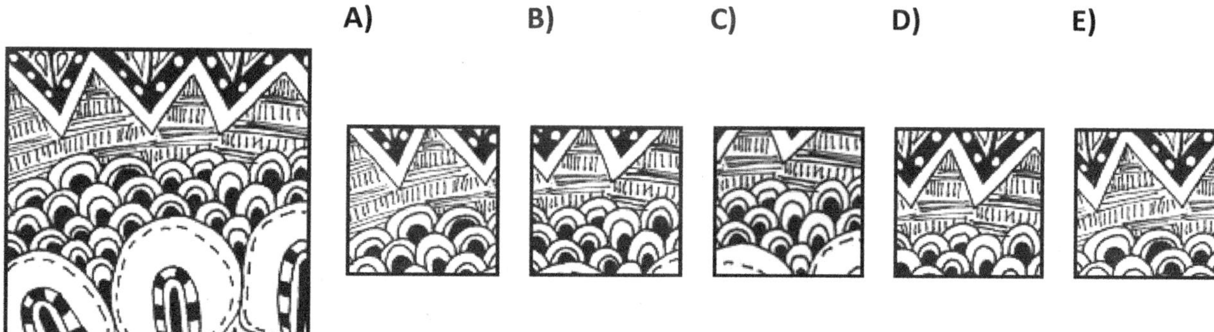

STOP Nicht weiterblättern.

Serie 9 Bearbeitungszeit: 22 Minuten

193) A) B) C) D) E)

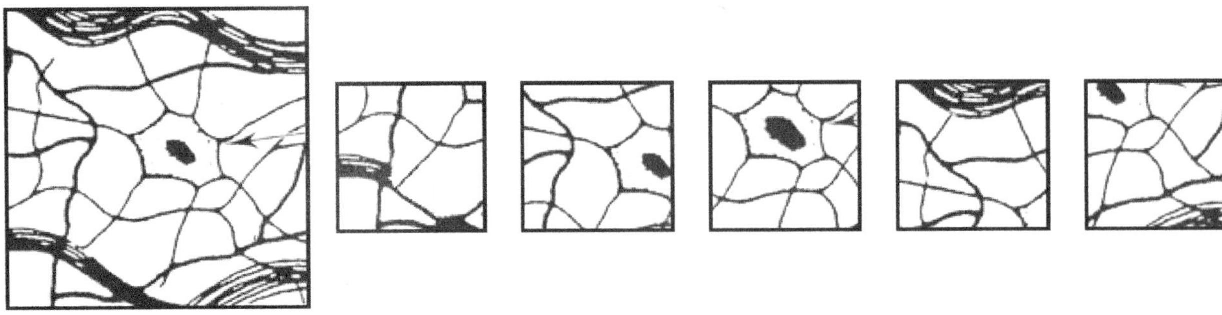

194) A) B) C) D) E)

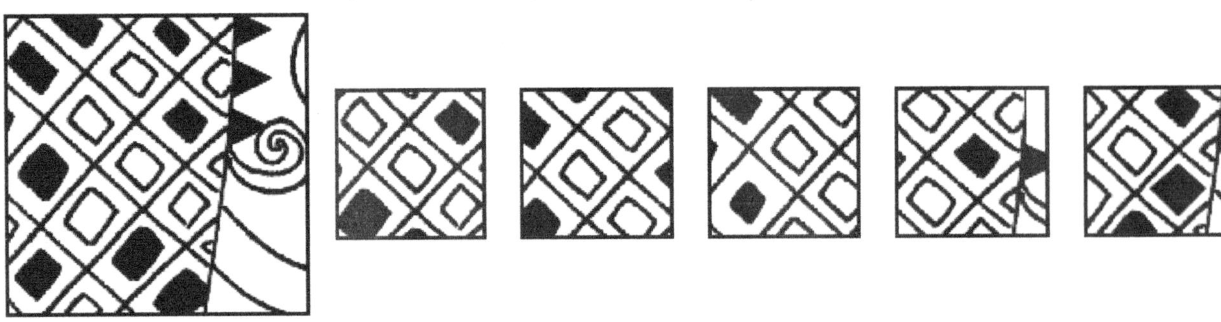

195) A) B) C) D) E)

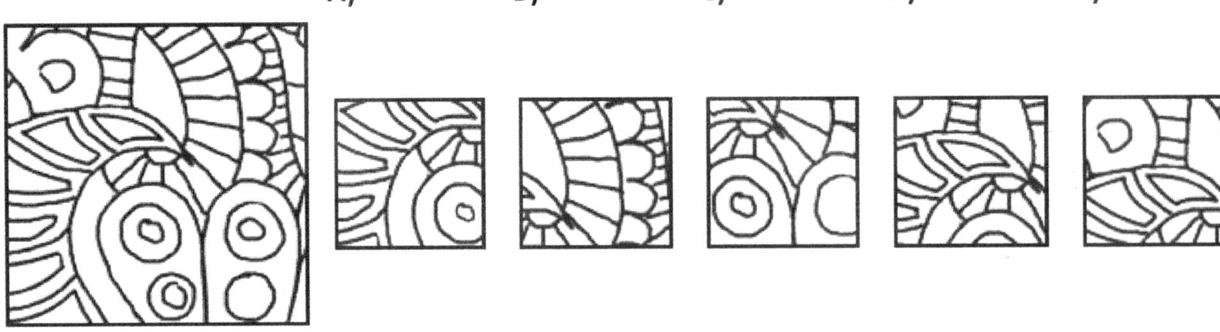

196) A) B) C) D) E)

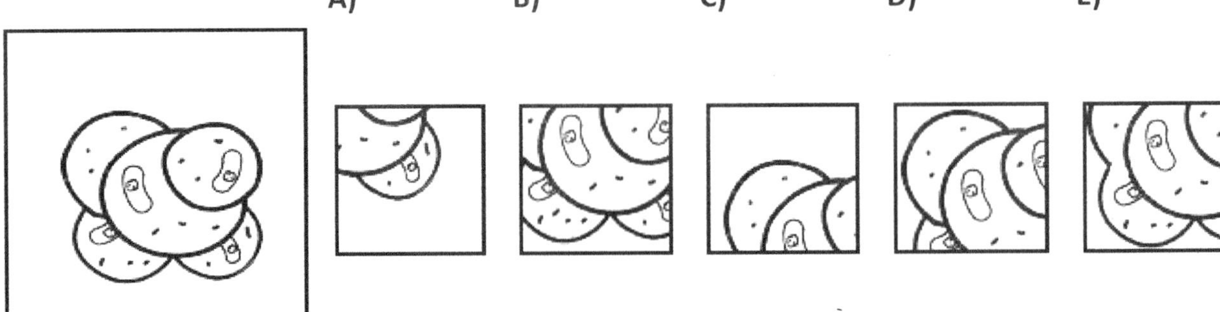

197)

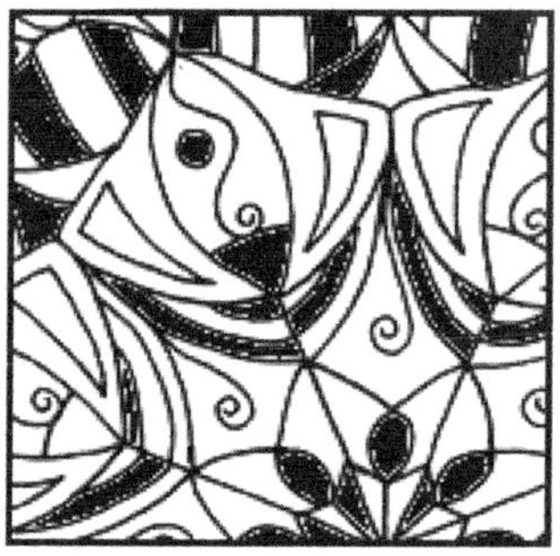

A)

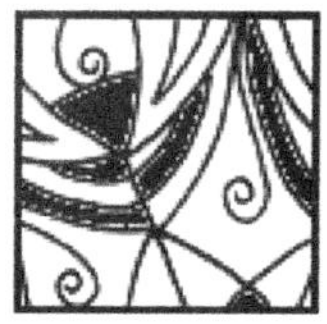

B)

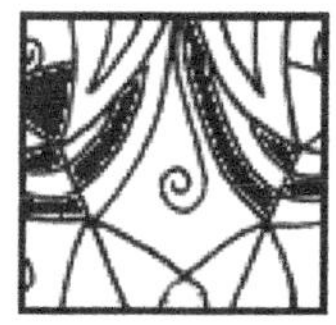

C)

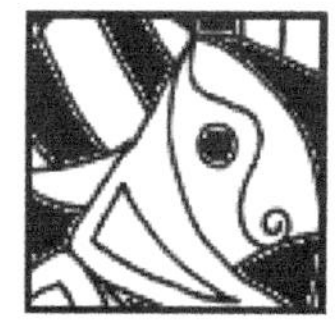

D)

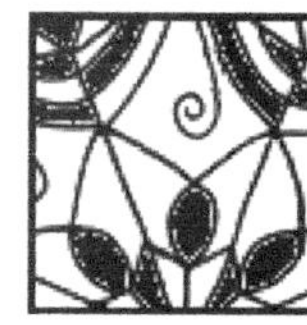

E)

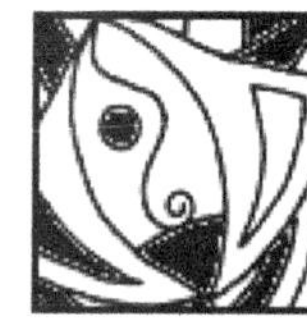

198)

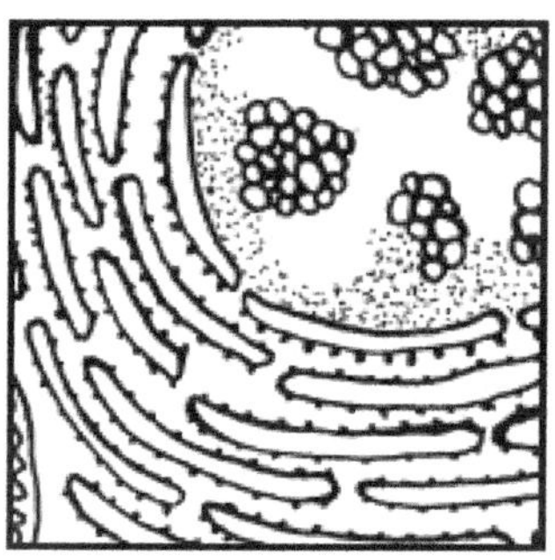

A)

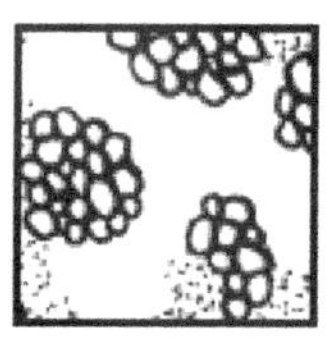

B)

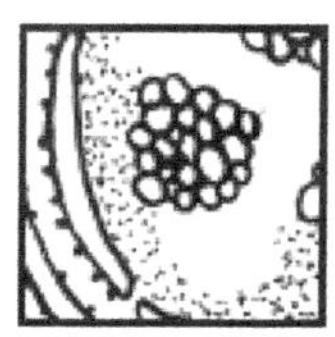

C)

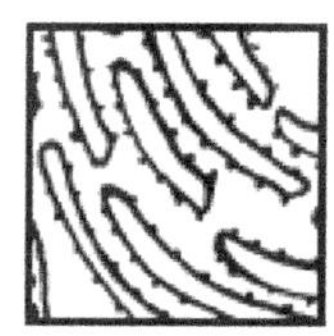

D)

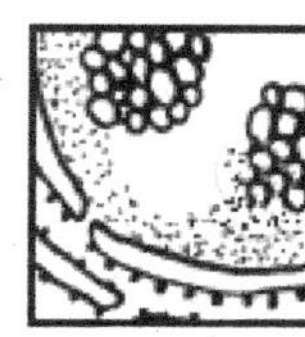

E)

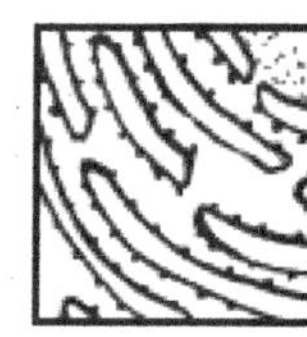

199)

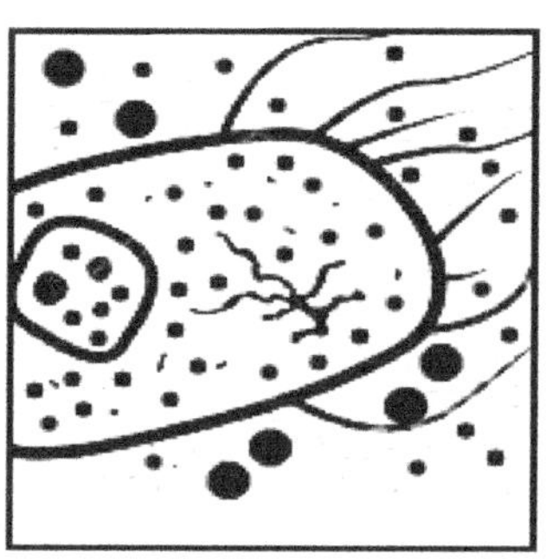

A)

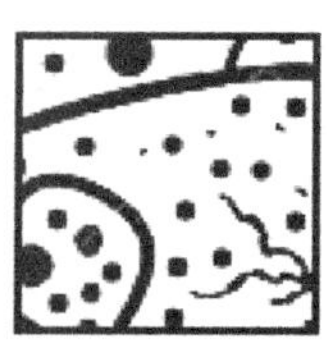

B)

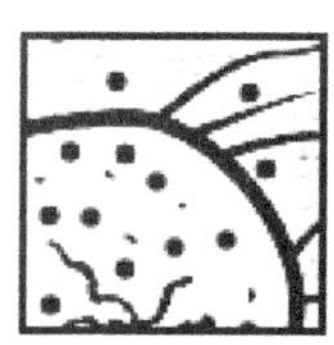

C)

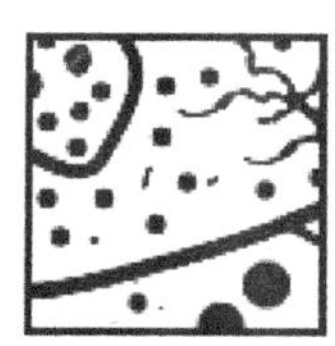

D)

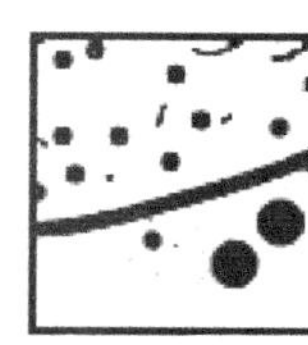

E)

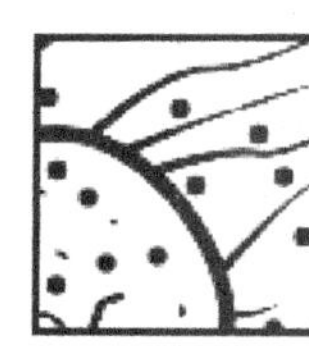

200)

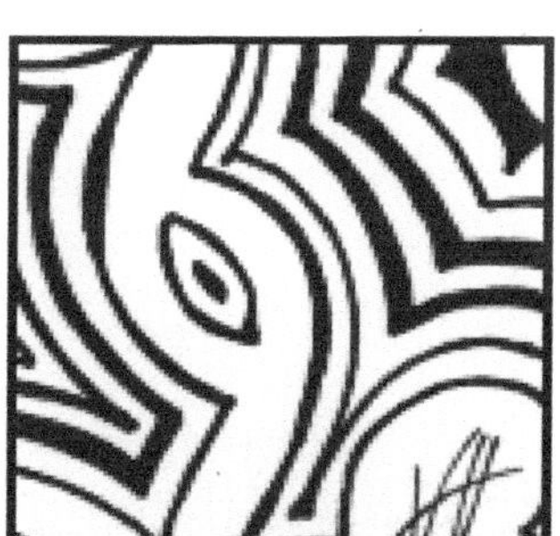

A)

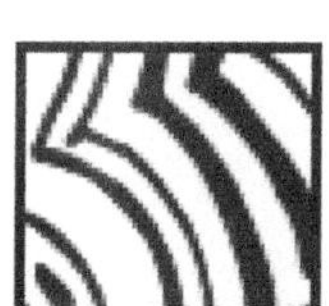

B)

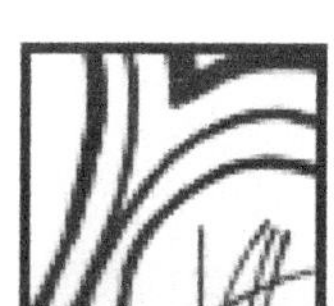

C)

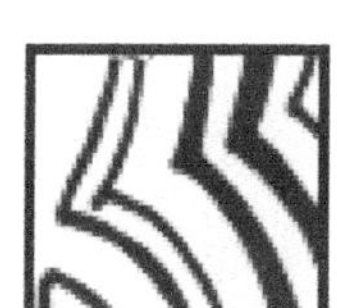

D)

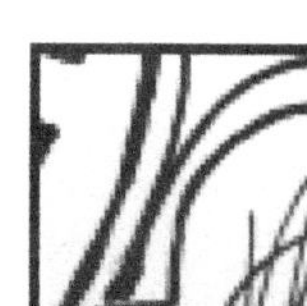

E)

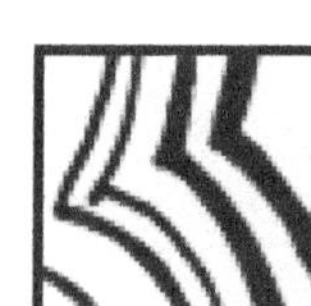

201)

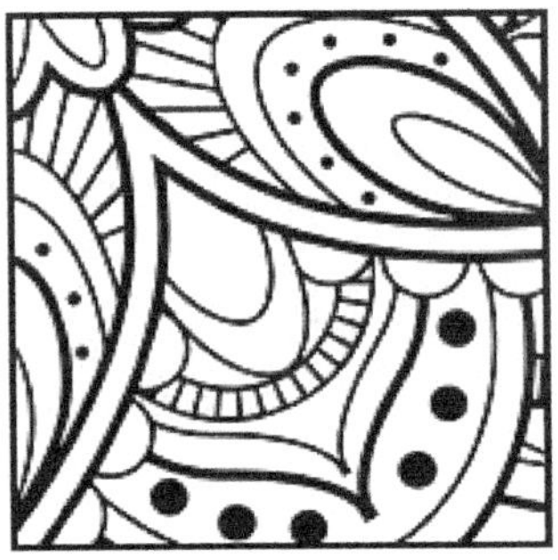

A)

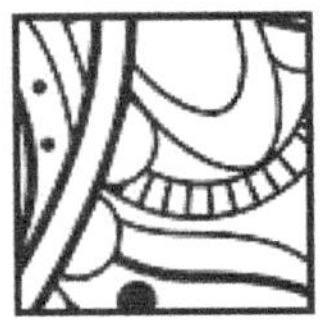

B)

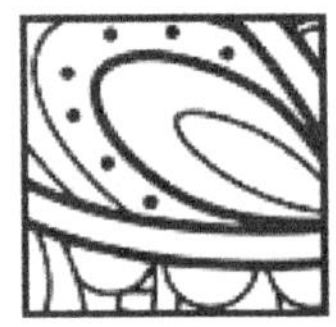

C)

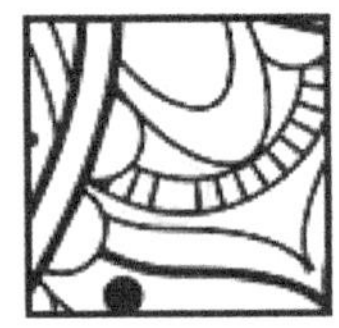

D)

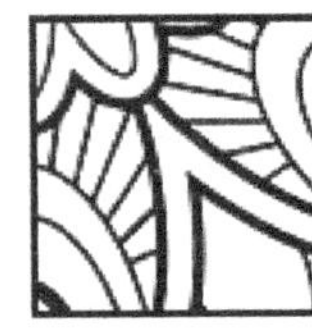

E)

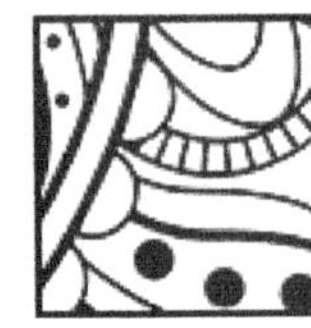

202)

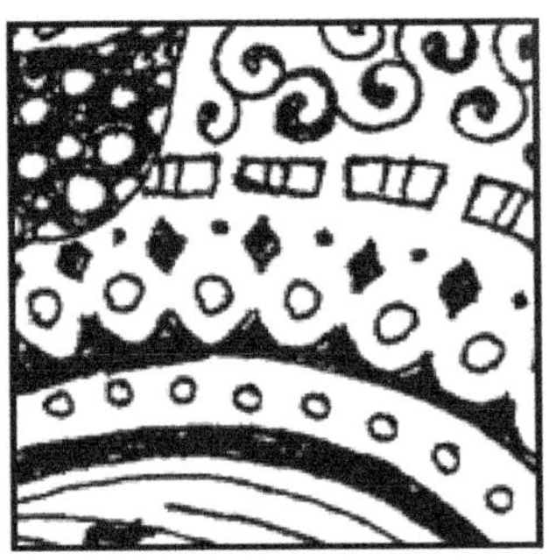

A)

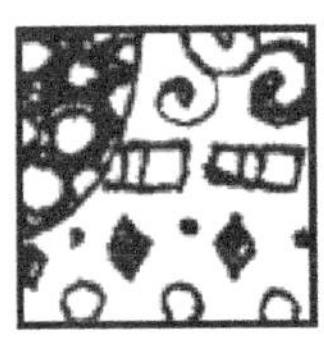

B)

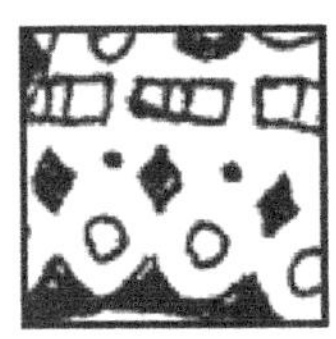

C)

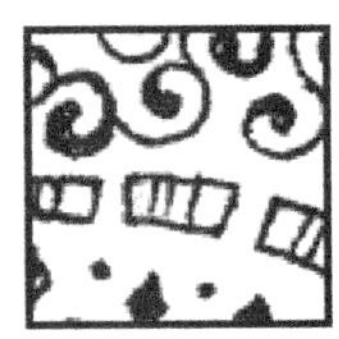

D)

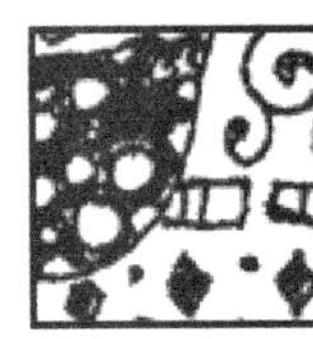

E)

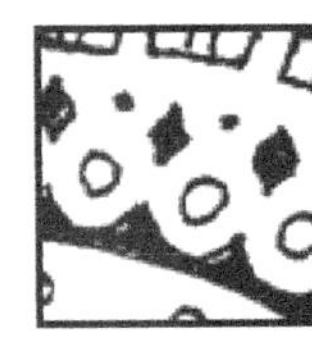

203)

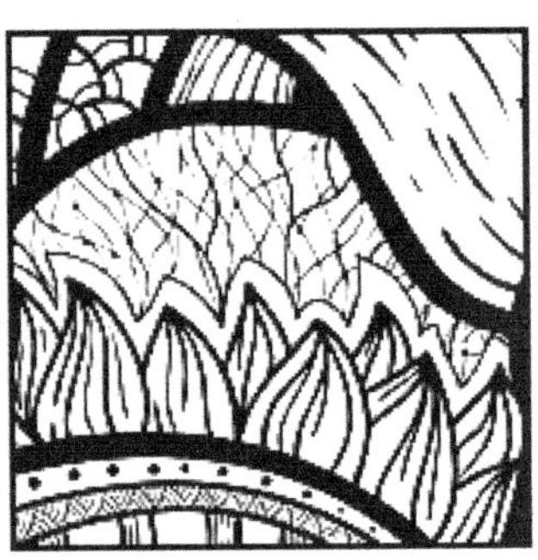

A)

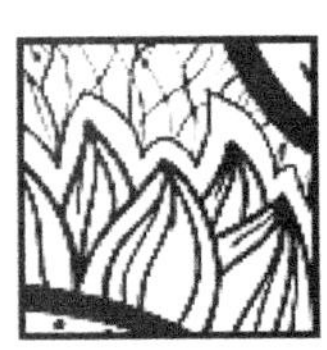

B)

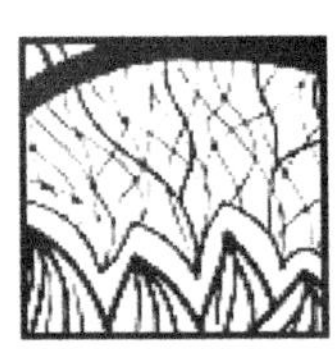

C)

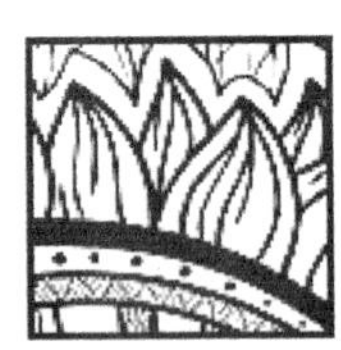

D)

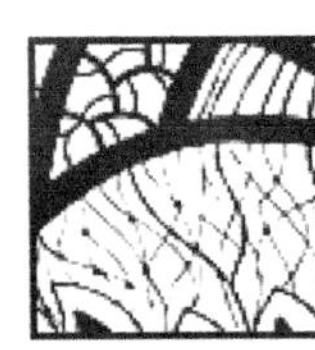

E)

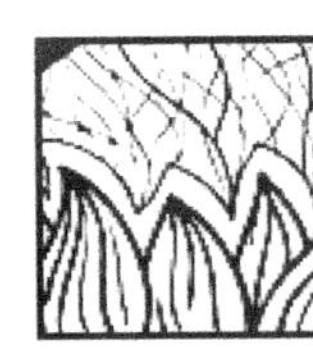

204)

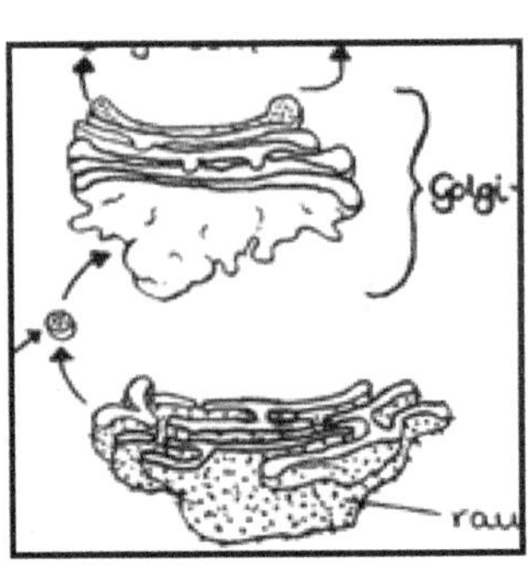

A)

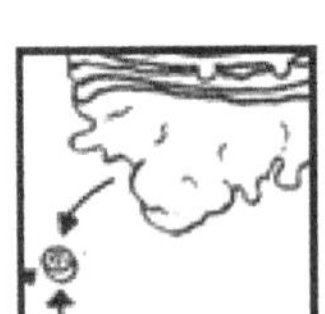

B)

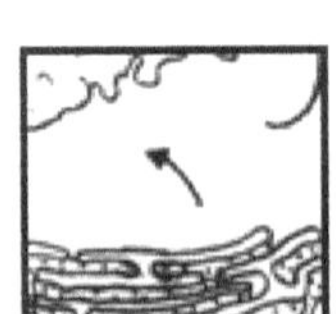

C)

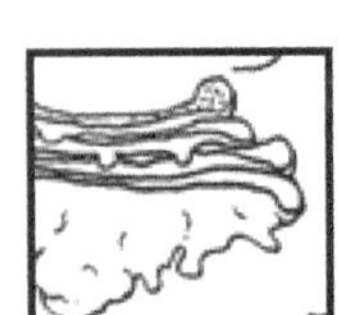

D)

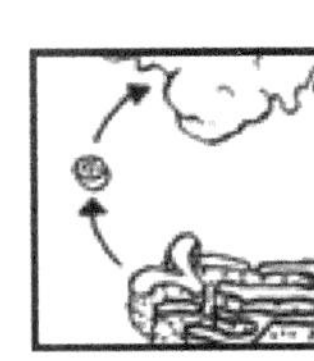

E)

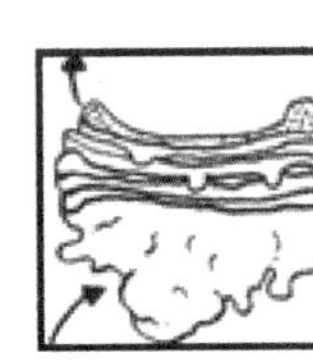

205)

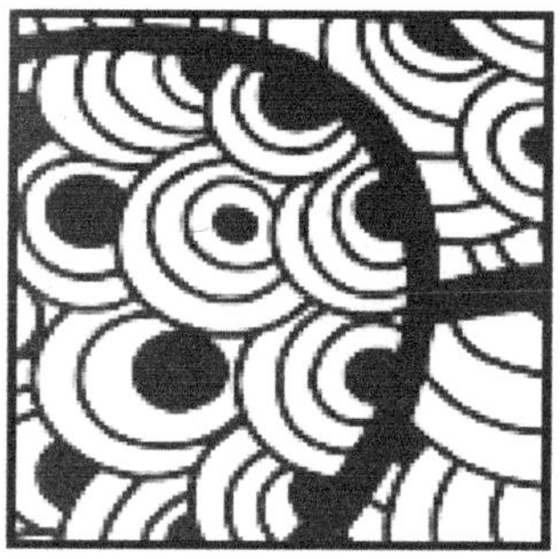

A)

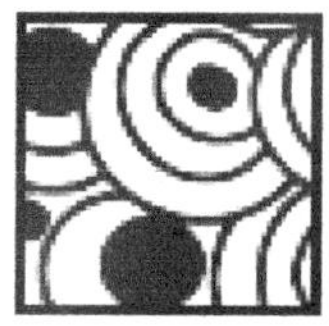

B)

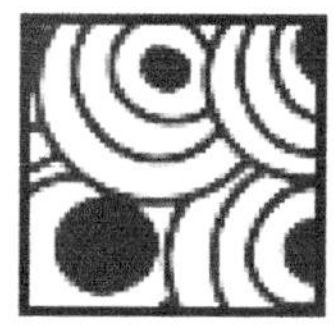

C)

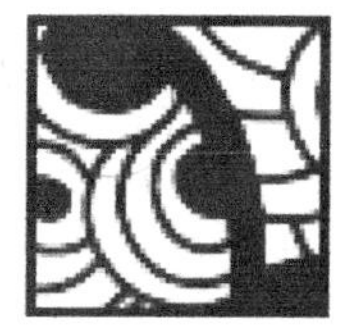

D)

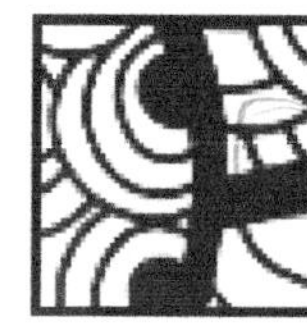

E)

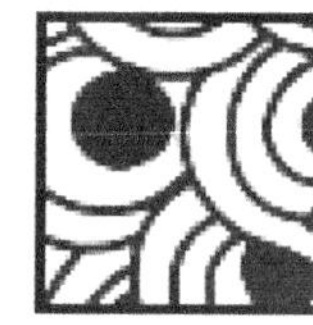

206)

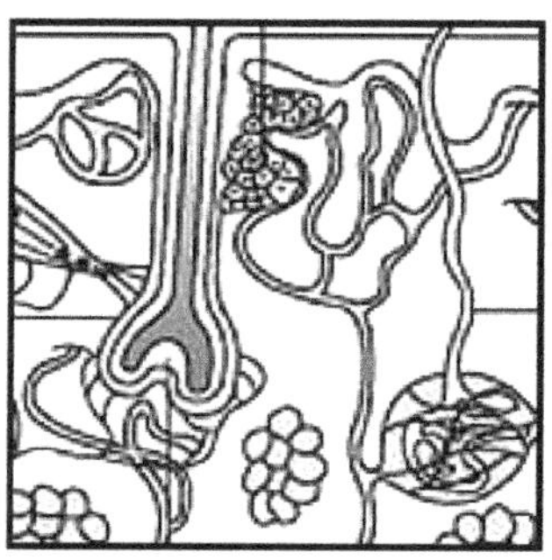

A)

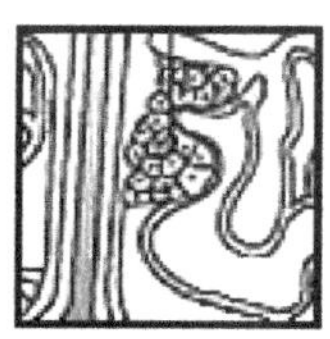

B)

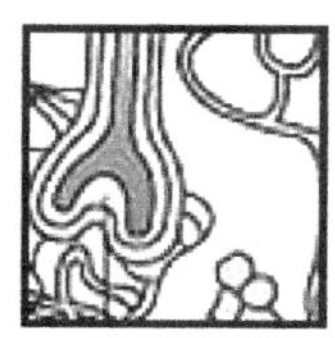

C)

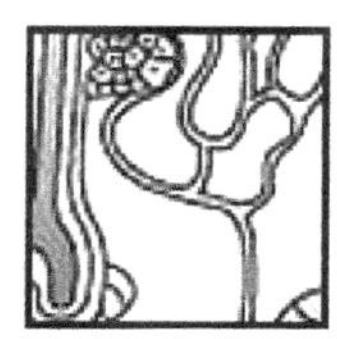

D)

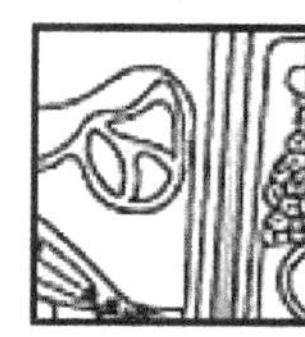

E)

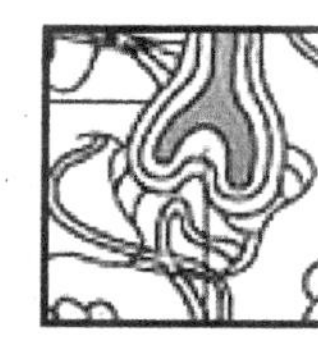

207)

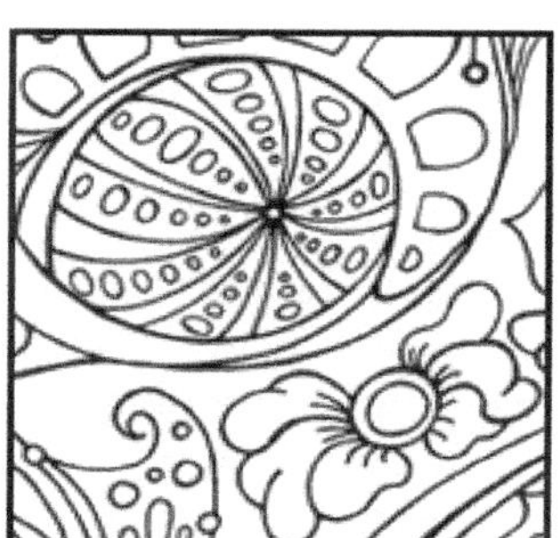

A)

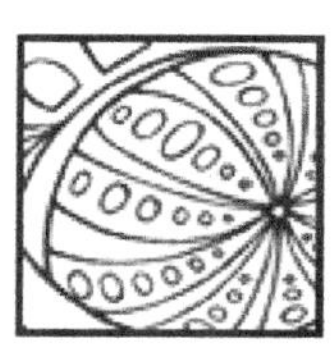

B)

C)

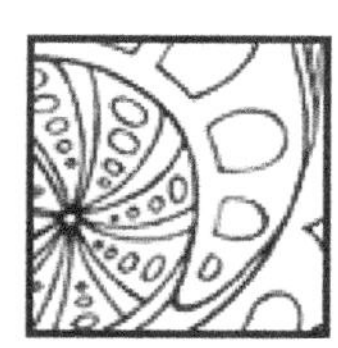

D)

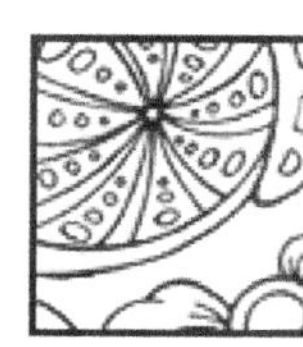

E)

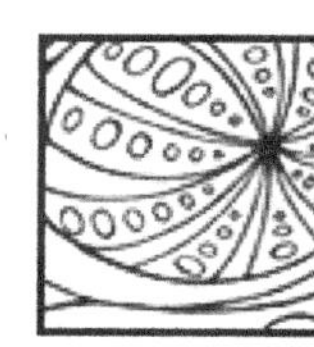

208)

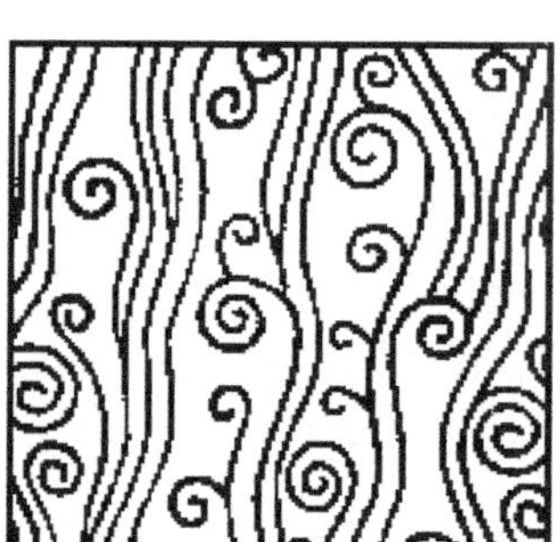

A)

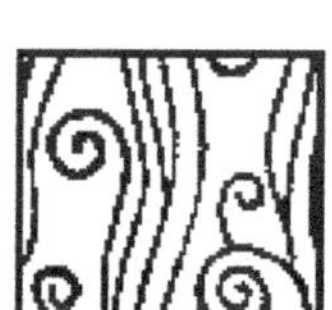

B)

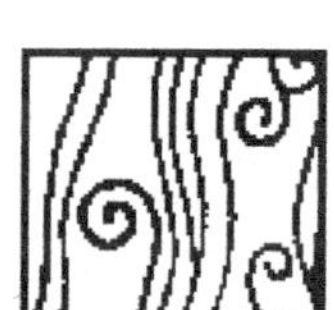

C)

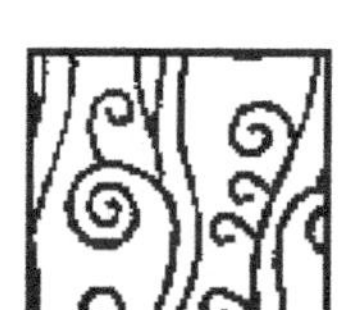

D)

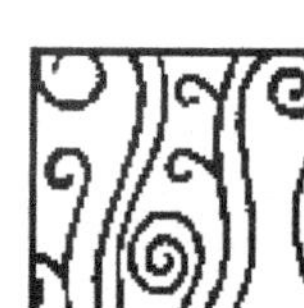

E)

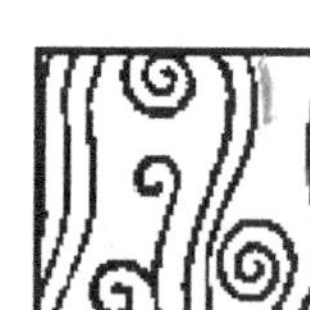

209)

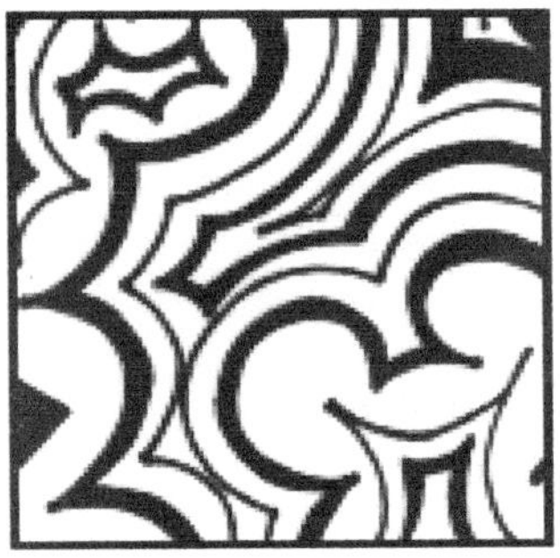

A) 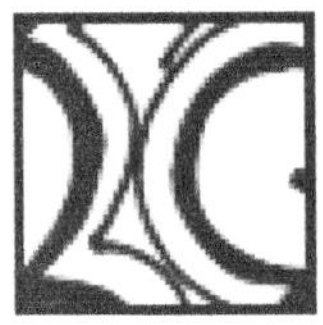

B) 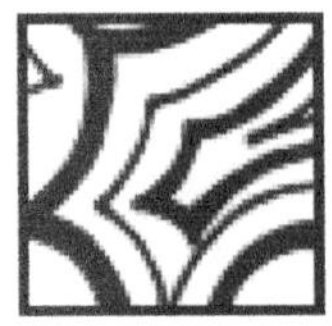

C) 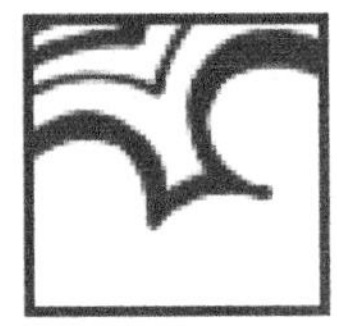

D) 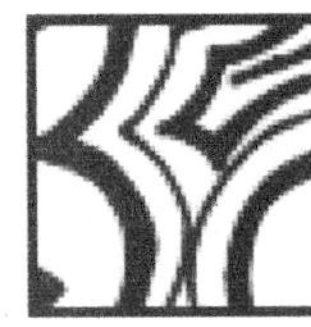

E) 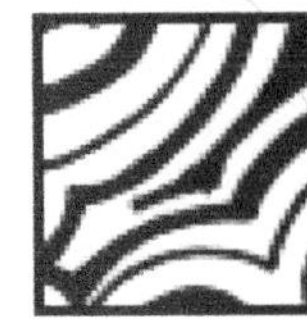

210)

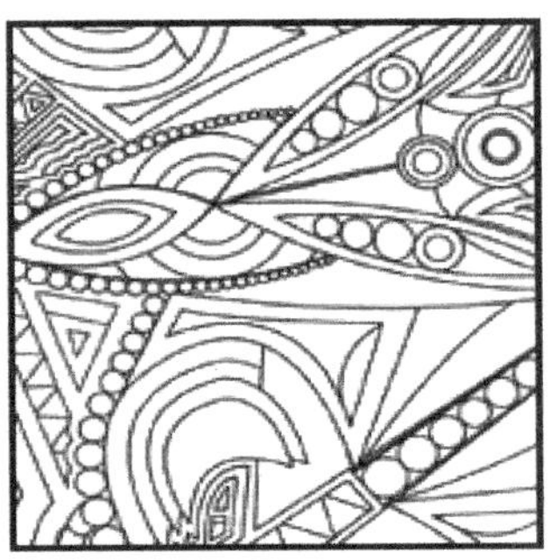

A) 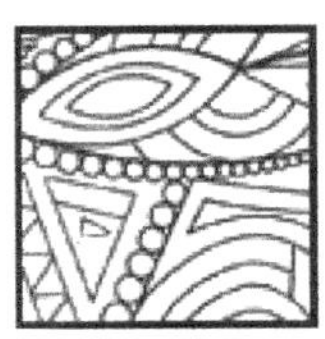

B) 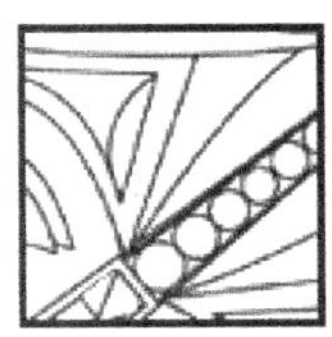

C) 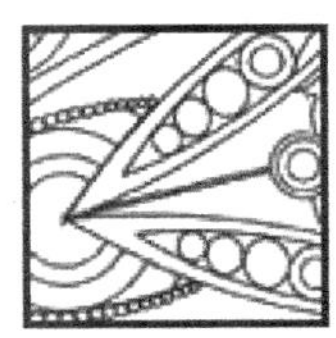

D) 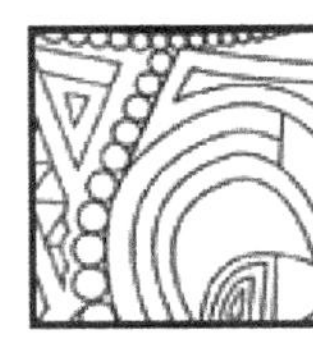

E) 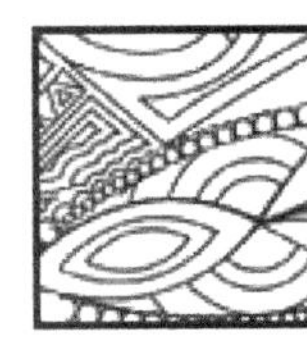

211)

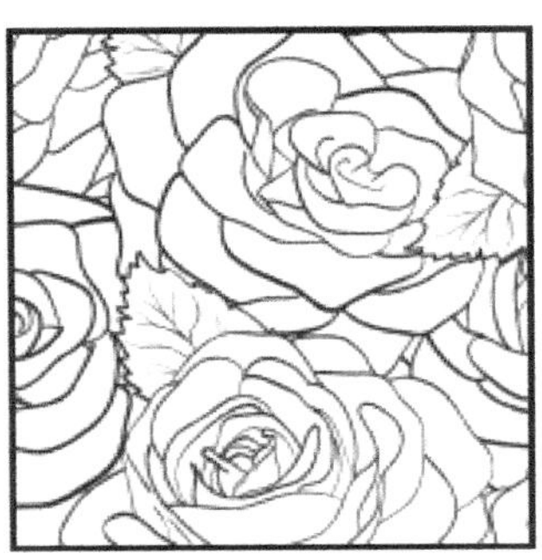

A) 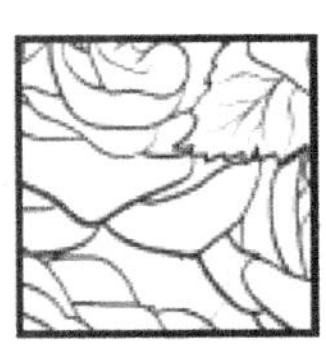

B) 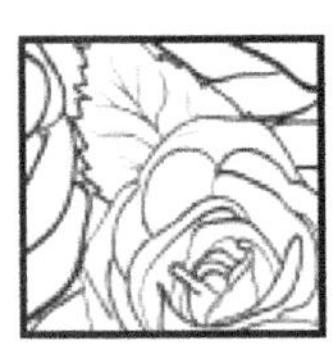

C) 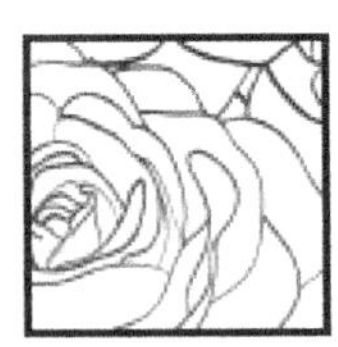

D) 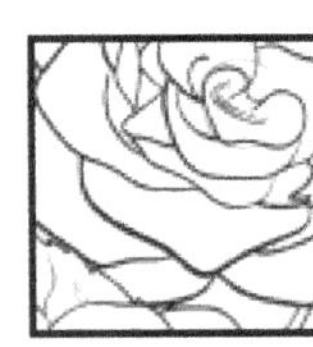

E) 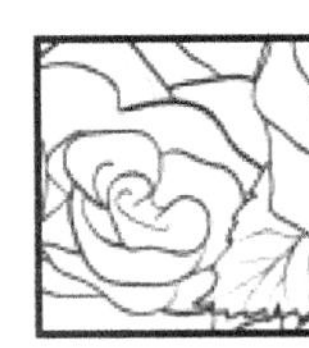

212)

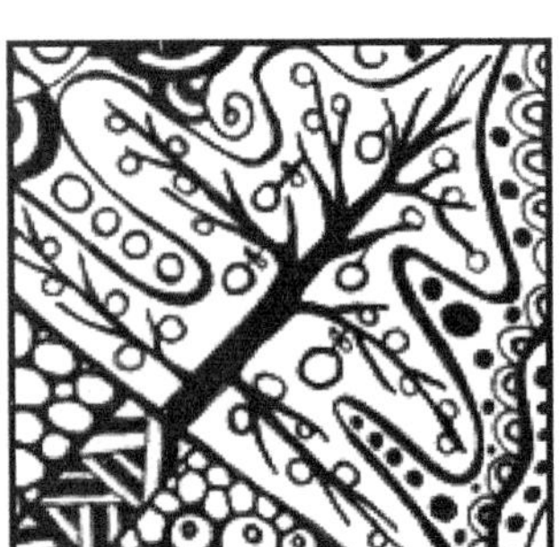

A) 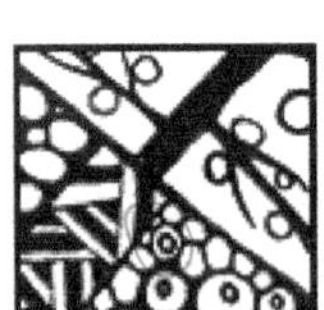

B) 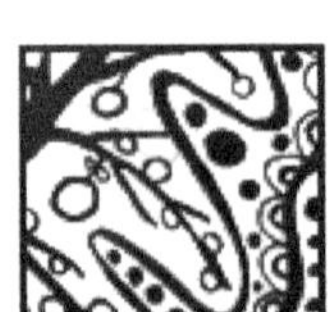

C) 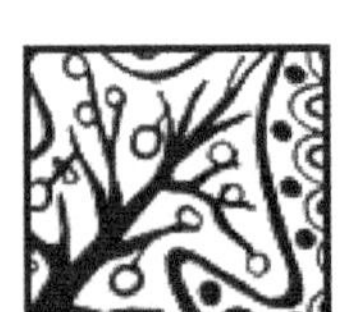

D) 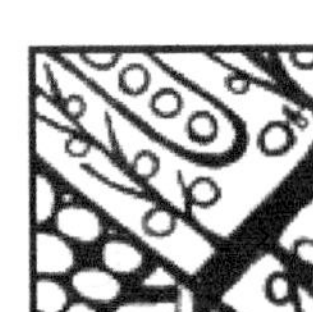

E) 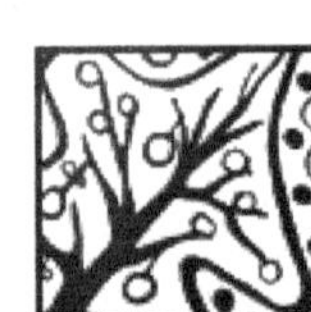

213)

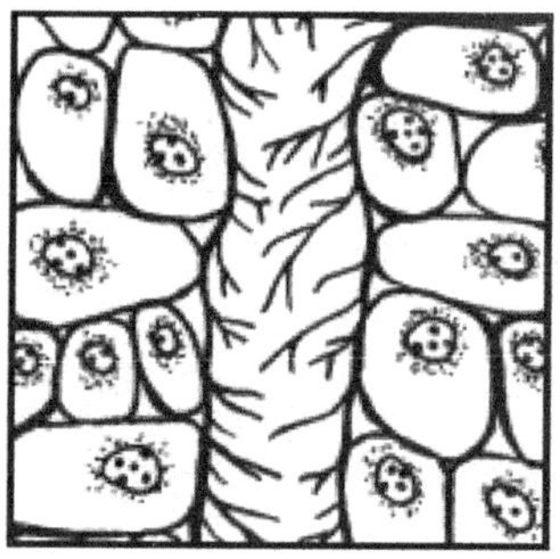

A) B) C) D) E)

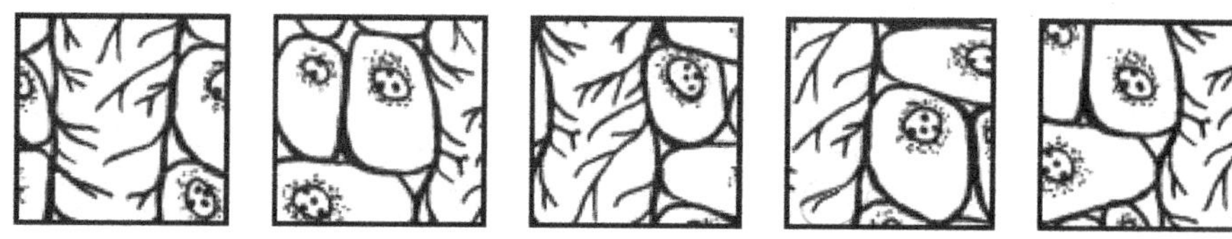

214)

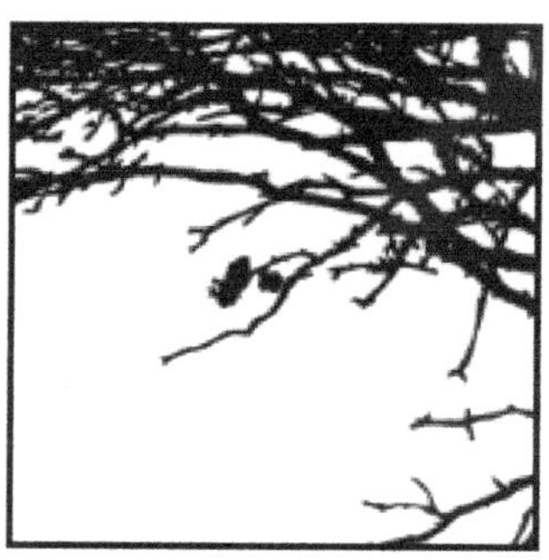

A) B) C) D) E)

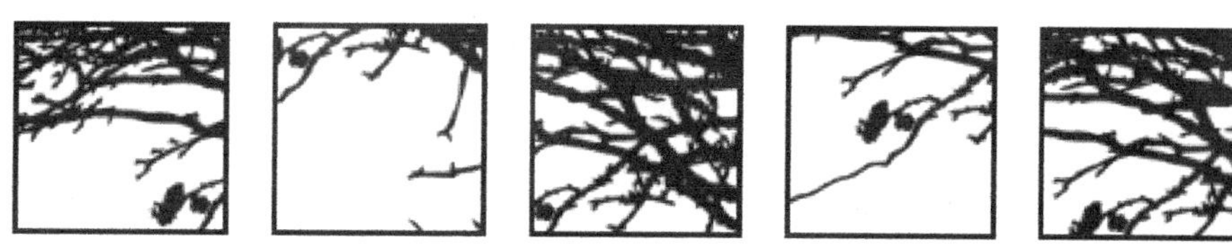

215)

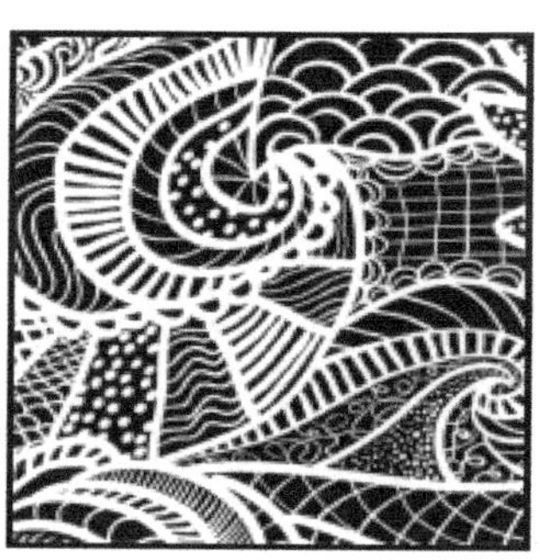

A) B) C) D) E)

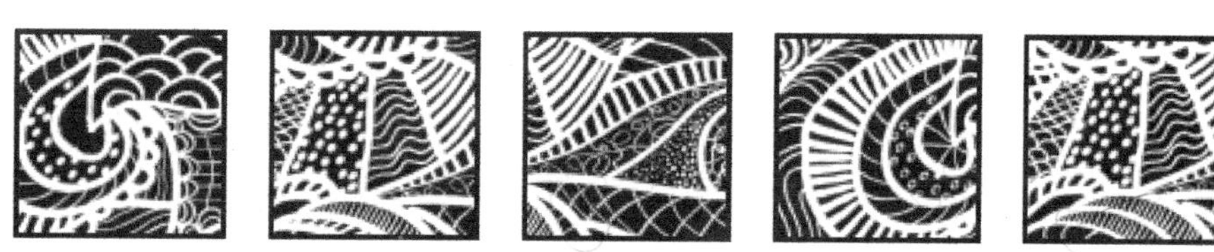

216)

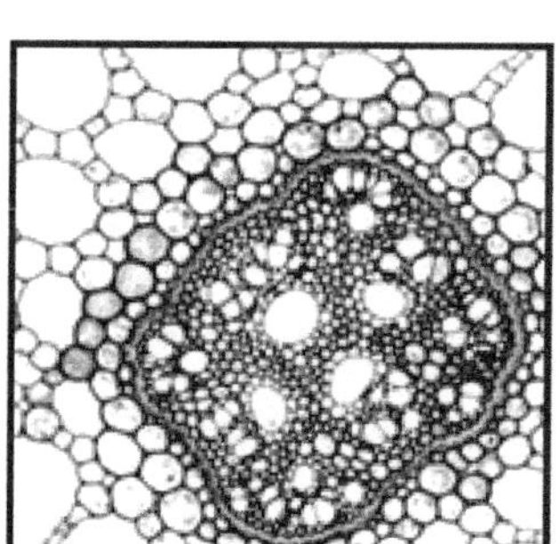

A) B) C) D) E)

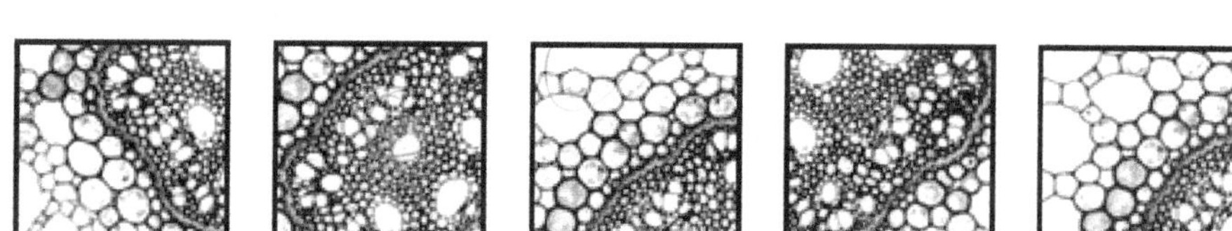

STOP Nicht weiterblättern.

Serie 10 **Bearbeitungszeit: 22 Minuten**

217) A) B) C) D) E)

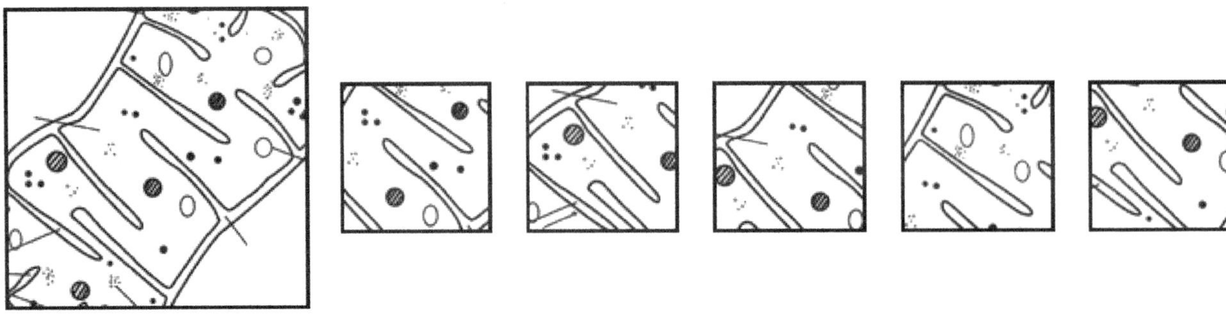

218) A) B) C) D) E)

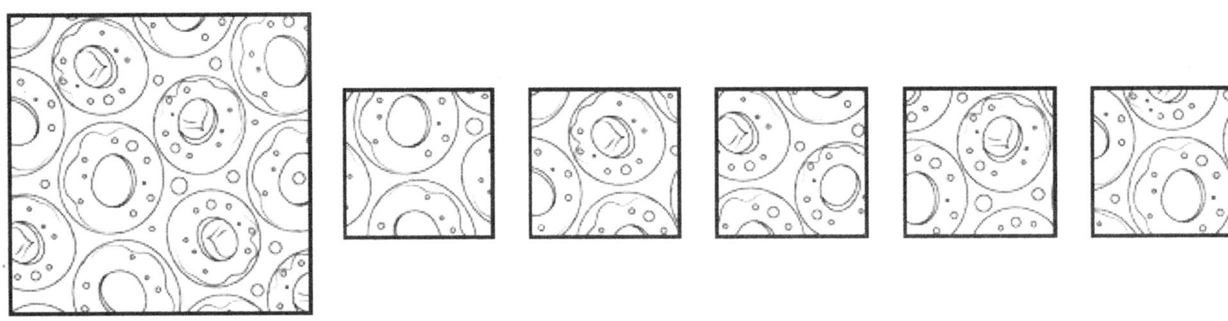

219) A) B) C) D) E)

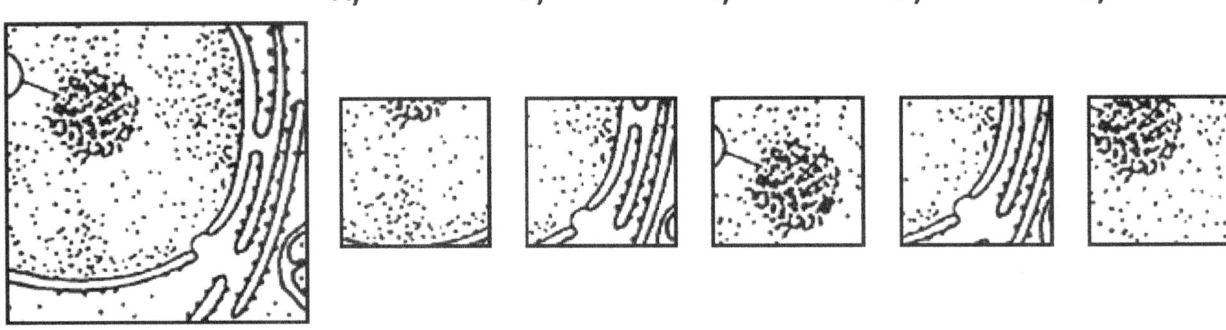

220) A) B) C) D) E)

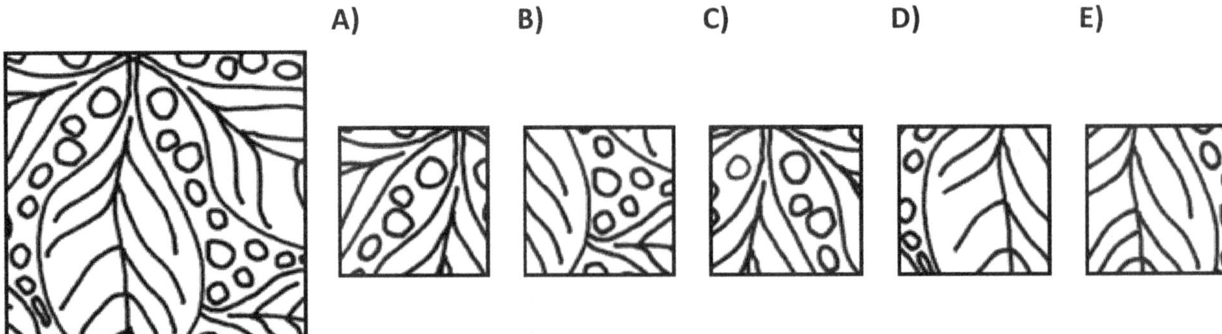

221)

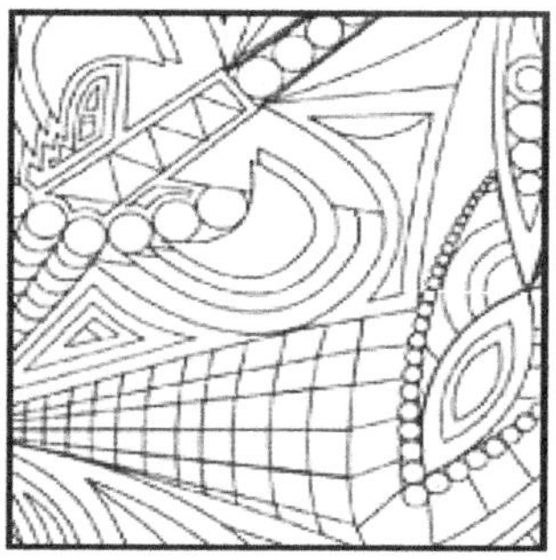

A)

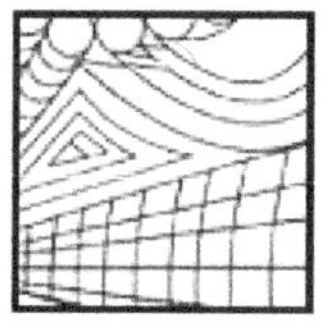

B)

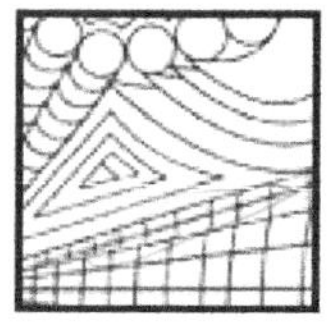

C)

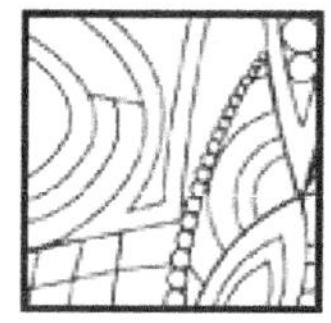

D)

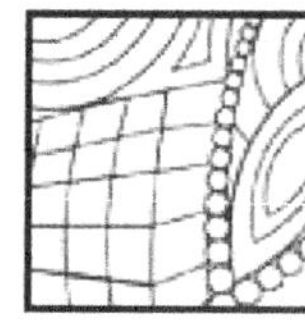

E)

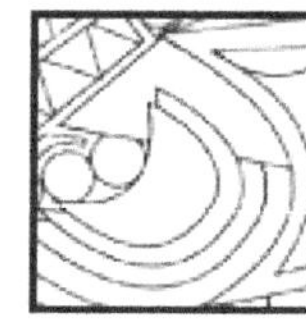

222)

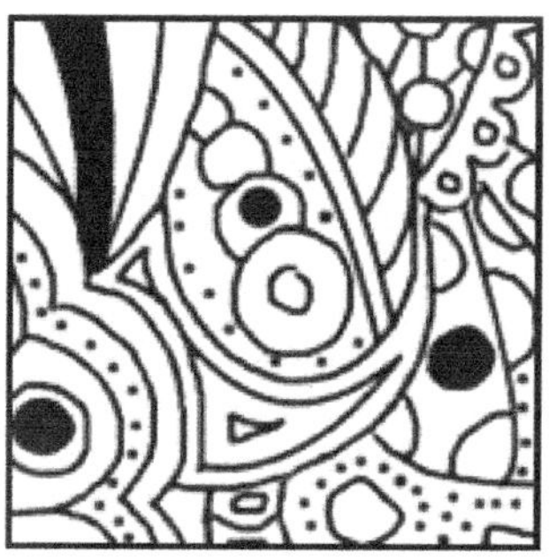

A)

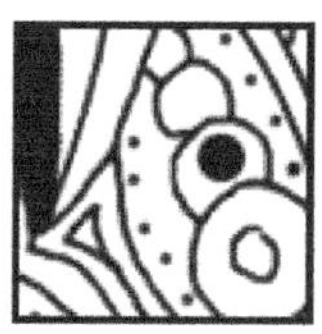

B)

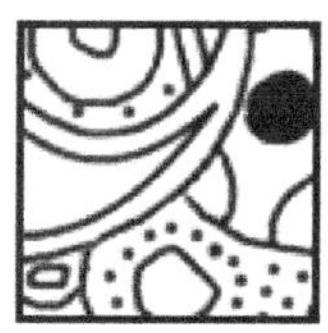

C)

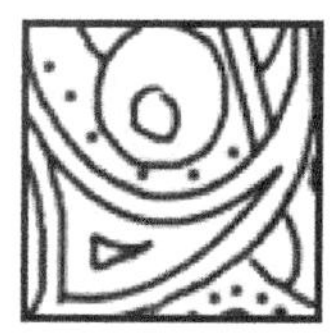

D)

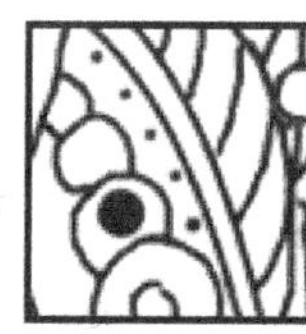

E)

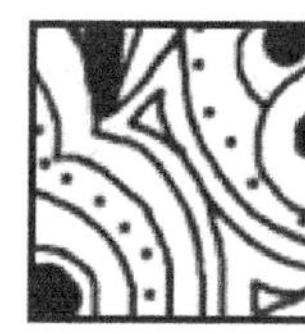

223)

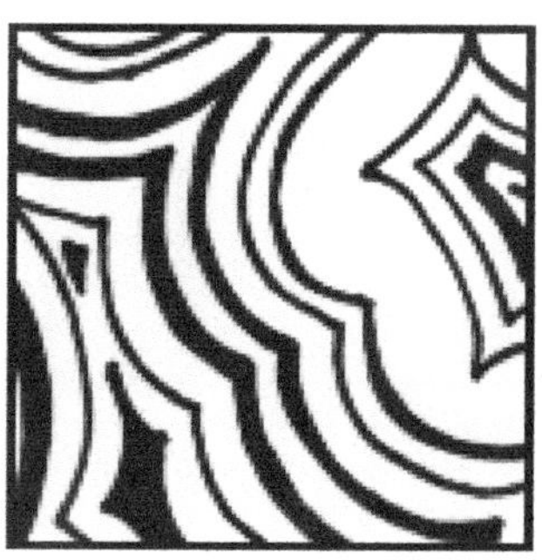

A)

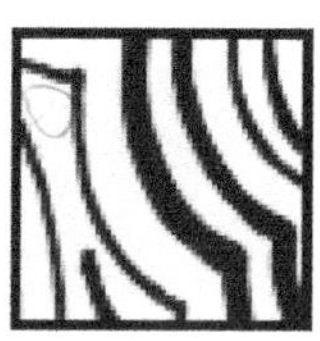

B)

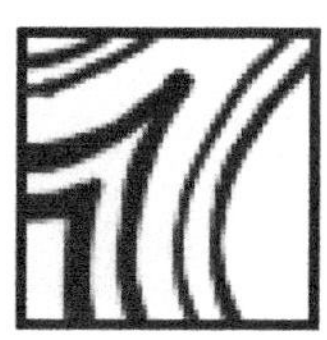

C)

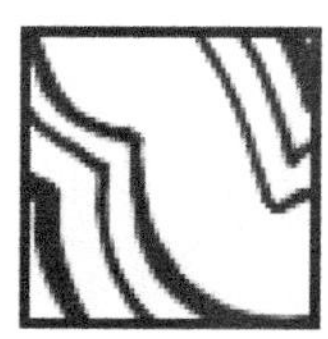

D)

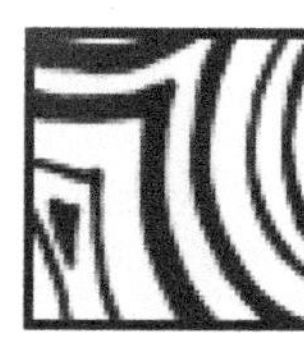

E)

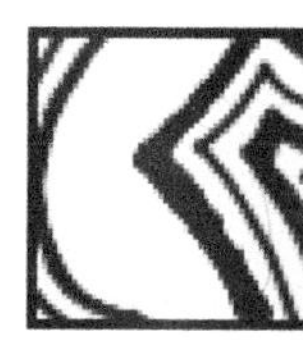

224)

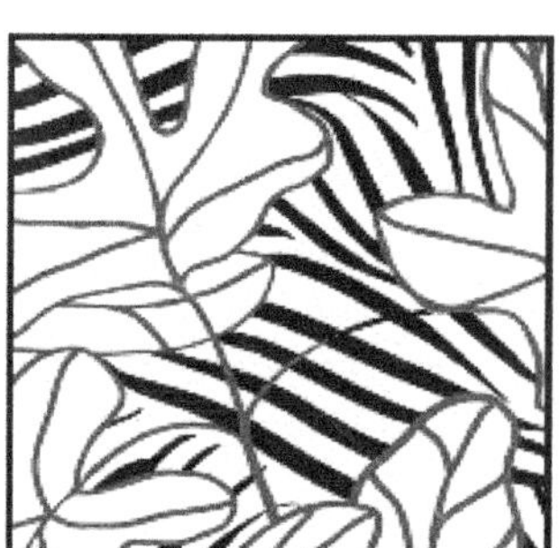

A)

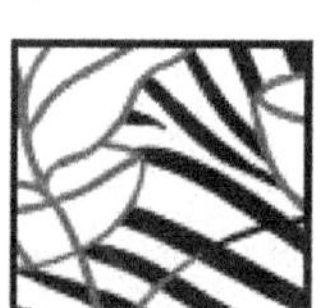

B)

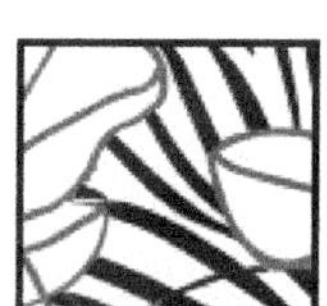

C)

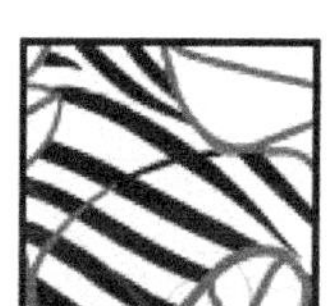

D)

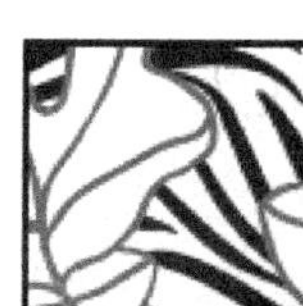

E)

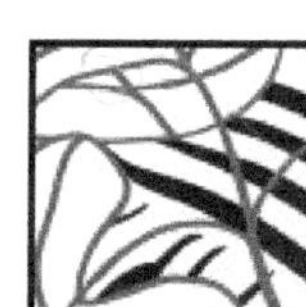

225)

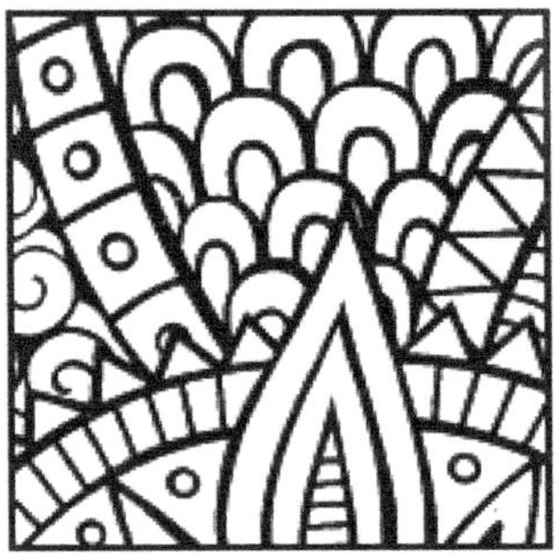

A) B) C) D) E)

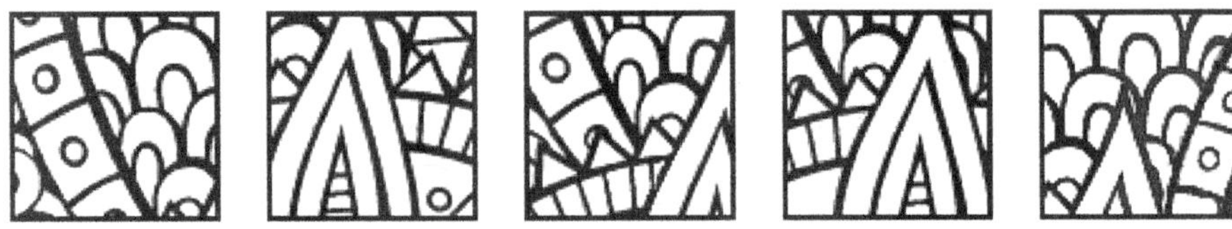

226)

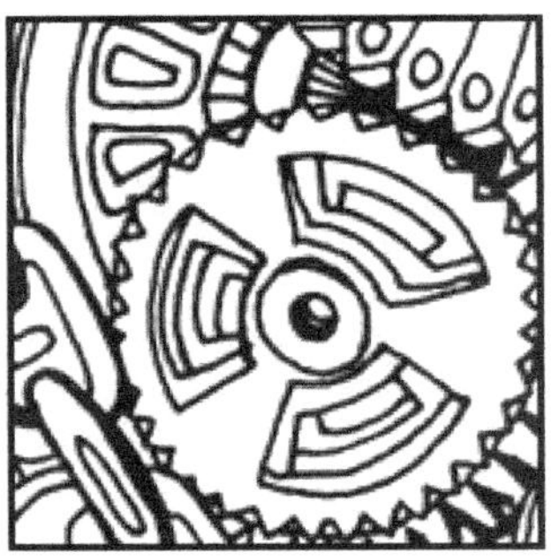

A) B) C) D) E)

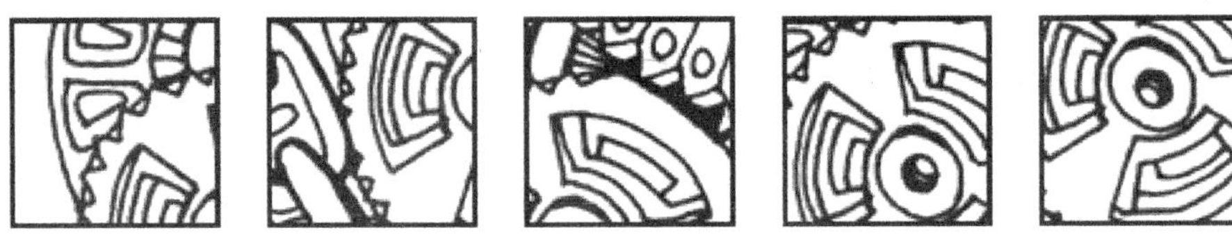

227)

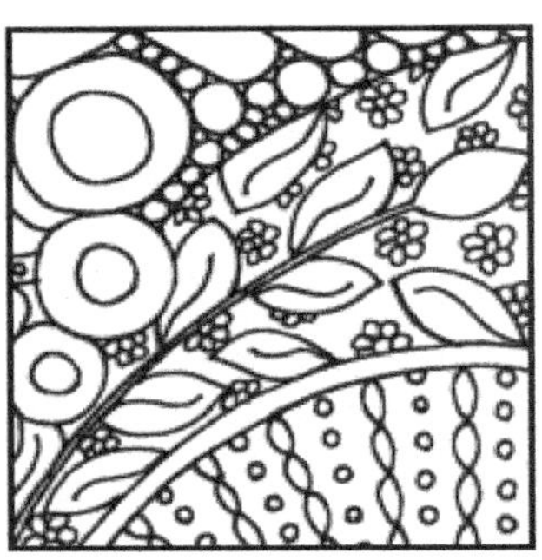

A) B) C) D) E)

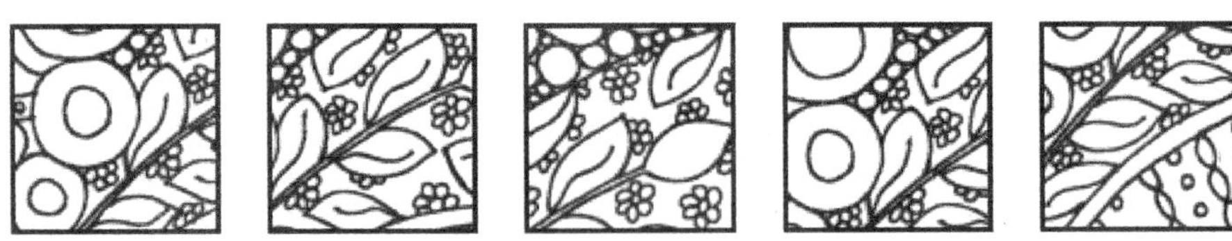

228)

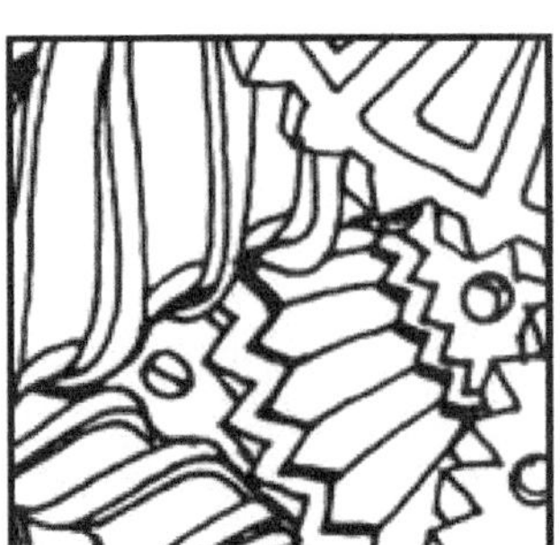

A) B) C) D) E)

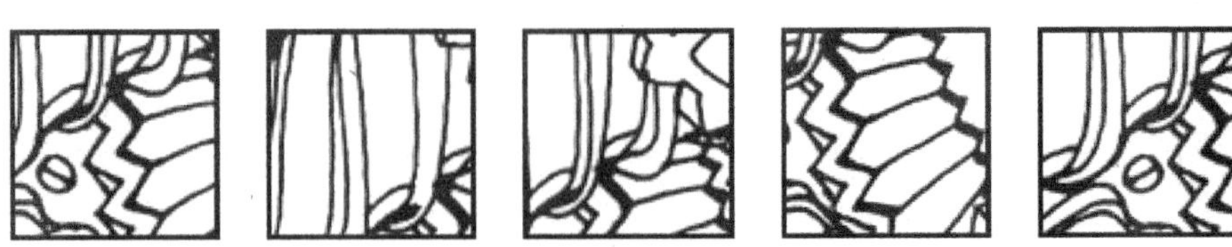

229)

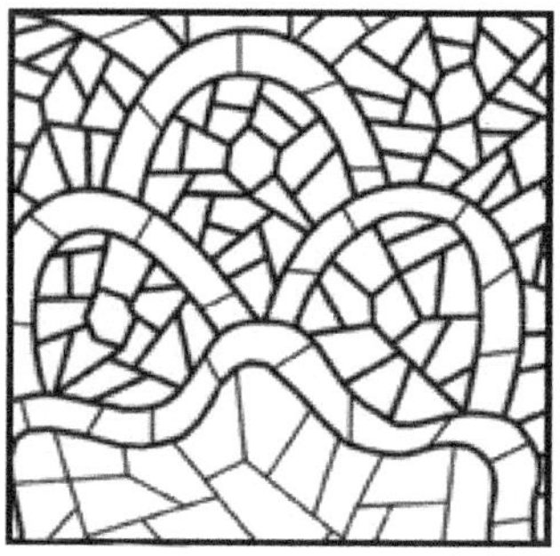

A)

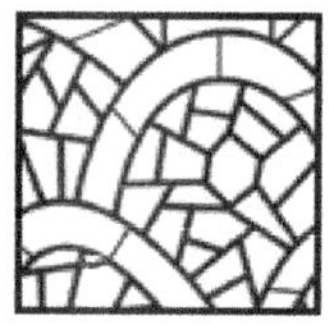

B)

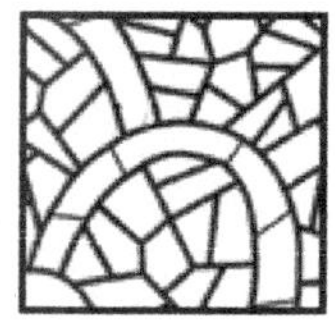

C)

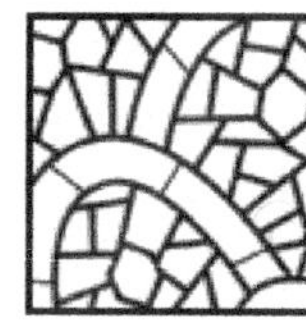

D)

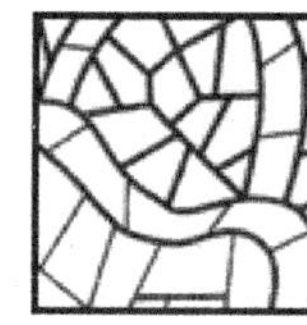

E)

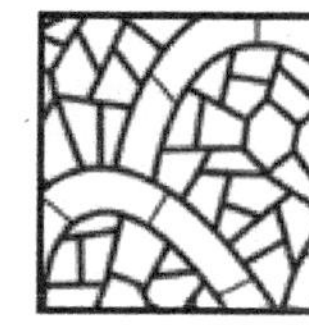

230)

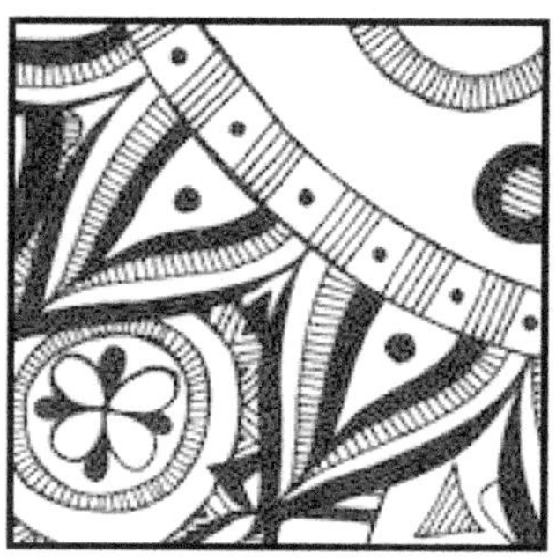

A)

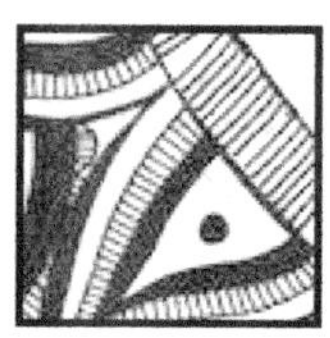

B)

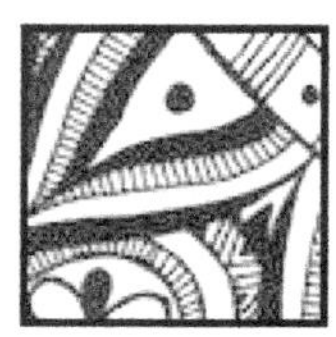

C)

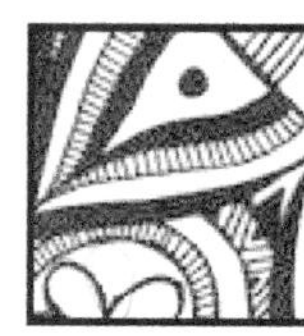

D)

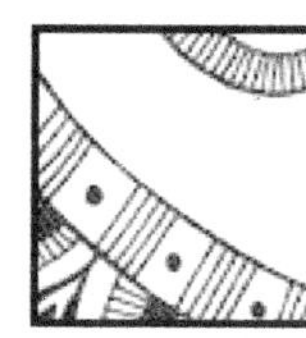

E)

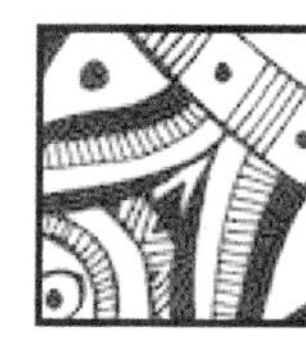

231)

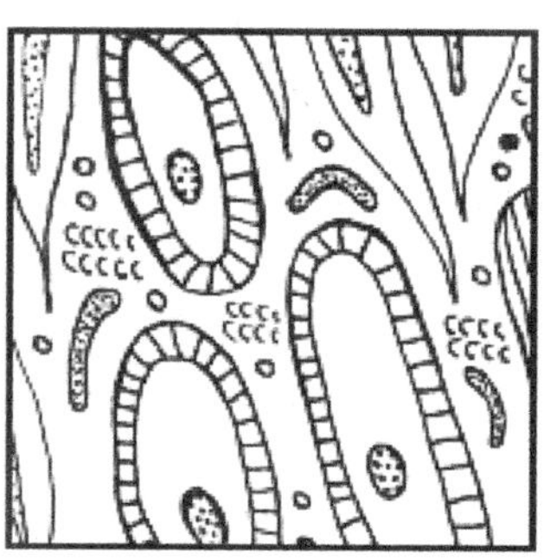

A)

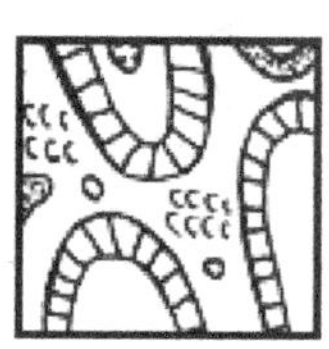

B)

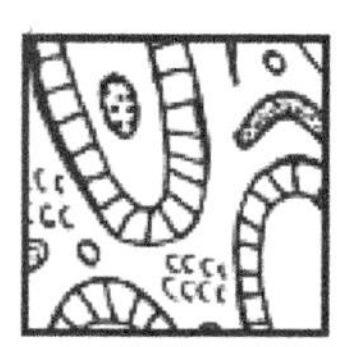

C)

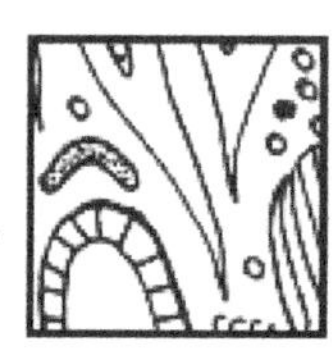

D)

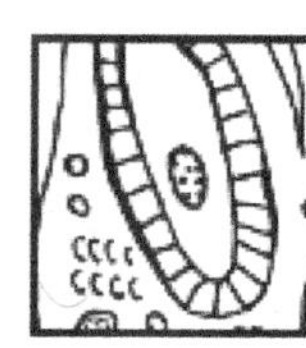

E)

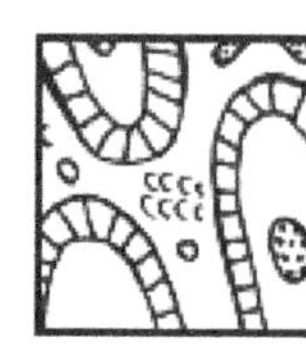

232)

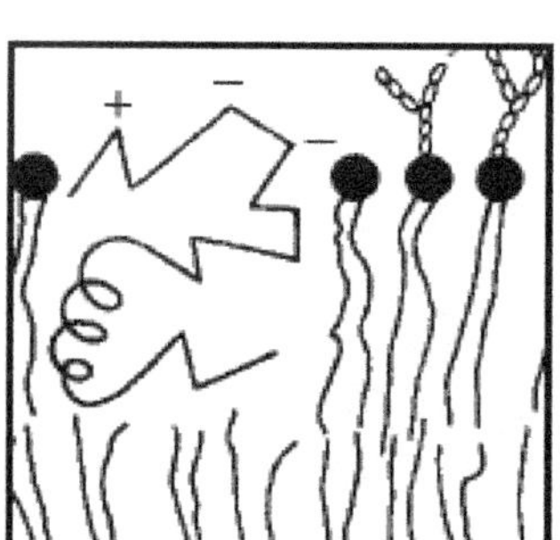

A)

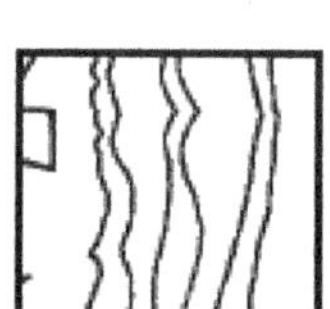

B)

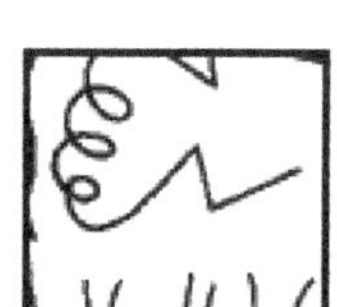

C)

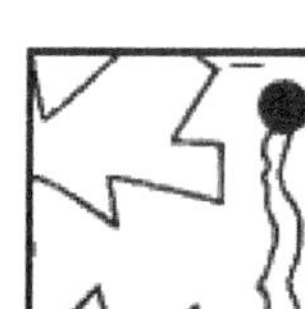

D)

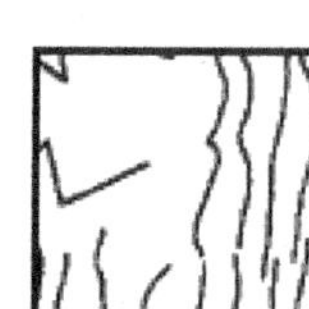

E)

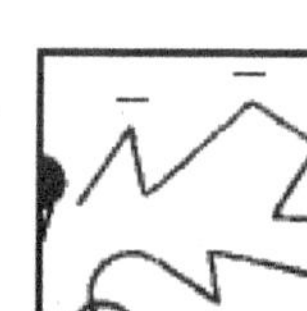

233)

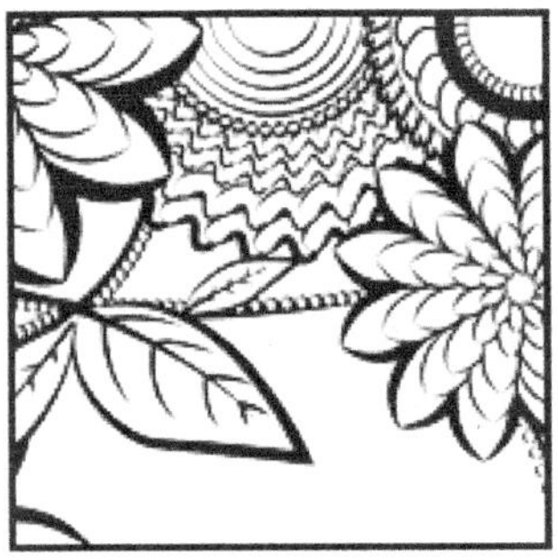

A)

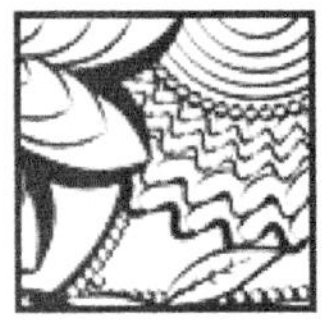

B)

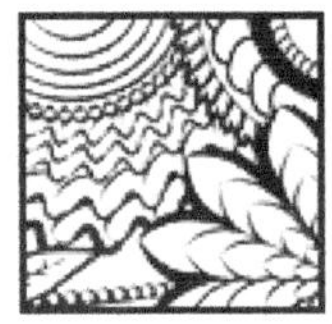

C)

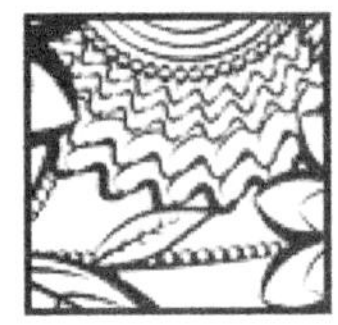

D)

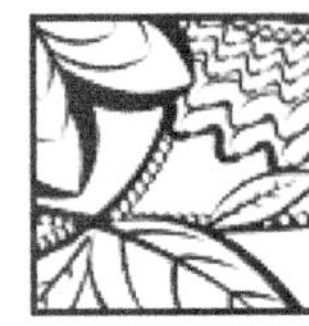

E)

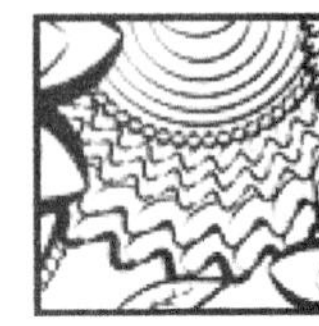

234)

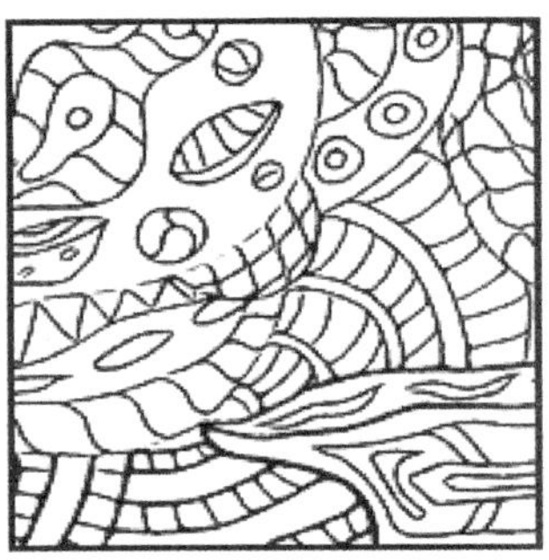

A)

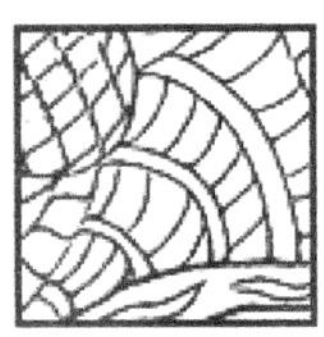

B)

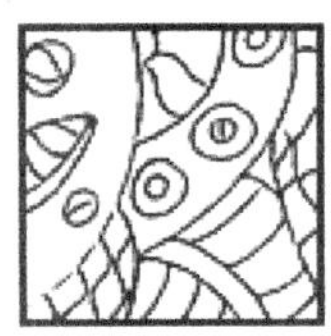

C)

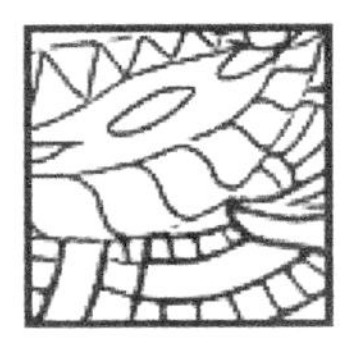

D)

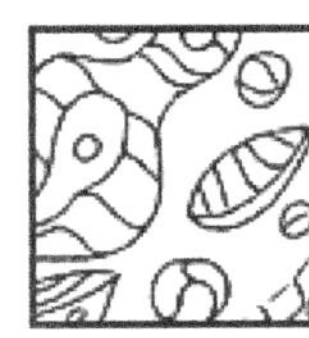

E)

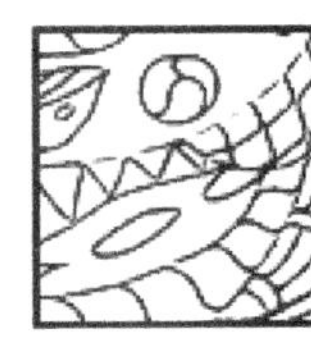

235)

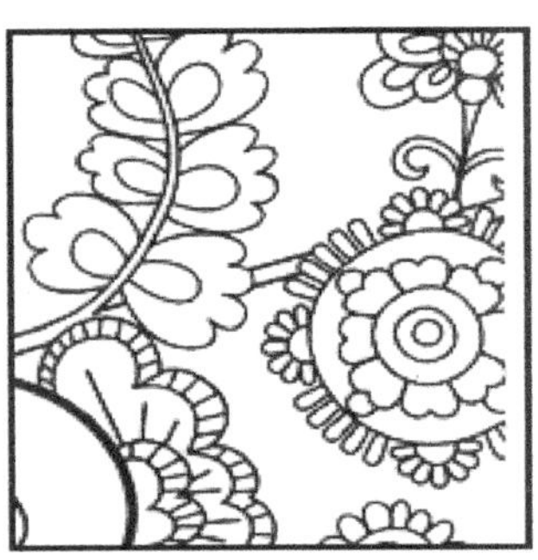

A)

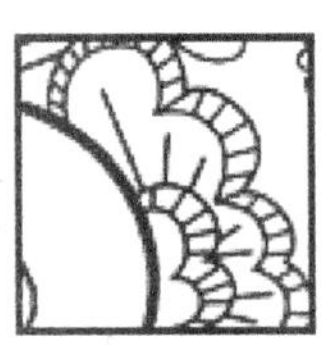

B)

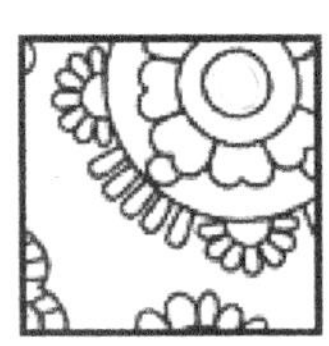

C)

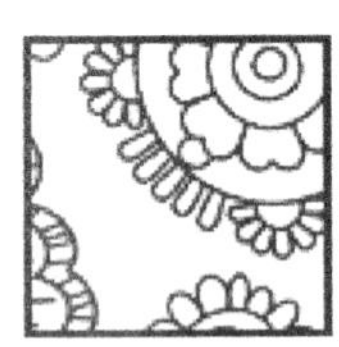

D)

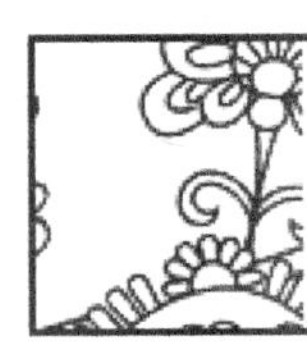

E)

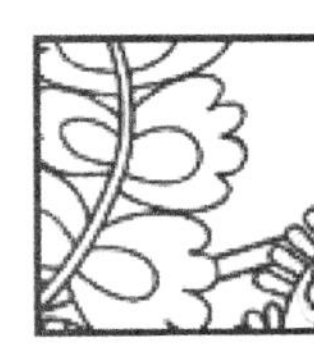

236)

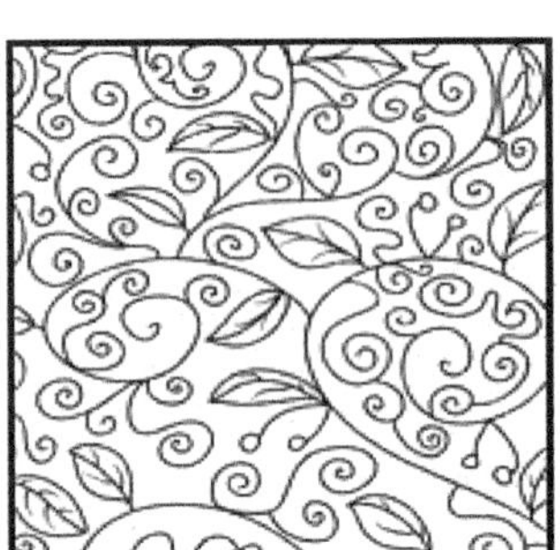

A)

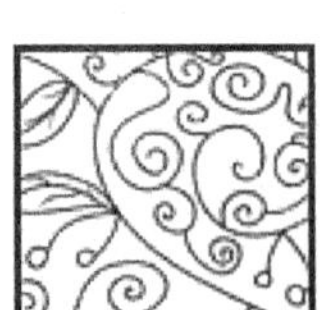

B)

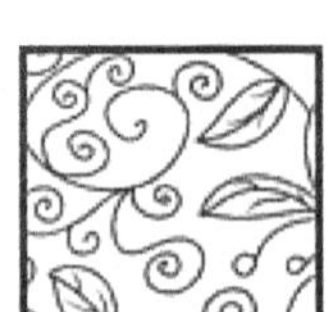

C)

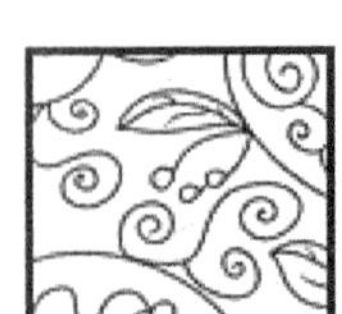

D)

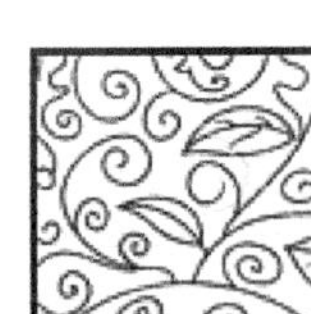

E)

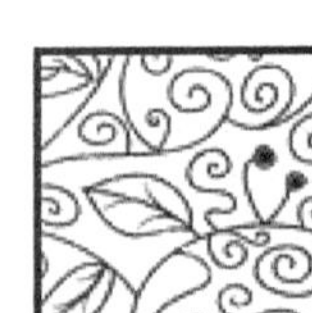

237)

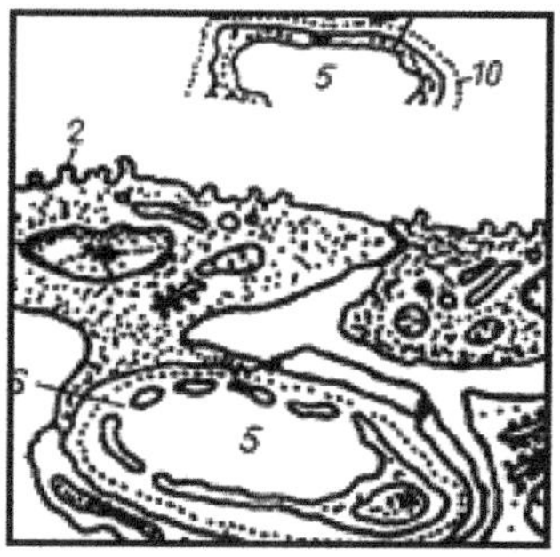

A)

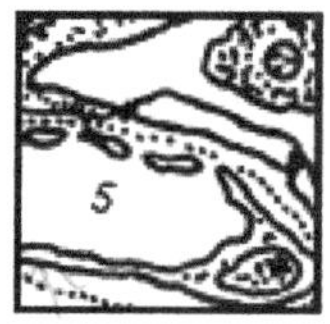

B)

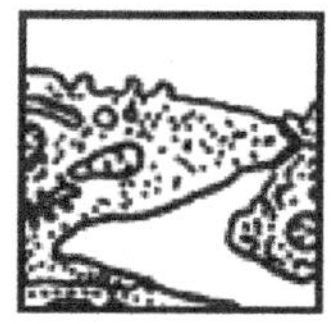

C)

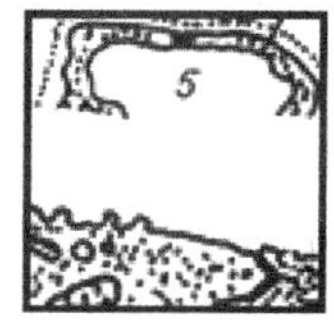

D)

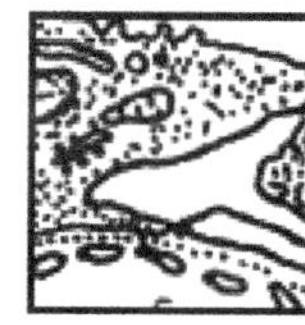

E)

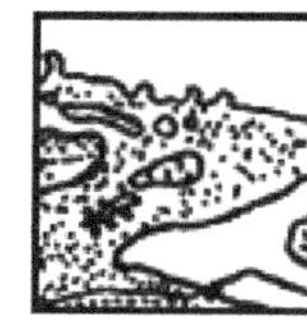

238)

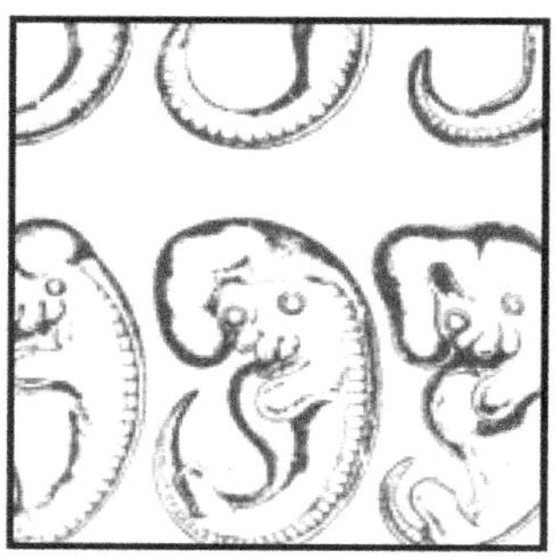

A)

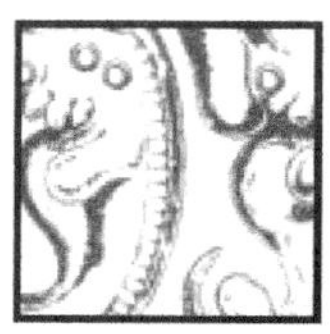

B)

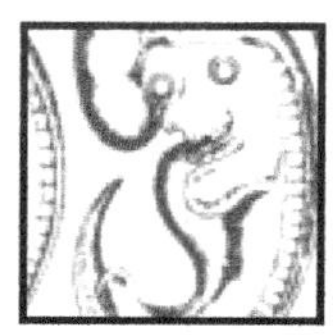

C)

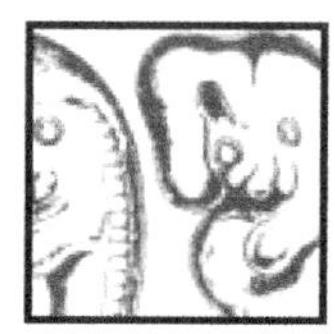

D)

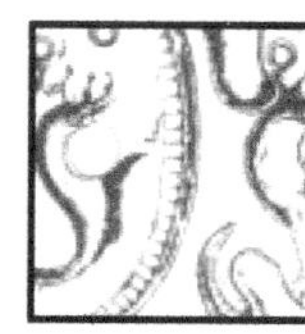

E)

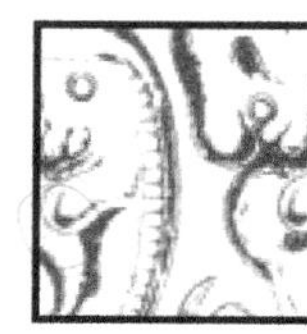

239)

A)

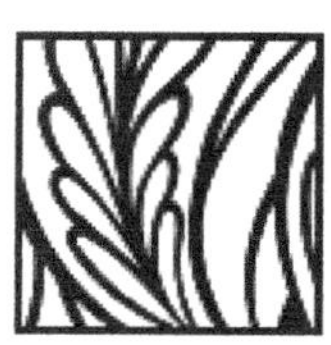

B)

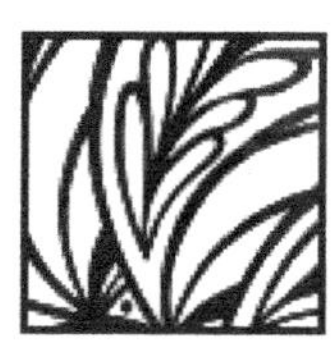

C)

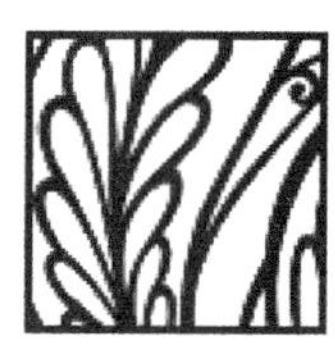

D)

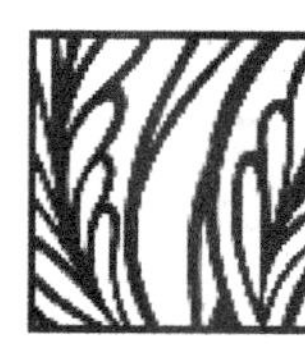

E)

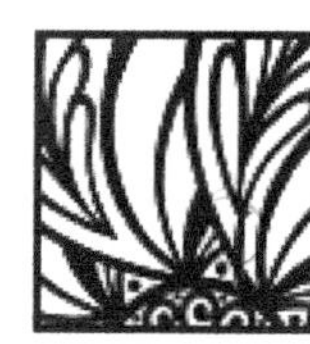

240)

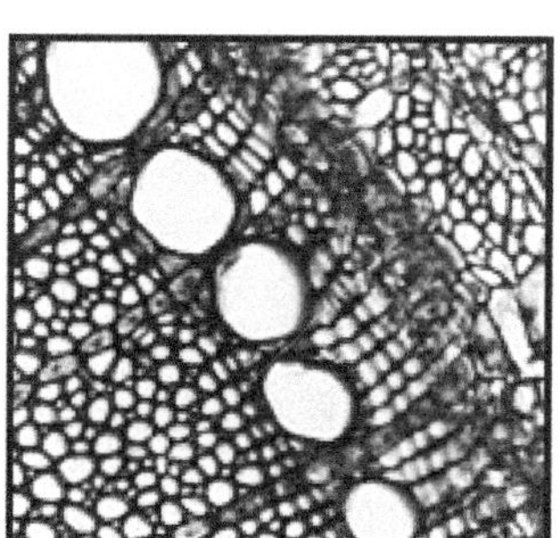

A)

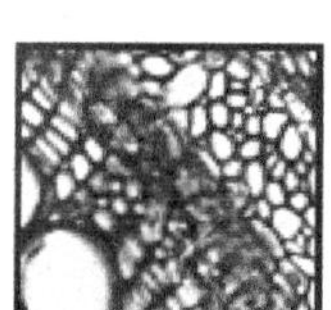

B)

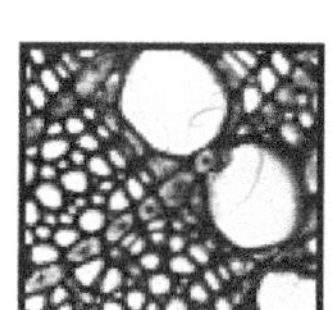

C)

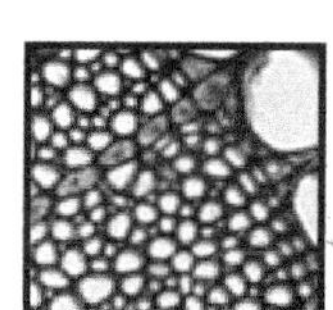

D)

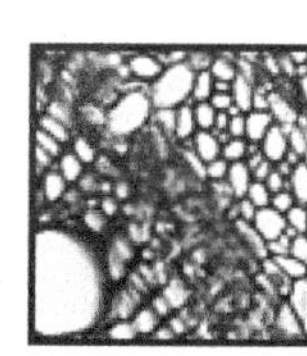

E)

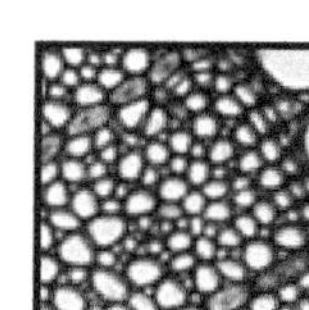

STOP Nicht weiterblättern.

Untertest 1

001 A□ B□ C□ D□ E■
002 A□ B■ C□ D□ E□
003 A□ B□ C■ D□ E□
004 A□ B□ C□ D■ E□
005 A□ B□ C□ D□ E■
006 A□ B□ C□ D■ E□
007 A■ B□ C□ D□ E□
008 A□ B□ C■ D□ E□
009 A□ B■ C□ D□ E□
010 A□ B□ C■ D□ E□
011 A□ B□ C■ D□ E□
012 A□ B□ C□ D■ E□
013 A□ B□ C□ D□ E■
014 A□ B■ C□ D□ E□
015 A□ B□ C□ D□ E■
016 A■ B□ C□ D□ E□
017 A□ B□ C□ D□ E■
018 A■ B□ C□ D□ E□
019 A□ B□ C■ D□ E□
020 A□ B□ C□ D□ E■
021 A□ B□ C□ D■ E□
022 A□ B■ C□ D□ E□
023 A■ B□ C□ D□ E□
024 A□ B□ C□ D■ E□

Untertest 2

025 A□ B□ C■ D□ E□
026 A□ B■ C□ D□ E□
027 A■ B□ C□ D□ E□
028 A□ B■ C□ D□ E□
029 A□ B□ C■ D□ E□
030 A□ B□ C□ D□ E■
031 A■ B□ C□ D□ E□
032 A□ B□ C□ D□ E■
033 A■ B□ C□ D□ E□
034 A□ B□ C□ D■ E□
035 A□ B□ C□ D■ E□
036 A□ B□ C■ D□ E□
037 A□ B□ C□ D□ E■
038 A□ B■ C□ D□ E□
039 A■ B□ C□ D□ E□
040 A□ B□ C□ D□ E■
041 A■ B□ C□ D□ E□
042 A□ B□ C■ D□ E□
043 A□ B□ C□ D□ E■
044 A□ B□ C□ D□ E■
045 A□ B■ C□ D□ E□
046 A■ B□ C□ D□ E□
047 A□ B□ C□ D■ E□
048 A□ B□ C□ D□ E■

Untertest 3

049 A□ B□ C□ D■ E□
050 A□ B□ C■ D□ E□
051 A■ B□ C□ D□ E□
052 A□ B□ C□ D■ E□
053 A■ B□ C□ D□ E□
054 A□ B□ C□ D□ E■
055 A□ B□ C□ D□ E■
056 A□ B□ C□ D■ E□
057 A■ B□ C□ D□ E□
058 A□ B■ C□ D□ E□
059 A□ B□ C□ D■ E□
060 A□ B□ C■ D□ E□
061 A■ B□ C□ D□ E□
062 A□ B□ C■ D□ E□
063 A□ B■ C□ D□ E□
064 A■ B□ C□ D□ E□
065 A□ B□ C□ D□ E■
066 A□ B□ C□ D■ E□
067 A□ B□ C□ D■ E□
068 A□ B□ C□ D□ E■
069 A□ B■ C□ D□ E□
070 A■ B□ C□ D□ E□
071 A□ B□ C■ D□ E□
072 A□ B□ C□ D■ E□

Untertest 4

073 A■ B□ C□ D□ E□
074 A□ B□ C■ D□ E□
075 A■ B□ C□ D□ E□
076 A□ B□ C□ D□ E■
077 A□ B□ C■ D□ E□
078 A□ B■ C□ D□ E□
079 A□ B□ C□ D■ E□
080 A□ B□ C□ D□ E■
081 A□ B■ C□ D□ E□
082 A□ B■ C□ D□ E□
083 A□ B□ C□ D□ E■
084 A□ B□ C■ D□ E□
085 A□ B□ C■ D□ E□
086 A■ B□ C□ D□ E□
087 A□ B□ C□ D■ E□
088 A□ B□ C■ D□ E□
089 A□ B□ C□ D□ E■
090 A□ B□ C■ D□ E□
091 A□ B□ C□ D□ E■
092 A■ B□ C□ D□ E□
093 A□ B□ C■ D□ E□
094 A□ B□ C□ D□ E■
095 A□ B□ C□ D■ E□
096 A□ B□ C□ D■ E□

Untertest 5

097 A□ B□ C□ D■ E□
098 A□ B■ C□ D□ E□
099 A■ B□ C□ D□ E□
100 A□ B□ C□ D□ E■
101 A□ B■ C□ D□ E□
102 A□ B■ C□ D□ E□
103 A□ B□ C□ D□ E■
104 A■ B□ C□ D□ E□
105 A□ B■ C□ D□ E□
106 A□ B□ C□ D□ E■
107 A□ B□ C■ D□ E□
108 A■ B□ C□ D□ E□
109 A□ B□ C□ D■ E□
110 A□ B□ C□ D■ E□
111 A■ B□ C□ D□ E□
112 A■ B□ C□ D□ E□
113 A□ B■ C□ D□ E□
114 A□ B□ C■ D□ E□
115 A■ B□ C□ D□ E□
116 A□ B□ C□ D□ E■
117 A□ B□ C□ D□ E■
118 A□ B□ C□ D■ E□
119 A□ B□ C□ D■ E□
120 A□ B■ C□ D□ E□

Untertest 6

121 A□ B□ C□ D■ E□
122 A■ B□ C□ D□ E□
123 A■ B□ C□ D□ E□
124 A□ B■ C□ D□ E□
125 A□ B□ C□ D□ E■
126 A□ B□ C□ D□ E■
127 A□ B□ C■ D□ E□
128 A□ B■ C□ D□ E□
129 A□ B□ C□ D■ E□
130 A□ B■ C□ D□ E□
131 A□ B□ C□ D□ E■
132 A■ B□ C□ D□ E□
133 A□ B■ C□ D□ E□
134 A■ B□ C□ D□ E□
135 A□ B□ C■ D□ E□
136 A□ B■ C□ D□ E□
137 A□ B□ C□ D■ E□
138 A□ B□ C□ D■ E□
139 A■ B□ C□ D□ E□
140 A□ B□ C■ D□ E□
141 A□ B□ C□ D□ E■
142 A□ B□ C■ D□ E□
143 A□ B■ C□ D□ E□
144 A□ B■ C□ D□ E□

Untertest 7

145 A□ B□ C■ D□ E□
146 A□ B□ C■ D□ E□
147 A□ B□ C■ D□ E□
148 A■ B□ C□ D□ E□
149 A□ B■ C□ D□ E□
150 A□ B□ C□ D□ E■
151 A□ B□ C□ D■ E□
152 A■ B□ C□ D□ E□
153 A□ B■ C□ D□ E□
154 A□ B□ C□ D■ E□
155 A□ B□ C□ D■ E□
156 A□ B□ C■ D□ E□
157 A□ B□ C□ D□ E■
158 A■ B□ C□ D□ E□
159 A□ B□ C■ D□ E□
160 A□ B□ C□ D□ E■
161 A□ B■ C□ D□ E□
162 A□ B■ C□ D□ E□
163 A□ B■ C□ D□ E□
164 A□ B■ C□ D□ E□
165 A□ B□ C□ D■ E□
166 A□ B□ C□ D□ E■
167 A□ B□ C■ D□ E□
168 A■ B□ C□ D□ E□

Untertest 8

169 A□ B□ C■ D□ E□
170 A■ B□ C□ D□ E□
171 A□ B□ C□ D■ E□
172 A■ B□ C□ D□ E□
173 A□ B□ C□ D□ E■
174 A□ B■ C□ D□ E□
175 A□ B□ C■ D□ E□
176 A□ B□ C□ D■ E□
177 A□ B■ C□ D□ E□
178 A■ B□ C□ D□ E□
179 A■ B□ C□ D□ E□
180 A□ B□ C■ D□ E□
181 A□ B□ C□ D□ E■
182 A□ B□ C□ D□ E■
183 A□ B□ C□ D■ E□
184 A□ B■ C□ D□ E□
185 A□ B□ C□ D□ E■
186 A■ B□ C□ D□ E□
187 A□ B■ C□ D□ E□
188 A□ B□ C■ D□ E□
189 A□ B□ C□ D□ E■
190 A□ B□ C□ D□ E■
191 A■ B□ C□ D□ E□
192 A□ B□ C□ D□ E■

Untertest 9		Untertest 10	
193	A □ B ■ C □ D □ E □	217	A □ B □ C ■ D □ E □
194	A □ B ■ C □ D □ E □	218	A □ B □ C □ D ■ E □
195	A □ B □ C □ D □ E ■	219	A ■ B □ C □ D □ E □
196	A □ B □ C ■ D □ E □	220	A ■ B □ C □ D □ E □
197	A ■ B □ C □ D □ E □	221	A □ B □ C ■ D □ E □
198	A □ B ■ C □ D □ E □	222	A ■ B □ C □ D □ E □
199	A ■ B □ C □ D □ E □	223	A □ B □ C □ D ■ E □
200	A ■ B □ C □ D □ E □	224	A ■ B □ C □ D □ E □
201	A □ B □ C □ D □ E ■	225	A ■ B □ C □ D □ E □
202	A □ B ■ C □ D □ E □	226	A □ B □ C □ D ■ E □
203	A □ B ■ C □ D □ E □	227	A □ B □ C ■ D □ E □
204	A □ B □ C ■ D □ E □	228	A □ B □ C ■ D □ E □
205	A □ B ■ C □ D □ E □	229	A □ B □ C □ D □ E ■
206	A □ B □ C ■ D □ E □	230	A □ B ■ C □ D □ E □
207	A ■ B □ C □ D □ E □	231	A □ B ■ C □ D □ E □
208	A ■ B □ C □ D □ E □	232	A □ B □ C □ D ■ E □
209	A □ B ■ C □ D □ E □	233	A □ B □ C □ D ■ E □
210	A □ B □ C □ D ■ E □	234	A □ B □ C □ D □ E ■
211	A □ B □ C ■ D □ E □	235	A ■ B □ C □ D □ E □
212	A □ B □ C ■ D □ E □	236	A □ B ■ C □ D □ E □
213	A □ B □ C □ D □ E ■	237	A □ B □ C □ D □ E ■
214	A □ B □ C □ D □ E ■	238	A □ B □ C ■ D □ E □
215	A □ B ■ C □ D □ E □	239	A □ B □ C ■ D □ E □
216	A □ B □ C □ D □ E ■	240	A □ B □ C ■ D □ E □

Muster zuordnen

Lösungsschablone

Die detaillierten Lösungen findest du unter
http://www.med-freak.com/

Passwort für das PDF-geschützte Dokument:
1medfr#muster!